医院管理与实践分析

周建平　主编

清華大学出版社
北　京

图书在版编目（CIP）数据
医院管理与实践分析 / 周建平主编. -- 北京 : 清华大学出版社, 2025. 6. -- ISBN 978-7-302-69557-8
Ⅰ. R197.32
中国国家版本馆CIP数据核字第202511AR38号

责任编辑：仇竹丽
封面设计：钟　达
责任校对：李建庄
责任印制：刘海龙

出版发行：清华大学出版社
网　　址：https://www.tup.com.cn, https://www.wqxuetang.com
地　　址：北京清华大学学研大厦 A 座　　邮　　编：100084
社 总 机：010-83470000　　邮　　购：010-62786544
投稿与读者服务：010-62776969，c-service@tup.tsinghua.edu.cn
质量反馈：010-62772015，zhiliang@tup.tsinghua.edu.cn
印 装 者：涿州汇美亿侬印刷有限公司
经　　销：全国新华书店
开　　本：185mm×260mm　　印　　张：17　　字　　数：329 千字
版　　次：2025 年 6 月第 1 版　　印　　次：2025 年 6 月第 1 次印刷
定　　价：99.00 元

产品编号：112346-01

编委会

主　编

周建平

副主编

郭素峡　陈永强　黄娇平　李健雄

编　委（按姓氏拼音排序）

陈桂权　陈仰昆　邓镇威　付春来　胡国栋

黄茌钊　黄素然　黎松波　刘志刚　莫汉文

沈利汉　谭文茹　谢海辉　杨　名　袁慧珍

曾伟斌　张秀薇　钟倩莹　周顺良

前　言

迄今为止，笔者在东莞市人民医院工作已经30年有余，起始在临床一线工作，是东莞地区最早的胸外科医生之一，在胸外科工作至今27年，率团队构建了地方微创胸外科体系。2019年，被任命为副院长，转为行政岗位，成为医疗体系的一名管理者，先后分管过东莞市人民医院的发展与运营部、医联体、绩效办、医务科、质控科、对口帮扶、医疗纠纷、总务科、信息科、医保办、设备科和应急救治等工作。作为长期奋斗在医院临床及管理工作的最前沿，在医院的技术发展、战略运营、高水平建设、医疗服务、人才管理、医联体建设、信息化管理等领域积累了一定的经验。

在30余年的临床及管理生涯中，笔者先后从住院医生到医疗组长、学科副主任、学科主任、大外科主任、到现在的副院长，以不同身份及角色参与医院的临床及管理建设，经历了医院发展的重要阶段以及历次重大管理变革，对东莞市人民医院在医院建设、公益性定位、管理改革发展、医疗服务能力改善、医疗质量和安全、服务模式转变等方面有着深刻的体会。

笔者作为东莞市人民医院胸外科的创立者之一，是土生土长的东莞本地人，除了几次外出进修学习，从未离开过东莞，这座城市的一切早已刻进了DNA。历经百年沧桑，东莞市成为一座新一线城市，超千万的人口，超千亿的GDP，反映了东莞这座城市的多元化和发展潜力。同样，东莞市的医疗也呈现出多元化，性质上分类，除了公立医院外，有两个国内著名的大型民营三甲综合医院和各类私人医疗机构；服务能力上分类，综合类和专科医院并存，近几年也出现了各类护理院和养老机构。因为东莞市行政结构特殊性，没有县级中间层级，故市级医院与乡镇医院之间缺少中流砥柱的县级医院。正是在这样特殊的医疗环境下，公立医院、民营医院、镇街医院、社区卫生机构等携手共进，在粤港澳大湾区繁荣发展，承担区域千万人口的医疗服务和健康需求，推动东莞卫生健康事业高质量发展。

作为国家医疗卫生服务体系的主要组成部分，公立医院承载着维护民众健康的重大责任，坚持以人民健康为中心，坚持公立医院的公益性，把社会效益放在首位。在追求高质量发展的道路上，公立医院以“三个转变、三个提高”为行动指南探索建设现代医院管理制度。在新时代的建设总要求下，党建引领已成为医院治理的“根”与“魂”。本书在总论方面创新性地将党建工作与现代医院管理深度融合，从组织建设、文化建设到监督机制，阐释了党组织在医院战略决策、组织建设的核心作用，以红色基因赋能医院治理现代化，在全书中起到“纲领性”作用。现代医院管理已从原来的经验驱动模式到新时代以患者服务评价、医疗安全、成本控制、多学科团队合作和数据赋能等模式转变，医院管理的精细化、科学化、信息化等正在重塑医院运营模式。本书系统梳理了现代医院管理的核心模块，其实践价值集中体现在医院战略定位和运营管理、医疗质量与医疗安全、人力资源配置、院感和应急管理、医院品牌和舆情管理、信息系统建设、医疗服务价格和医保、绩效管理、分级诊疗和医联体建设、公共卫生事件和应急管理以及未来的发展期待等热点领域，并结合东莞市人民医院历年发展中的真实案例，从多视角分析，帮助读者透过现象看本质，提炼出具有普适性的管理智慧。

经过几年的酝酿，笔者组织了医院数十位行政管理人员及临床一线的优秀学科主任共同编写了本书，书中笔者将东莞市人民医院的管理经验，通过严密的逻辑及架构、科学的方法和理论、翔实的案例，一一分享给读者。为避免本书过于学术化，我们尽了最大努力，用极简的语言讲解和分享了我们的经验以飨读者。希望本书能给读者实际工作带来启发。

医院管理是个复杂的、系统的、极具挑战的课题，限于学术水平和经验，笔者在整个写作过程一直诚惶诚恐，如临深渊，反复回忆既往管理工作的每一个细节，多次琢磨以往的课件及文章，上网查阅各种资料及书籍，甚至在DeepSeek一经问世，笔者就反复多次输入医院管理的各种论题，以开阔自己的视野，但书中还是难免存在一些错误和遗漏，敬请读者通过各种方式给予批评和指正，笔者将感激不尽。

周建平

2025年3月12日

目　录

第一章　总　　论

第一节　中国医疗机构的分类与分级解析

医疗机构是指根据《医疗机构管理条例》《医疗机构管理条例实施细则》，经登记取得《医疗机构执业许可证》，从事疾病诊断、治疗活动的医院、卫生院、疗养院、门诊部、诊所、卫生所（室）及急救站等的单位。

国家卫生健康委员会发布的《2023年我国卫生健康事业发展统计公报》数据显示，2023年年末，全国医疗卫生机构总数为1 070 785个，其中医院38 355个，基层医疗卫生机构1 016 238个，专业公共卫生机构12 121个。

注：本章节所述内容暂不包括香港和澳门特别行政区及中国台湾地区所属医疗机构。

一、医疗机构分类与分级的关系

医疗机构的分类与分级是医疗卫生体系的重要组成部分，旨在优化医疗资源配置，提高医疗服务效率和能力，建成体系完整、分工明确、功能互补、连续协同、运行高效、富有韧性的医疗卫生服务体系，为14亿人民群众提供更高品质的全生命周期卫生健康服务。

医疗机构的分类和分级是相辅相成的，分级制度确保了不同级别的医院在功能和技术水平方面的合理分布，而分类制度则进一步细化了医疗机构的服务范围和专业方向。例如，三级甲等医院不仅在服务能力和医疗技术等方面处于领先地位，还可能包括专科医院（口腔医院、眼科医院、肿瘤医院等）或中医医院等特定类型的医疗机构。

二、中国医疗机构的分类

中国医疗机构的分类是一个复杂而系统的过程，涉及多个层面的划分标准和实施细节，按照不同的分类条件可以分为3类。

第一类：按专业性质和机构功能划分

根据《医疗机构管理条例实施细则》，医疗机构可划分为以下14类。

1．综合医院、中医医院、中西医结合医院、民族医医院、专科医院、康复医院；

2. 妇幼保健院、妇幼保健计划生育服务中心；
3. 社区卫生服务中心、社区卫生服务站；
4. 中心卫生院、乡（镇）卫生院、街道卫生院；
5. 疗养院；
6. 综合门诊部、专科门诊部、中医门诊部、中西医结合门诊部、民族医门诊部；
7. 诊所、中医诊所、民族医诊所、卫生所、医务室、卫生保健所、卫生站；
8. 村卫生室（所）；
9. 急救中心、急救站；
10. 临床检验中心；
11. 专科疾病防治院、专科疾病防治所、专科疾病防治站；
12. 护理院、护理站；
13. 医学检验实验室、病理诊断中心、医学影像诊断中心、血液透析中心、安宁疗护中心；
14. 其他诊疗机构。

第二类：按投资者身份划分

根据《2021中国卫生健康统计年鉴》，基于登记注册类型和投资者身份的不同，医疗机构可分为公立医疗机构和非公立医疗机构。其中公立医疗机构包括登记注册类型为国有和集体办的医疗机构，如政府办医院、军队医院、国有和集体企事业单位举办的医院；非公立医疗机构包括联营、股份合作、私营、台港澳投资和外国投资等医疗机构。

第三类：按经营目的划分

根据2000年颁布的《关于城镇医药卫生体制改革的指导意见》，我国医疗机构分为营利性医疗机构和非营利性医疗机构两类。

营利性医疗机构：是医疗服务所得收益可用于投资者经济回报的医疗机构，是需要办理《营业执照》，按规定缴纳企业所得税的医疗机构。

非营利性医疗机构：是为社会公众利益服务而设立运营的医疗机构，不以营利为目的，其收入用于弥补医疗服务成本，利润不能给投资者分配，投资者也不得抽回投资。

非营利性医疗机构又分为公立非营利性医疗机构和其他非营利性医疗机构。公立非营利性医疗机构是由政府和集体财政投资的承担公共医疗职能的非营利性医疗机构；其他非营利性医疗机构即民办非营利性医疗机构，包括由联营、股份合作、私营、港澳台投资和外国投资兴办的医疗机构。

三、中国医疗机构的分级

20世纪80年代末，我国建立医院评审制度后，根据医院规模、科研方向、人才技术力量、医疗硬件设备等综合实力，在借鉴国际先进经验和做法的基础上，结合我国实际国情，依据《医院分级管理办法》将医院按其任务、功能不同划分为三级（一、二、三级），并由医疗机构评审委员会评定等次（甲、乙、丙等），其中三级甲等为中国大陆医院的最高资质级别。

《2023年我国卫生健康事业发展统计公报》数据显示，截至2023年年末，我国现拥有三级医院3855个（其中三级甲等医院1795个），二级医院11 946个，一级医院13 252个，未定级医院9302个。

（一）一级医院的规模及功能

一级医院是规模较小的基层医疗机构，主要是为社区提供初级医疗、预防、保健和康复服务的基层医院和卫生院。其规模较小，床位数通常为20～99张（中医医院的床位数≥20张），主要功能是对人群进行一级预防，管理常见病、多发病，并对疑难重症进行正确转诊，协助高层次医院提供中间或院后服务。一级医院一般设在农村乡、镇卫生院和城市社区医院。

（二）二级医院的规模及功能

二级医院是规模中等的区域性医院，是向多个社区提供综合医疗服务和承担一定的教学与科研任务的地区性医院。其规模通常为100～499张床位（中医医院的床位数≥80张）。二级医院的主要功能包括提供全面的医疗、预防、保健和康复服务，指导基层卫生机构开展工作，并参与高危人群的监测和管理。此外，二级医院还负责接收三级医院转诊的患者，并提供一定的急危重症诊疗服务能力。

（三）三级医院的规模及功能

三级医院是向跨县（区）、市、省等区域提供高水平专科性医疗卫生服务和执行高等教学、科研任务的区域性以上的医院。其规模通常为500～1000张床位（中医医院的床位数≥400张）。三级医院的主要功能是提供急危重症和疑难疾病诊疗，接受二级医院转诊；对下级医院进行业务技术指导和培训人才；完成培养各种高级医疗专业人才的教学和承担省级以上临床科研项目的任务等。三级医院作为优质医疗资源，多存在于如直辖市、省会和大型地级市等大城市，也有少数县级医院可达到三级医院水平。

总之，国家卫生行政部门坚持对医疗机构进行分级分类管理的目的，一方面是为了确保各级医疗机构的功能定位和职责分工，提高医疗资源的利用效率，促进医疗服务的均等化；另一方面是对区域内不同类型、不同级别的医疗卫生机构及其所属的卫生资源如床位、人力、技术及医疗设备的数量和布局进行合理的安排和部署，有助于实现医疗资源的合理配置和医疗服务的有效提供。

第二节　医院管理学理论概述

医院管理学是一门研究医院管理基本理论、方法和规律的交叉学科，涵盖临床医学、管理学、数学统计、法律学与经济学等，主要研究领域为医院系统及各子系统的管理现象和规律，目的是全面提升医院管理的水平和医疗服务的质量。

医院管理学理论部分主要研究医院管理原理及医院管理学概论等，内容涵盖医院管理学的概念、研究对象、学科体系、方法论及基本原理等一般性规律，也包含医院体系管理如医院布局、发展规划、政策法规等。

医院管理学实践部分则主要研究医院管理中各分支要素的实际应用，包括医院战略管理、文化管理、人力资源管理、医疗管理、运营管理、后勤管理等；同时也着重研究医院管理实践中所涉及的现代医院管理工具，如战略管理工具、人力资源管理工具、质量管理工具等。

一、医院管理学的概念

医院管理（hospital management）是指按照医院工作的客观规律，应用现代管理理论和方法对人力、财力、物力、信息、时间的资源进行计划、组织、协调与控制，以充分发挥医院整体运行功能，最终实现最佳综合效益的管理活动过程。

医院管理学（science of hospital management）是研究医院管理现象及其规律性的科学，既与医学科学相联系，又与其他自然科学和社会科学相联系，是管理科学的分支学科，是一门应用科学，又是一门交叉科学。

二、医院管理学的研究对象与内容

（一）研究对象

医院管理学的研究对象主要是医院系统及其各个层次的管理现象和规律，同时也包括医院在社会大系统中的地位、作用和制约条件。具体而言，医院管理学关注的是医院系统的运行规律及其管理活动的基本规律和一般方法，其不仅研究医院内部的管理活动，还研究医院如何在社会中发挥作用及受到哪些外部因素的影响。

（二）研究内容

医院管理学的研究内容非常广泛，涵盖了从理论到实践的多个方面。其主要内容可以分为以下几个方面。

1. 医院管理概论： 主要从社会角度研究医院这个特定系统的一般规律。其内容主要有医院的定义、类型、性质、地位、任务和功能、工作特点、工作方针、医院发展的历史和发展趋势等；同时还要研究医院管理的概念、研究对象、基本内容、任务与职能、方法和指导思想、医院管理发展等。

2. 医院战略管理： 主要应用战略理论分析医院战略层次、特点及构成。实施战略管理，其中重点是医院经营管理、医疗市场分析和医疗服务营销等。

3. 医院文化管理： 在对医院文化的内涵、特征和功能等内容阐述的基础上，掌握现代医院文化管理的形象塑造、策划与实施，掌握医院文化管理和建设的一般程序和原则。

4. 医院组织管理： 主要通过分析医院组织结构管理的功能、特点和基本类型，介绍医院组织模式和组织结构设置的基本要素，阐述医院构成部门、规模设置和人员编制及其影响因素，明确医院职能科室和各职能科室职责，以此了解医院的运行模式。医院管理学的研究内容非常全面，从理论到实践，从宏观到微观，涵盖了医院管理的方方面面，旨在通过科学的管理方法提升医院的整体运营效率和服务质量，最终实现高质量的医疗服务目标。

5. 医院人力资源管理： 重点阐述医院人力资源管理的历史和现状、医院员工的招聘与培训方法、医院员工的绩效评估和医院薪酬的表现形式等内容，初步建立现代医院人力资源管理理念，掌握医院人力资源管理的一般方法。

6. 医院质量管理： 主要内容包括医院质量管理的基本概念、标准及方法等。医院质量管理贯穿所有影响质量的因素和工作环节之中，体现于实施计划、决策、协调、指导及质量信息反馈和处理等以质量为目标的全部管理过程之中。

7. 医院医疗管理： 主要介绍门诊管理、急诊管理、住院管理、医技科室管理、病案管理、康复管理等方面的基本内容和基本要求，体现现代医院医疗管理的内容，包括所有利用医院资源保障人群健康的医疗行为。

8. 医院护理管理： 主要围绕医院护理管理的概念及特点、医院护理质量管理的理论基础和重要性，以及各级护理岗位的职责展开介绍，明确医院护理管理在整个医院管理职能中的地位和作用。

9. 医院药事管理： 主要包括医院药事管理概况、医院药事管理委员会、医院药事与药剂科等内容。建立以患者为中心的药事管理工作模式，开展以合理用药为核心的临床药事工作，通过提供药学技术服务提高医疗质量，确保安全及合理用药。

10. 医院感染管理： 是保障医疗质量和患者安全的关键，应用有关理论和方法对医院感染现象进行计划、组织和控制活动，严格落实院内感染防控制度，规范抗菌药物的使用，尤其要做好突发公共卫生事件中医院感染的应对管理。

11. 医院医疗风险管理： 主要包括对医疗活动中现有和潜在的风险进行识别、分析、评估和处理，有计划和有组织地减少各种医疗风险的发生，降低医疗风险事件造成的社会不利影响、患者危害和经济损失。

12. 医院财务管理：财务人员在特定环境下依据各种信息对医院的资金进行计划、组织、监督、调节和评价，以实现医院运营管理的目标，对医院运营起着启动、导向、控制的作用，有利于提高医院的社会效益与经济效益。

13. 医院医保管理：主要是建立与基本医保制度改革相适应的内部机构、管理制度、管理措施和操作运行机制等在内的一整套体系。职能包括宣传和贯彻国家医保政策，服务参保人员就医，考核、监督院内医保业务和医疗服务行为，办理参保人员医疗费用申报、报销，以及维护医院利益等。

14. 医院预防保健管理：贯彻“预防为主”方针，侧重加强医院的卫生管理，防止医源性疾病的发生，保护医院职工和患者的健康；同时结合临床工作，积极开展临床预防保健和社区卫生服务管理。

15. 医院信息管理：是指利用计算机软硬件技术和网络通信技术等现代化手段，对医院及其卫生服务，所属各部门的人流、物流、资金进行综合管理，涵盖了临床医疗管理、医政管理、经济管理、医患关系管理和科研管理等方面的应用。

16. 医院科教管理：主要负责制定医院科教制度，执行医院科教计划，推动医院学术发展，包括医院科研管理、学科建设、学生见习实习管理、外出和来院进修生管理、研究生培养、继续教育及住院医师规范化培训工作。

17. 医院医疗设备管理：对医疗设备的生命周期进行全程管理，即从医疗设备申购、审批论证、采购、验收、建档、使用到检修，以及日常维护保养、报废等进行全过程管理，确保医疗设备系统安全、良好运行。

18. 医院后勤管理：主要包括医院后勤管理概况、医院后勤管理组织、后勤设备与物资管理、医院建筑与环境管理等内容，以及如何为患者和职工提供优质、高效、低耗的后勤保障服务，最大限度地发挥后勤方面人、财、物的综合效益。

在不同的历史时期，医院管理学都有其侧重研究的内容，例如加强公立医院党的建设、深化公立医院改革、建立健全现代医院管理制度、医院运行机制改革、高质量发展背景下公立医院绩效考核策略等，为当前医院管理学研究的重要方向；同时，有关医院质量管理、医学技术进步与创新、医德医风建设、医院运营管理、医院管理的发展趋势及医院管理理论研究等，则是医院管理学研究的永恒课题。

三、我国医院管理学的形成及发展

我国医院管理学的形成和发展经历了多个阶段。现代医院管理学的学科体系在20世纪60年代开始建立，并在20世纪80年代得到进一步发展，在21世纪初期逐步形成了具有中国特色的医院管理体系。

我国古代医院的萌芽可以追溯到公元前7世纪至18世纪末。据先秦著作《管子》

记载，管仲在齐国都城临淄设立了官办医院“养病院”，专司免费收治聋盲、喑哑、跛躄、偏枯等五大类残障人士及精神病患者。自秦汉到明清时期，太医制度不断完善，官方设置了功能齐备的医院，如悲田院、病坊、安济坊、广惠司、惠民药局等，但数量稀少，规模小，主要集中在城市中，功能相对单一，多以临时收容和隔离患者为主。

我国现代医院的雏形始于18世纪末至19世纪中叶，随着社会经济的发展和医学技术的进步，医院开始逐步规范化，其功能逐渐完善。这一时期，我国沿海和大中城市建立了一批教会医院，引进了西方先进的医学技术和管理理念。

中华人民共和国成立后，我国医院管理模式主要借鉴苏联的计划经济模式，实行全额补助、低收费标准等政策，同时也在积累我国社会主义建设时期的医院管理经验。这一时期的医院管理强调党的领导，院长在党组织领导下负责具体业务工作。1952年，中华医学会成立了医院行政管理研究会。1957年，原卫生部召开了第一次全国医院工作会议并发布了《综合医院工作制度》《医院工作人员职责》。1962年，医院行政管理研究会配合原卫生部召开会议，讨论了《关于改进医院工作若干问题的意见》，此后又制订了《高等医学院校附属医院工作四十条》。在其后的较长时期内，我国的医院管理工作受到干扰和破坏，与此同时，从正反两方面积累了很多宝贵的经验。

改革开放以来，我国医院管理逐步引入市场经济理念，开始注重医院的自主性和专业性。在此背景下，医院管理逐渐从“行政性”向“专业性”转变。党的十一届三中全会以来，原卫生部在全面总结中华人民共和国成立以来医院管理工作经验的基础上，修改制订了《全国医院工作条例》，修订颁发了《医院工作制度及各级人员职责》等文件，对整顿医院工作起了很大的指导作用，也促进了全国医院的科学管理。《国务院办公厅关于建立现代医院管理制度的指导意见》的出台对医院领导人员职业化培训有了新的要求，推动医院提升了职业化管理水平。

在学科发展方面，1980年11月，中华医学会召开了第一届全国医院管理学术会议，并成立了中华医学会医院管理学会，标志着我国的医院管理开始作为一门独立学科。各省、自治区、直辖市也相继成立了医院管理学会及分会，使我国医院管理的学术研究进入了有组织活动的时期。同时，还开展了国际性医院管理学术交流，包括召开学术会议和派出人员出国研修及考察等。1991年，原卫生部成立了医院管理研究所，全国很多高等院校、医院也相继成立了医院管理研究所如清华大学、复旦大学、四川大学等，广泛开展医院管理学研究和培训及进行国际国内学术交流活动，为医院提高科学管理水平和培养管理人才作出了贡献。

在专业教育方面，上海医科大学等部属医科大学于1985年开设了卫生事业管理专业本科；军内第二军医大学于1986年开始招收社会医学与卫生事业管理硕士研究生，是目前军内较早开设医院管理教学的院校。迄今已有近40余所院校开设了卫生事业管理专业，医院管理学成为必修课程。

近年来，我国医院管理学不断吸收国际先进经验，推动医院管理创新，例如绿色医院建设、人文关怀、信息化管理等成为新的研究方向。此外，国内高校如清华大学、北京大学等也开始开设相关研究生课程，培养了大量高素质的医院管理人才。

未来，我国医院管理学将继续朝着精细化、科学化方向发展。面对人口老龄化、医疗需求增加等挑战，医院管理需要不断创新管理模式，提升管理水平，以适应新时代的需求；同时，加强人才培养和继续教育也是推动医院管理学发展的关键。

第三节 新医改时期建立健全现代医院管理制度政策概述

新医改时期，公立医院综合改革的核心目标是建立健全现代医院管理制度，其内涵是权责清晰、管理科学、治理完善、运行高效、监督有力的医院管理制度。2017年出台的《关于建立现代医院管理制度的指导意见》（国办发〔2017〕67号），对建立现代医院管理制度作了高屋建瓴的系统性规划，从政策理论方面阐释了现代医院管理制度发展的必然性和阶段性。系统了解我国现代医院管理制度的探索经历了概念提出、内涵丰富和政策落实阶段，对于推动公立医院改革健康发展和健全现代医院管理制度具有重要的理论和现实意义。

现代医院管理制度是中国特色基本医疗卫生制度的重要组成部分，建立现代医院管理制度的基本原则是要坚持以人民健康为中心，坚持公立医院的公益性，坚持政事分开、管办分开，坚持分类指导，鼓励探索创新，将社会效益放在首位，实行所有权与经营权分离，实现医院治理体系和管理能力现代化。

一、建立现代医院管理制度核心政策顶层设计与出台过程

2011年，《国务院办公厅关于印发医药卫生体制五项重点改革2011年度主要工作安排的通知》提到："探索建立高效的公立医院管理体制，形成规范化的公立医院法人治理结构，积极推进现代医院管理制度。"这是"现代医院管理制度"首次在政府文件中出现。

2012年的《国务院关于印发"十二五"期间深化医药卫生体制改革规划暨实施方案的通知》《国务院办公厅印发关于县级公立医院综合改革试点意见的通知》等文件分别以"建立现代医院管理制度"和"加快建立现代医院管理制度"进行公立医院改革的部署，标志着现代医院管理制度开始居于重要的改革地位。

2015年伊始，建立现代医院管理制度频繁在医改文件中被提及；2016年，现代医院管理制度的地位得到进一步提升，全国卫生与健康大会首次提出要着力推进包括"现代医院管理制度"在内的五项基本医疗卫生制度建设。2016年10月，中共中央、国务院正式发布《"健康中国2030"规划纲要》，在深化体制机制改革中明确提出构建五

项基本医疗卫生制度，其中“建立现代医院管理制度”是新医改重点方向之一。2016年12月印发的《国务院关于印发“十三五”深化医药卫生体制改革规划的通知》则用专门章节对现代医院管理制度进行了详细规划。至此，现代医院管理制度已成为我国基本医疗卫生制度的五个重要支柱之一，地位凸显。

2017年7月，国务院办公厅印发了《关于建立现代医院管理制度的指导意见》(以下简称《意见》)，这是我国现代医院管理制度建立的里程碑性大事件。该政策文件的出台标志着我国公立医院综合改革由打好基础转向提升质量、由单项突破转向综合推进、由试点探索转向制度建设的新阶段。

从这个过程看，我国现代医院管理制度的探索经历了从概念提出到内涵不断丰富，从公立医院改革的措施到一项宏观制度的变迁，其演变的过程可以概括为3个阶段：第一个阶段（2011—2015年）是概念提出及其内涵探索阶段，在这一阶段，每个文件中对现代医院管理制度表述的内容不尽相同，内涵的界定变动较大；第二个阶段（2016年）是确立制度地位的阶段，将现代医院管理制度上升为基本医疗卫生制度的五个支柱之一；第三个阶段（2017年至今）是建立健全制度的阶段，对现代医院管理制度内涵和主要构架进行了明确部署与深入实践。

二、《关于建立现代医院管理制度的指导意见》意义及要点解读

《意见》是我国建立现代医院管理制度的顶层设计政策，整个制度以“两层结构”和“三份权力清单”勾画出医院治理体系的政策框架。

从宏观层面看，主要是厘清了3个方面的关系，即明晰了政府与医院、社会与医院、党与医院之间的关系；明确了政府举办职能、公立医院经营管理自主权、政府监管职能三份权力清单。

从微观层面看，对医院内部治理进行了制度安排：一是以医院章程为基础规定了医疗机构的运行规范；二是明晰了医院内部决策机制的组织架构和途径；三是通过制订保障医院科学运转的八项核心制度明确科学管理的“四至”，使医院内部治理体系高效、安全、有效发挥作用；四是呈现了健全民主管理制度、加强医院文化建设、实施全面惠民便民服务的“软性管理”内容。

具体而言，《意见》要从以下3个方面推进现代医院管理制度建设。

1. 完善医院管理制度：《意见》为现代医院管理制度的建立和完善指明了方向、提出了纲要，主要包括以下方面。①制定医院章程，规范内部治理结构和权力运行规则，提高医院运行效率；②健全医院决策机制，保证党组织意图在决策中得到充分体现，发挥专家治院作用；③健全民主管理制度，职工参与民主决策、民主管理和民主监督；④健全医院医疗质量安全、人力资源、财务资产、绩效考核、人才培养培训、科研、后勤、信息等管理制度，提高医院科学管理水平；⑤加强医院文化建设，塑造

行业清风正气；⑥全面开展便民惠民服务，构建和谐医患关系。

2. 建立健全医院治理体系：明确政府对公立医院的举办职能，积极探索公立医院管办分开的多种有效实现形式，统筹履行政府办医职责；明确政府对医院的监管职能，建立综合监管制度，强化卫生计生行政部门医疗服务监管职能，发挥医保对医疗服务行为和费用的调控引导与监督制约作用；落实公立医院内部人事管理、机构设置、中层干部聘任、人员招聘和人才引进、内部绩效考核与薪酬分配、年度预算执行等经营管理自主权；加强社会监督和行业自律，探索建立第三方评价机制。

3. 加强医院党的建设：充分发挥公立医院党委的领导核心作用，全面加强公立医院基层党建工作，加强社会办医院党组织建设。

《意见》提出了主要目标，到2020年，基本形成维护公益性、调动积极性、保障可持续的公立医院运行新机制，以及决策、执行、监督相互协调、相互制衡、相互促进的治理机制，促进社会办医健康发展，推动各级各类医院管理规范化、精细化、科学化，基本建立权责清晰、管理科学、治理完善、运行高效、监督有力的现代医院管理制度。

为了实现该目标，从2018年开始，国家层面先后遴选了两批共计162家医院开展建立健全现代医院管理制度试点（2018年年底遴选第一批试点148家，2021年年底遴选第二批试点14家），通过试点和探索不断总结经验，使制度更加成熟定型。

从医院落实层面看，以各试点医院为典型，初步构建起以患者需求为导向、以高质量发展为引领、保障可持续的医院运行新机制；积极开展预约诊疗、日间手术、“一站式”诊疗服务等便民惠民服务，提升患者获得感。

三、建立健全现代医院管理制度相关政策概述

2023年3月23日，中共中央办公厅、国务院办公厅印发《关于进一步完善医疗卫生服务体系的意见》，对健全现代医院管理制度做了进一步的深入阐述，具体要求如下。

1. 坚持和加强党对医院工作的全面领导，认真落实党委领导下的院长负责制，健全公立医院议事决策制度，构建党委统一领导、党政分工合作、协调运行的工作机制。

2. 健全维护公益性、调动积极性、保障可持续的公立医院运行新机制。

3. 实行全面预算绩效管理。全面开展公立医院绩效考核，完善以公益性为导向、以健康产出和服务质量为主的绩效考核体系，增加分级诊疗相关指标的权重，按照管理层级和机构类型分级分类实施考核评价。

4. 按照权责一致原则，进一步理顺高等学校附属医院管理体制机制。

此外，为指导各级医院深入贯彻落实现代医院管理制度建设，有关部门自2017年7月至2022年9月通过意见、规划、办法、方案、计划、规范、通知等多种形式，形成了一系列现代医院管理制度，见表1-1。

表1-1 东莞市人民医院现代医院管理制度建设情况

编号	政策名称	发文时间
1	《关于建立现代医院管理制度的指导意见》	2017年7月14日
2	《关于印发医疗机构临床路径管理指导原则的通知》	2017年8月30日
3	《关于印发进一步改善医疗服务行动计划（2018—2020年）的通知》	2017年12月29日
4	《关于进一步加强患者安全管理工作的通知》	2018年4月12日
5	《关于促进“互联网＋医疗健康”发展的意见》	2018年4月25日
6	《关于开展制定医院章程试点工作的指导意见》	2018年5月14日
7	《关于印发促进护理服务业改革与发展指导意见的通知》	2018年6月21日
8	《关于加强公立医院党的建设工作的意见》	2018年6月25日
9	《关于深入开展“互联网＋医疗健康”便民惠民活动的通知》	2018年7月10日
10	《远程医疗服务管理规范（试行）》	2018年7月17日
11	《关于改革完善医疗卫生行业综合监管制度的指导意见》	2018年7月18日
12	《关于坚持以人民健康为中心推动医疗服务高质量发展的意见》	2018年8月7日
13	《关于印发深化医药卫生体制改革2018年下半年重点工作任务的通知》	2018年8月20日
14	《关于进一步推进以电子病历为核心的医疗机构信息化建设工作的通知》	2018年8月22日
15	《关于加强公立医院党的建设工作的意见实施办法》	2018年8月31日
16	《关于印发公立医院开展网络支付业务指导意见的通知》	2018年10月15日
17	《关于加快药学服务高质量发展的意见》	2018年11月21日
18	《关于开展建立健全现代医院管理制度试点的通知》	2018年12月5日
19	《关于做好辅助用药临床应用管理有关工作的通知》	2018年12月12日
20	《关于加强三级公立医院绩效考核工作的意见》	2019年1月16日
21	《关于进一步加强医疗机构感染预防与控制工作的通知》	2019年5月18日
22	《关于印发深化医药卫生体制改革2019年重点工作任务的通知》	2019年5月23日
23	《关于印发医疗机构医用耗材管理办法（试行）的通知》	2019年6月6日
24	《关于促进中医药传承创新发展的意见》	2019年10月20日
25	《关于进一步推广福建省和三明市深化医药卫生体制改革经验的通知》	2019年11月6日
26	《关于印发大型医院巡查工作方案（2019—2022年度）的通知》	2019年11月21日
27	《关于加强二级公立医院绩效考核工作的通知》	2019年11月28日
28	《关于印发公立医院章程范本的通知》	2019年12月3日
29	《关于印发医疗机构内部价格行为管理规定的通知》	2019年12月26日
30	《关于印发医疗机构消防安全管理九项规定（2020年版）的通知》	2020年1月8日
31	《关于印发加强医疗机构药事管理促进合理用药的意见的通知》	2020年2月21日
32	《关于印发医疗机构废弃物综合治理工作方案的通知》	2020年2月24日
33	《关于做好公立医疗机构“互联网＋医疗服务”项目技术规范及财务管理工作的通知》	2020年5月8日
34	《关于进一步完善预约诊疗制度加强智慧医院建设的通知》	2020年5月21日

续表

编号	政策名称	发文时间
35	《关于学习贯彻习近平总书记重要指示精神进一步加强护士队伍建设的通知》	2020年5月21日
36	《深化医药卫生体制改革2020年下半年重点工作任务》	2020年7月16日
37	《关于进一步加强无烟医疗卫生机构建设工作的通知》	2020年7月23日
38	《关于进一步加强医疗机构护理工作的通知》	2020年8月21日
39	《关于印发医疗机构依法执业自查管理办法的通知》	2020年9月8日
40	《关于加快医学教育创新发展的指导意见》	2020年9月17日
41	《关于深入学习贯彻习近平总书记2020年中国医师节重要指示精神进一步加强医务工作者队伍建设的通知》	2020年9月22日
42	《关于深入推进“互联网+医疗健康”“五个一”服务行动的通知》	2020年12月4日
43	《关于加强公立医院运营管理的指导意见》	2020年12月21日
44	《关于加快中医药特色发展若干政策措施的通知》	2021年1月22日
45	《关于印发医学科研诚信和相关行为规范的通知》	2021年1月27日
46	《关于建立保护关心爱护医务人员长效机制的指导意见》	2021年4月13日
47	《关于推动公立医院高质量发展的意见》	2021年5月14日
48	《关于印发深化医药卫生体制改革2021年重点工作任务的通知》	2021年5月24日
49	《关于进一步加强综合医院中医药工作推动中西医协同发展的意见》	2021年6月10日
50	《关于深化卫生专业技术人员职称制度改革的指导意见》	2021年6月30日
51	《关于深化公立医院薪酬制度改革的指导意见》	2021年7月6日
52	《关于综合医改试点省份率先推动公立医院高质量发展的通知》	2021年7月14日
53	《关于印发公立医院高质量发展促进行动（2021—2025年）的通知》	2021年9月14日
54	《关于推进医院安全秩序管理工作的指导意见》	2021年9月22日
55	《关于深入推广福建省三明市经验　深化医药卫生体制改革的实施意见》	2021年10月8日
56	《关于印发“千县工程”县医院综合能力提升工作方案（2021—2025年）的通知》	2021年10月27日
57	《关于新增建立健全现代医院管理制度试点医院的通知》	2021年12月7日
58	《关于印发医疗卫生机构信息公开管理办法的通知》	2021年12月29日
59	《关于印发医疗机构检查检验结果互认管理办法的通知》	2022年2月14日
60	《关于印发进一步加强卫生健康行业内部审计工作若干意见的通知》	2022年3月2日
61	《关于印发“十四五”中医药发展规划的通知》	2022年3月3日
62	《国务院办公厅关于印发“十四五”国民健康规划的通知》	2022年4月27日
63	《国家卫生健康委关于印发〈全国护理事业发展规划（2021—2025年）〉的通知》	2022年4月29日
64	《国务院办公厅关于印发深化医药卫生体制改革2022年重点工作任务的通知》	2022年5月4日
65	《国家卫生健康委办公厅关于印发医疗机构门诊质量管理暂行规定的通知》	2022年6月1日
66	《关于印发公立医院高质量发展评价指标（试行）的通知》	2022年6月29日
67	《关于进一步推进医养结合发展的指导意见》	2022年7月18日
68	《关于进一步加强用药安全管理提升合理用药水平的通知》	2022年7月27日
69	《国家卫生健康委关于印发“十四五”卫生健康人才发展规划的通知》	2022年8月3日
70	《医疗卫生机构网络安全管理办法》	2022年8月8日
71	《健康中国行动中医药健康促进专项活动实施方案》	2022年9月8日

总体而言，现代医院建设不是一项短期工程，也并非一劳永逸，需要不断更新，赶上甚至超越社会发展，这决定了政府应平均使用各类政策工具，才能形成医院管理现代化的动力源。

四、从上海市两年试点看建立现代医院管理制度成效

2018年，上海市6家医院入选国家卫生健康委员会建立健全现代医院管理制度试点医院；2019年下半年，上海市26家公立医院建立健全现代医院管理制度的相关工作也相继开展，试点为期两年；2021年，试点工作全面完成，共包含32家公立医院。

试点工作共设定14项重点任务及28项指标，实施情况总体良好。6家国家级试点公立医院成效卓著，各项关键指标较2018年都有明显改善，具体见表1-2。26家市级试点公立医院的重点指相较2019年也均有不同程度的提升，其中6项重点任务完成度良好，达到96%。

表1-2 2021年上海市试点医院14项重点任务完成度汇总表

序号	重点任务	完成度（%）
1	制定医院章程	100
2	完善医院议事决策制度	100
3	发挥专家治院作用	100
4	落实医疗质量安全核心制度	100
5	推进药品、耗材规范采购与合理使用	96
6	健全医院财务资产管理	96
7	优化医院收入结构	96
8	调动医务人员积极性	100
9	完善后勤管理	96
10	加强医院文化和医德医风建设	100
11	开展便民惠民服务	96
12	积极参与分级诊疗建设	96
13	完善内部监管	100
14	加强医院党建工作	100

1. 基本建设、设备购置长期负债占总资产比例的平均数波动较大，从2019年的1.23%上升到2020年的1.91%，2021年则大幅下降到0.70%，其主要原因是个别医院该项指标上下浮动较大。

2. 万元收入能耗支出稳定下降，从2019年的0.03吨标煤下降到2020年的0.02吨标煤，2021年稳定在0.02吨标煤。

3. 日间手术占择期手术比例总体有所上升，从2019年的15.24%小幅下降到2020年的15.13%，2021年则快速上升到17.81%。

4. 抗菌药物使用强度3年来持续降低，从2019年的43.29下降到2020年的42.24，2021年继续下降到40.31。

5. 5家国家级试点医院和10家市级试点医院实施了按病种付费，且按病种付费的病种数持续增加，平均值从2019年的283个增长到2020年的1281个，在2021年继续增长到1759个。

6. 低风险病例住院病死率3年来总体稳定，保持在0.22%左右。

综上所述，通过建立健全现代医院管理制度工作，各级各类医院的医疗质量和运营效率持续提升，可持续发展动力强劲，初显现代医院管理制度效能。

第四节 中国特色现代医院管理制度的核心理念

中国特色现代医院管理制度是践行中国特色社会主义现代化强国发展道路中的一个重要组成部分。什么是中国特色现代医院管理制度的核心理念？就是坚持党对医院的全面领导；坚持以人民健康为中心，坚持公立医院的公益性；坚持政事分开、管办分开；鼓励探索创新与高质量发展；倡导科学管理与精细化运行，民主管理和群众参与；加强党建引领与文化建设；建立科学合理的绩效考核与激励机制，实现医院治理体系和管理能力现代化。

中国特色现代医院管理的核心理念主要围绕以下几个方面展开。

一、坚持党对医院的全面领导

2018年6月，中共中央办公厅印发《关于加强公立医院党的建设工作的意见》，明确公立医院实行党委领导下的院长负责制，强调切实加强公立医院领导班子、干部队伍和人才队伍建设，着力提升公立医院基层党建工作水平等，推动实施健康中国战略。这意味着加强党对公立医院的全面领导，公立医院实行党委领导下的院长负责制是中国特色现代医院管理制度的基础。

如何贯彻落实呢？为保证贯彻落实，意见提出以下要求。一是健全党建工作领导体制。地方各级党委要把抓好公立医院党建工作作为基层党建重要任务，切实加强领导，帮助解决实际困难和问题。二是落实党建工作责任制。医院党委承担党建工作主体责任，党委书记是党建工作第一责任人，党政领导班子其他党员成员要严格落实"一岗双责"。三是履行党风廉政建设主体责任和监督责任。加强党风廉政教育，严明纪律红线，提高拒腐防变能力。四是强化党建工作保障。建立健全党务工作机构，推动党务工作队伍专业化、职业化建设，探索建立职务职级"双线"晋升办法和保障激励机制。

二、坚持以人民健康为中心，坚持公立医院的公益性

以人民健康为中心是中国特色现代医院管理的首要原则。这一理念强调要将人民健康放在优先发展的战略地位，确保公平可及、群众受益，全方位、全周期保障人民健康，增进人民健康福祉，增强群众改革获得感。

公立医院是公益事业单位，也是我国医疗服务体系主体，承担着维护人民群众生命健康权益的重要使命。公立医院从诞生之初就决定了公益性的根本性质，必须坚持以人民健康为中心。

为此，2017年9月和2019年年底，全国公立医院分别取消药品和医用耗材加成，推动药品耗材集中带量采购提质扩面；到2023年年底，每个省份的国家和省级集采药品数将累计达到450种。

2024年8月，党的二十届三中全会审议通过的《中共中央关于进一步全面深化改革、推进中国式现代化的决定》提出“深化以公益性为导向的公立医院改革”，并明确“建立以医疗服务为主导的收费机制”“完善薪酬制度”“建立编制动态调整机制”。

在推动医疗服务价格改革和规范化管理方面，国家卫生健康委员会同有关部门继续做好医疗服务价格改革和规范化管理工作，使医疗服务价格更好地体现技术劳务价值，保障公立医院人员薪酬的来源，促进维护公益性；推动各地进一步落实价格动态调整机制，每年开展调价评估，符合条件者及时调价，在动态调价的基础上逐步理顺医疗服务比价关系，合理体现医务人员的技术劳务价值，确保公立医院实现收支平衡、持续发展。此外，国家卫生健康委员会总结并推广深化医疗服务价格改革试点城市经验，对5个试点城市医疗服务价格改革情况开展评估、总结、推广，启动医疗服务价格改革省级试点，建立健全适应经济社会发展、更好发挥政府作用、医疗机构充分参与、体现技术劳务价值的医疗服务价格形成机制。

三、坚持政事分开、管办分开

厘清医院和政府的关系是建立现代医院管理制度的核心要义。以往政府对公立医院是九龙治水，公立医院的所有权和经营权界限不清。

落实政事分开的核心是厘清政府和医院的权力清单，实现所有权与经营权分离。政府应将主要精力放在管方向、管政策、管引导、管规划、管评价方面，该放的权要放、该收的权要收，医院依法依规享有自主经营管理权；在权力范围内开展活动，提供医疗服务。落实管办分开，核心是厘清举办和监管权力清单，举办权集中到政府，监管权落实到相关部门，实现权责明确、权责一致。

建立现代医院，构建现代医院管理制度，也对政府的自身变革提出了要求。政

府应减少对公立医院的直接干预，明确政府与医院的职责界限，实现所有权与经营权分离。此外，政府需要加强服务意识，从直接管理转向间接管理，以提高医院的运营效率。

四、鼓励探索创新与高质量发展

2021年5月，国务院办公厅印发《关于推动公立医院高质量发展的意见》(国办发〔2021〕18号)。为贯彻落实党中央、国务院决策部署，国家卫生健康委员会采取点面结合的方式推动公立医院高质量发展落地见效。

1. 以省为单位，指导11个综合医改试点省份率先推动公立医院高质量发展。指导各省份出台公立医院高质量发展实施方案，建立公立医院高质量发展评价机制，对各省份推进公立医院高质量发展情况开展评价，并对各省份逐一反馈评价意见，要求各地及时巩固拓展已经取得的成效，研究分析存在的问题和不足，完善改进举措并抓好落实。

2. 以地市为单位，实施公立医院改革与高质量发展示范项目。通过竞争性评审，遴选一批改革创新积极性高、基础条件好的城市，实施公立医院改革与高质量发展示范项目，按照3年一个周期对每个城市给予中央财政补助5亿元，激励引导改革创新，率先形成市、县级公立医院高质量发展经验。目前，已遴选两批30个城市。

3. 以医院为单位，在9个省(市)的14家大型高水平公立医院开展试点。通过委省共建的方式，中央和地方共同发力，突破政策壁垒，整合优质资源，建设高水平公立医院体系，打造公立医院高质量发展的样板、现代医院管理制度的模板，共建一批国家医学中心、区域医疗中心和省域医疗中心，加强临床特色专科和智慧医院建设。

五、倡导科学管理与精细化运行，民主管理和群众参与

现代医院管理制度强调科学化、规范化和精细化管理，通过制度化和标准化的管理手段，提升医院的运行效率和服务质量。近年来，公立医院收不抵支现象比较严重，业务收支负结余的公立医院占全国总数的30%～40%，迫切需要通过科学管理与精细化运行，创造更多价值，以有效提升运营管理效益和投入产出效率，助力公立医院高质量发展。

因此，公立医院应建立并完善职能部门的组织体系和制度体系建设，明确定位职能部门的职责范围，加强运营管理人才队伍建设，充实职能部门的专业人才力量，最终建立健全运营管理机制；通过运营管理信息化建设，系统建立起科学决策、分工负责、协同落实、分析评价、沟通反馈的运营管理高效机制。

医院精细化管理是现代医院管理的基本要求，信息化则是实现医院精细化管理的

重要支撑。近年来，国内大多数三级医院都相继建成了HIS、CIS、LIS、RIS、PACS等信息系统并通过区域卫生平台实现医院间的互联共享，向标准化、区域化、集成化、智能化方向发展。因此，应用信息化手段辅助管理决策，可推动医院管理向专业化、科学化和精细化转变。

此外，现代医院管理制度倡导民主管理。健全民主管理制度，以职工代表大会等形式进行民主决策、管理和监督，确保医院治理的透明性和公正性。

六、加强党建引领与文化建设

党建工作和医院文化建设是相辅相成、相互促进的两个重要方面。党建工作通过发挥党组织的领导核心作用和党员的先锋模范作用，为医院文化建设指明方向和提供保障；医院文化建设则以其独特的价值观念、行为规范和精神风貌，凝聚全体医务人员的力量，为党建工作营造良好的文化氛围和群众基础。

如何推进公立医院党建引领医院文化建设的实践呢？一是强化党建与文化建设融合机制，建立党建与文化建设一体化工作格局，成立联合工作小组，确保两者同步规划、同步推进，形成以党建带文化、以文化促党建的良好局面。二是构建医院文化建设系统性规划体系，明确短期、中期、长期目标及实施步骤。围绕精神文化、制度文化、物质文化等核心要素，分层分类推进建设。三是创新医院文化传播与传承方式。充分利用新媒体平台拓展文化传播渠道，打造医院专属的新媒体矩阵。开设微信公众号文化专栏，定期推送医院历史故事、先进人物事迹、健康科普知识等，融入党建文化元素，增强内容可读性与吸引力；利用抖音制作短视频，展示医院特色科室、诊疗技术、文化活动等，扩大医院文化传播范围；建立医院文化传承教育体系，开展新员工入职医院文化培训、老员工文化传承分享会等活动，编写医院文化传承手册，让年轻医务人员深入了解医院历史文化底蕴与优良传统，激发其传承文化的责任感和使命感，确保医院文化代代相传、持续发展。

七、建立科学合理的绩效考核与激励机制

在深化人事薪酬制度改革和调动医务人员积极性方面，国家卫生健康委员会推动有关部门进一步深化公立医院人事薪酬制度改革，合理核定公立医院编制总量，逐步实行编制备案制，人员由身份管理向岗位管理转变，定编定岗不固定人员，形成能进能出、能上能下的灵活用人机制。要建立适应医疗行业特点的薪酬制度，着力体现医务人员的技术劳务价值。

在强化公益性为导向的绩效考核方面，国家卫生健康委员会将发挥绩效考核指挥棒作用，继续组织做好二级及以上公立医院绩效考核，统筹开展以公益性为导向的考

核评价有关工作，重点考核医疗质量、运行效率、持续发展、满意度等，考核结果与医院等级评审、医保支付、工资总额等挂钩，引导公立医院坚持公益性、落实功能定位，促进公立医院沿着公益性的正确方向改革发展。

目前，大多数二、三级医院都结合各自实际建立起了内部绩效考核和评估指标体系，以及与之相配套的收入分配制度。公立医院内部医院绩效考核和评估指标多围绕医院公益性、患者满意度、服务量、服务质量、资源利用效率、可持续发展能力等维度展开。考核和评估的常用方法包括目标管理法、360度绩效考核法、关键绩效指标法、平衡计分卡法等；指标权重设定和测量常用的方法包括以德尔菲法为代表的专家咨询以及数据包络分析、秩和比法等数理统计方法。在具体指标值采集方面，基于医院信息系统的客观指标采集占据主导地位。此外，按绩效支付理论和按疾病诊断相关组分类也在医院的内部绩效考核和评估中扮演了重要的角色。

第二章　医院战略定位与运营管理

第一节　医院战略管理概述

一、医院战略和医院战略管理的概念

战略（strategy）一词源于希腊语“stratesos”，原意是“将军”，后来演变为对事物长远发展的全局性谋划。战略从军事扩展到其他领域始于1965年美国经济学家伊戈尔·安索夫所著《企业战略论》一书，也是从那时起，“战略”一词被广泛应用于社会、经济、教育和科技等领域。

医院战略是指为了保障医院提供的服务在目标顾客和潜在顾客心目中的与众不同而做的运营安排和发展规划。如果提到一种疾病或者一个学科，大家脑海里马上就想到某家医院，那么这家医院的战略就成功了一大半。例如，提到骨科，就会想到北京积水潭医院；提到眼科，就会想到北京同仁医院；在广东省提到红楼医院，就会想到东莞市人民医院。

从管理学的角度理解，战略管理（strategic management）是确保当前利益最大化，同时追求长远利益的组织行为。广义的战略管理包括战略制定（即战略决策）、战略实施及战略评价和控制。

医院战略管理（hospital strategic management）是指医院战略的分析制定、评价选择及实施控制，使医院能够达到其战略目标的动态管理过程。

医院战略管理是医院面对激烈变化的经营环境提出的严峻挑战，为求得长期生存和不断发展而进行的总体性谋划。这种谋划注重从全局的视野规划医院的发展未来，在对医院的内、外部环境进行正确分析的基础上，认清医院现有的优势、劣势，面对的机会和风险，选择、确定医院的总体目标和实现目标的方针与策略。

二、战略管理理论概述

战略管理理论起源于20世纪20年代的美国，从20世纪60年代到80年代，名家辈出，亨利·明茨伯格、布鲁斯·阿尔斯特兰德和约瑟夫·兰佩尔在《战略历程》一书中，对战略学派进行了系统的研究，并归纳了古典战略理论的十大学派；进入20世纪80年代之后，逐渐形成以谋求竞争优势为主的行业结构学派、核心能力学派和战略资

源学派。

（一）古典战略理论十大学派

1. 设计学派

设计学派认为，企业战略的形成必须由企业高层经理负责，而且战略的形成应当是一个精心设计的过程，其既不是一个直觉思维的过程，也不是一个规范分析的过程。战略应当清晰、简明，易于理解和贯彻。

2. 计划学派

计划学派认为，战略的形成是一个受到控制的、有意识的、规范化的过程。战略行为是对其环境的适应过程及由此而导致的企业内部结构化的过程。

3. 定位学派

定位学派认为，企业在制定战略的过程中必须做好两个方面的工作：一是企业所处行业的结构分析；二是企业在行业内的相对竞争地位分析。

4. 创意学派（又称为企业家学派）

创意学派认为，战略的形成过程是一个直觉思维、寻找灵感的过程，其不仅将战略的形成过程完全集中在一个领导人身上，而且强调某些与生俱来的心理状态和过程，如直觉、判断、智慧、经验和洞察力。

5. 认知学派

认知学派认为，战略的形成是基于处理信息、获得知识和建立概念的认知过程，其中后者是战略产生的最直接、最重要的因素，而在哪一阶段取得进展并不重要。

6. 学习学派

学习学派认为，战略是通过渐进学习、自然选择形成的，战略的形成与贯彻相互交织在一起。

7. 权力学派

权力学派认为，战略的制定不仅要注意行业环境、竞争力量等经济因素，而且要注意利益团体、权力分享等政治因素。

8. 文化学派

文化学派认为，战略根植于组织文化及其背后的社会价值观念，其形成过程是一个将组织中各种有益的因素进行整合以发挥作用的过程。

9. 环境学派

环境学派强调的是组织在其所处的环境里如何获得生存和发展，起到了一种让人们关注环境因素的作用。

10. 结构学派

结构学派将组织看成一种结构，即由一系列行为和特征组成的有机体；将战略制定看成一种整合，即由其他各种学派的观点综合而成的体系。

（二）竞争战略理论三大学派

1. 行业结构学派

行业结构学派认为，构成企业环境的关键部分就是企业投入竞争的一个或几个行业，行业结构极大地影响着竞争规则的确立及可供企业选择的竞争战略。因此，行业结构分析是确立竞争战略的基石，理解行业结构是战略制定的起点。

2. 核心能力学派

核心能力学派认为，企业战略的目标就在于识别和开发竞争对手难以模仿的核心能力。只有具备了这种核心能力，企业才能快速适应市场的变化和满足顾客的需求，才能在顾客心目中将企业与竞争对手区分开来。

3. 战略资源学派

战略资源学派认为，企业战略的主要内容是如何培育企业独特的战略资源及最大限度地优化配置这种战略资源的能力。在企业竞争实践中，每个企业的资源和能力各不相同，企业战略资源和应用这种战略资源的能力方面的差异就成为企业竞争优势的源泉。

三、医院战略的特征和层次

（一）医院战略的特征

1. 计划性

医院的运营安排和发展规划是经过充分的内外部环境分析、发展趋势分析，充分评估了发展的机遇和挑战，并结合自身的优势和劣势预先设定。

2. 竞争性

医院在进行战略规划时，要充分考虑医疗服务市场中所有的竞争对象，据此确定自己在业务范围、业务模式、顾客感受等方面的定位，包括满足哪部分患者的需求，通过什么样的方式满足，如何比竞争对手做得更好等。在移动互联网时代，还要考虑跨界竞争者的模式。

3. 长期性

战略是针对医院面临的长期风险或者要实现的长期目标而做的安排。

4. 全局性

战略是针对医院层面而不是某个局部的问题做出的安排，是解决医院存在的根本性问题所做的系统性思考和布局。

（二）医院战略管理的层次

医院战略管理可分为总体战略（战略定位）、竞争战略（业务单元战略）和职能战略（短期战略）。

1. 总体战略

总体战略是医院最高层次的战略，是根据医院的目标选择医院的经营领域和发展方向，所以又称为战略定位。从医院的经营发展方向到医院各部门的协调，从医院有形资源的利用到医院价值观念、文化环境的建立等，都是医院总体战略的重要内容。从其形成的性质看，是关乎医院全局发展的、整体性的、长期的战略行为；从参与战略形成的人员看，主要是医院的高层管理者；从对医院发展的影响看，与医院的可持续发展密切相关。

2. 竞争战略

竞争战略是医院各业务经营单位的战略。竞争战略是在总体战略的指导下，具体科室的经营计划和管理方略，又称为业务单元战略，是总体战略之下的二级战略。竞争战略主要强调经营范围和资源配置两个因素，主要研究的是产品和服务在市场上的竞争问题，其核心是建立和加强在行业或市场中的竞争优势。从医院外部看，竞争战略的目的主要是建立一定的竞争优势，某一特定的服务领域取得能力；从医院内部看，主要是获得一定的协同效应。

3. 职能战略

职能战略是医院职能部门的短期战略。它是医院职能部门创建和有效应用研究开发、医疗服务、财务运营、人力资源等方面的机制和方略，以保证医院总体目标的实现，所以称为职能战略。比较重要的职能战略有人力资源战略、财务战略、技术开发战略、公关战略等。相较于总体战略，其更为具体，阐明职业部门准备如何实施总体战略，为负责完成年度目标的执行者提供具体指导。

四、实施医院战略管理的重要意义

在当前形势下，实施战略管理对我国医院的改革和发展具有重要的现实意义。

1. 战略管理有利于提高医院管理的前瞻性和效能，也有利于解决“看病难、看病贵”的问题。战略管理能促使医院管理者更长远、全面地思考医院发展与社会承受能力的关系，降低医疗成本，优化医疗服务，提升管理效能。

2. 战略管理能保持医院的可持续发展。战略管理能指导管理者结合环境的机遇与自身条件做出正确评判，制订符合社会需要和医院自身条件的发展目标，保持医院的稳定经营。

3. 战略管理可以促进医院的资源重组。在医疗体制改革不断深入的今天，医院的重组无法避免，从战略的高度审视医院间的优势、劣势，选择合适的重组方案，合理配置医疗资源，形成结构合理、优势互补、功能齐全、效率优先的医疗机构的格局。

4. 战略管理可以提高医院运行效率。战略管理有助于医院充分发挥现有资源的使用效率，提高运营效率，提供优质的医疗服务和合理的费用。

第二节　医院战略管理的常用工具与方法

选择合适的环境分析、战略选择、战略执行与实施工具是医院战略规划的关键步骤，以下是一些常用的工具。

一、环境分析工具

（一）五力模型

五力模型（five forces model）认为行业中存在决定竞争规模和程度的5种力量，这5种力量综合起来影响着产业的吸引力。5种力量分别为进入壁垒、替代品威胁、买方议价能力、卖方议价能力和现存竞争者之间的竞争。

（二）SWOT分析

SWOT（strengths weakmess opportunity threats）分析法又被称为态势分析法或优劣势分析法，用于确定组织自身的竞争优势（strength）、竞争劣势（weakness）、机会（opportunity）和威胁（threat），从而将组织的战略与组织内部资源、外部环境有机地结合起来。

SWOT分析法的优点在于考虑问题全面，是一种系统思维，而且可以将对问题的“诊断”和“开处方”紧密结合在一起，条理清楚，便于检验。

成功应用SWOT分析法的规则主要包括进行SWOT分析时必须对医院的优势与劣势有客观的认识；必须区分医院的现状与前景；必须考虑全面；必须与竞争对手进行比较，了解是优于或是劣于竞争对手；保持SWOT分析法的简洁化，避免复杂化与过度分析。

（三）PEST分析

PEST分析法是战略外部环境分析的基本工具，从政治（politics）、经济（economic）、社会（society）和技术（technology）四个角度（或方面）进行分析，从总体把握宏观环境，并评价这些因素对组织战略目标和战略制定的影响。

（四）利益相关者分析

利益相关者分析（stakeholder analysis）是用于分析与客户利益相关的所有个人和组织，帮助客户在战略制定时分清重大利益相关者对于战略的影响。利益相关者是指与客户有一定利益关系的个人或组织群体，可能是客户内部的（如雇员），也可能是客户外部的（如供应商或压力群体）。利益相关者能够影响组织，其意见一定要作为决策时需要考虑的因素。所有利益相关者不可能对所有问题保持一致意见，其中一些群体要比另一些群体的影响力更大，这使得如何平衡各方利益成为战略制定时应考虑的关键问题。利益相关者分析是评价战略的有力工具，战略评价可以通过确定持反对意见的股东和其对一些有争议的问题的影响力完成。

（五）竞争态势矩阵

竞争态势矩阵（competitive profle matrix）用于确认组织的主要竞争对手及相对于该组织的战略地位，以及主要竞争对手的特定优势与劣势。竞争态势矩阵的分析步骤包括确定行业竞争的关键因素；确定每个因素的权重，权重和为1；筛选出关键竞争对手，按每个因素对组织进行评分；将各评分与相应的权重相乘，得出各竞争者各因素的加权评分值；合计得到组织的总加权分，总体判断组织的竞争力。

（六）价值链分析

价值链分析（value chain analysis）是一种寻求组织竞争优势的工具。价值链分析法视组织为一系列的输入、转换与输出的活动序列集合，每个活动都有可能相对于最终产品产生增值行为，从而增强组织的竞争地位。组织有许多资源能力和竞争优势，如果将组织作为一个整体考虑，又无法识别这些竞争优势，这就必须将组织活动进行分解，通过考虑这些单个的活动本身及其相互之间的关系确定组织的竞争优势。

（七）标杆对比

标杆对比（benchmarking）是借助于标杆管理的理论和方法，发现问题、分析问题和解决组织问题的一种方法。标杆对比有3种不同的类型，分别为内部标杆对比、外部标杆对比和内外部综合标杆对比。

（八）内部-外部矩阵

内部-外部矩阵（intermal-external matrix）是在GE公司提出的多因素业务经营组合矩阵基础上发展起来的。多因素业务经营组合矩阵又称为市场吸引力-经营实力矩阵（GE矩阵），经营实力表明组织的竞争能力（内部因素），而市场吸引力表明组织所处行业的发展状况与发展趋势（外部因素）。在GE矩阵基础上发展起来的内部-外部矩阵即用内部因素与外部因素取代该矩阵中的竞争能力和行业吸引力。

（九）ASEB分析

ASEB（activity，setting，experience，beneft）是将曼宁-哈斯-德赖弗-布朗（Manning-Hass-Driver-Browm）的需求层次进行分析，即活动、环境体验和利益，与SWOT分析中

的不同要素（优势、劣势、机会、威胁）相互对应结合，形成包括16个单元的矩阵，并对这16个单元逐一进行研究分析。

二、战略选择工具

（一）战略地位和行动评估矩阵

战略地位与行动评估矩阵（strategic positionand action evaluation matrix）主要是分析组织外部环境及组织应该采用的战略组合。该矩阵用4个象限分别表示组织采取的进取、保守、防御和竞争4种战略模式。这个矩阵的两个数轴分别代表了组织的两个内部因素［财务优势（FS）和竞争优势（CA）］和两个外部因素［环境稳定性（ES）和产业优势（IS）］。根据组织类型的不同，SPACE矩阵的轴线可以代表多种不同的变量，如投资收益、财务杠杆比率、偿债能力、流动现金、流动资金等。

（二）波士顿矩阵

波士顿矩阵（BCG matrix）认为一般决定产品结构的基本因素有两个，即市场引力与组织实力。通过这两个因素相互作用会出现4种不同性质的产品类型，形成不同的产品发展前景：①销售增长率和市场占有率“双高”的产品群（明星类产品）；②销售增长率和市场占有率“双低”的产品群（收购类产品）；③销售增长率高、市场占有率低的产品群（问题类产品）；④销售增长率低、市场占有率高的产品群（现金牛类产品）。波士顿矩阵对于组织产品所处的4个象限具有不同的定义和相应的战略对策。

（三）V矩阵

V矩阵是通过盈利能力和加权资本成本之比反映客户业绩，从而决定业务组合的方法，主要用于财务数据分析。该法的基本思路是能使客户盈利能力与加权资本成本之比最大的业务组合才是最恰当的业务组合。

（四）定向政策矩阵

定向政策矩阵（directional policy matrix）是一种业务组合计划工具，用于多业务公司的总体战略制定。定向政策矩阵是一个三乘三矩阵，描绘了各项业务的前景和公司竞争力；每一项业务的定位都采用了一些变量进行评估。这一转型广泛适用于任何多元化客户。

（五）重大战略矩阵

重大战略矩阵（grandstrategy matrix）是由市场增长率和组织竞争地位两个坐标所组成的一种模型，在市场增长率和组织竞争地位的不同组合情况下，指导组织进行战略选择的一种指导性模型。这是一种常用的制定备选战略的工具，其优点是可以将各种组织的战略地位都置于大战略矩阵的4个战略象限中，并加以分析和选择。企业的各分部也可按此方式被定位。

（六）定量战略计划矩阵

定量战略计划矩阵（quantitative strategic planning matrix）是战略决策阶段的重要分析工具，能客观地指出哪一种战略是最佳的。定量战略计划矩阵应用两阶段分析法，综合第一阶段和第二阶段的分析结果进行战略评价，得分的高低反映战略的最优程度。

三、战略执行与实施工具

（一）PDCA循环

PDCA循环又称为戴明环，是全面质量管理所应遵循的科学程序。PDCA循环不仅被应用于质量管理体系中，其也适用于一切循序渐进的管理工作。PDCA是英语单词plan（计划）、do（执行）、check（检查）和action（处理）的第一个字母，PDCA循环就是按照这样的顺序进行管理并且循环不止地进行下去的科学程序。①P，计划：包括方针和目标的确定，以及活动规划的制定。②D，执行：根据已知的信息设计具体的方法、方案和计划布局；再根据设计和布局进行具体运作，实现计划中的内容。③C，检查：总结执行计划的结果，分清哪些对了、哪些错了，明确效果，找出问题。④A，处理：对检查的结果进行处理，对成功的经验加以肯定，并予以标准化；对于失败的教训也要总结，引起重视。对于没有解决的问题，应提交给下一个PDCA循环去解决。

（二）平衡计分卡

平衡计分卡（balanced score card）是由美国哈佛大学教授罗伯特·卡普兰（Robert Kaplan）与诺朗顿研究院（Nolan Norton Institute）的CEO戴维·诺顿（David Norton）共同开发的一种结合了战略规划和绩效管理的企业管理工具。设计平衡计分卡的目的就是要建立“实现战略制导”的绩效管理系统，从而保证战略有效地被执行。

平衡计分卡是从四大维度——财务、客户、内部运营、学习与成长4个角度，将组织的战略落实为可操作的衡量指标和目标值的一种新型绩效管理体系。每一个维度都包含明确的战略目标、具体的行动计划及关键绩效指标（key performance indicator，KPI）等项目。作为医院绩效的衡量指标，平衡计分卡的四大维度还必须和医院整体及各科室的使命、愿景与核心价值一起评估。评估完成后，医院或科室再针对短、中、长期拟订各自的战略目标，才能真正发挥平衡计分卡的能量。

（三）六西格玛管理

六西格玛（six sigma，6σ）是一种改善组织质量流程管理的技术，以“零缺陷”的完美商业追求带动质量成本的大幅度降低，最终实现财务成效的提升与组织竞争力的突破。

（四）绩效棱柱模型

绩效棱柱模型（performance prism）是用棱柱的5个方面分别代表组织绩效存在内在因果关系的5个关键要素，即利益相关者的满意、利益相关者的贡献、组织战略、业务流程和组织能力。

第三节　基于高质量发展的医院运营管理目标及战略定位策略

党的十九届五中全会指出，我国已转向高质量发展阶段，“十四五”时期经济社会发展要以推动高质量发展为主题。公立医院是医疗卫生服务体系的主体，肩负着提升医疗服务质量、推动科技创新及满足群众日益增长的健康需求的重任。公立医院高质量发展是卫生健康高质量发展的重要组成部分和关键一环。

2021年6月，国务院办公厅印发《关于推动公立医院高质量发展的意见》，明确了公立医院高质量发展的目标、方向、举措，是新阶段公立医院改革发展的根本遵循，对全面推进健康中国建设、更好地满足人民日益增长的美好生活需要具有重要意义。

战略管理是公立医院应对外部不确定性的重要管理手段，如何在新医改形势下基于高质量发展的目标要求，树立全面性、系统性、创新性的战略管理理念，建立清晰的战略目标及战略管理策略，有助于公立医院在复杂多变的环境下持续取得发展竞争优势。

一、公立医院高质量发展的现状和挑战

当下，公立医院内、外部环境日趋复杂，医保支付方式改革持续发力，从国家到地方政府主管部门对公立医院的各类考核日趋常态化。在政府投入相对不足、区域发展不均衡的情况下，外部环境和新的竞争格局给医院带来了严峻挑战。

从运营管理方式看，多数公立医院运营管理模式仍普遍处于粗放式管理阶段，主要体现为以投资驱动拉动规模扩张实现高速增长。过去追求“拼资源”“跑马圈地”式的粗放式扩张方式，导致运行管理成本居高不下，在新医改医保控费的严峻形势下，

医院收入增速及发展规模受限。此外，不少公立医院运营管理的专业化、精细化有待加强，随着公立医院收支规模的不断增加，医院经济运营管理能力薄弱、专业化医院管理人才不足等矛盾日益突出，廉政风险、经济风险、医保基金违规使用等风险增加。

从支撑公立医院高质量发展的要素看，部分公立医院人才总量不足，尤其是缺少医学领军人才和科技创新团队，导致医学科技创新能力不强，尤其是原创性成果不足，医疗技术、医学装备、创新药物等研发领域还存在“卡脖子”情况，转化应用还存在“临门一脚”的难题。部分学科发展不平衡、不充分，基础专科和平台专科的能力还不扎实。对于严重危害人民群众健康的重大疾病，其专病诊疗模式和学科组织形式创新性不足，系统连续、学科融合、优质高效的高水平临床专科群尚未形成。

因此，公立医院健全运营管理和战略管理体系应当在明确公立医院运营管理核心内涵的基础上尽可能对医院的战略发展目标进行科学合理的细分（比如可按目标达成周期分为阶段性目标、中长期目标和远期目标），制定出与目标相配的运营管理策略，并明确需要投入的资源，从而避免资源投放与目标预期之间的错配，为实现有限资源的科学合理配置夯实基础。

二、公立医院高质量发展战略定位策略

医院战略具有目标导向性，是针对医院未来可能面临的某种挑战或发展机遇而设定。医院在确定自身的战略规划与目标时，需要思考“我们要成为什么样的组织”这样一个问题，即明确医院的战略定位和发展方向。在做出回答前，医院应确定自身的使命（mission）、愿景（vision）与价值观（value）。

（一）使命

使命是医院长期目标的相对稳定和持续的概要性描述，是构成医院理念识别与医院文化的最基本出发点。

通俗地讲，每个人在社会中都会产生使命感。同理，医院的使命明确了其职责所在，表现在为社会、为员工、为患者所要付出的努力和贡献。

每家医院的使命各不相同，如美国梅奥诊所的使命是“为了点燃希望并且为社会的健康和幸福贡献一份力量，我们承诺整合临床实践、教育和科研，致力于让每一位患者享有最好的医疗服务”。

（二）愿景

愿景是管理者对医院未来发展和目标的展望与期望，是协同广大员工共同绘制的美好蓝图。有效的愿景生动地体现了医院的核心经营理念与未来前景，具有鼓舞性、明确性、合理性、稳定性等特点。比如每个人都会为自己做一种规划，希望自己能变

成、做成什么样的人；而医院也是一样，医院的愿景就是带领全体医院员工将医院发展成所要达到的目标或成绩。四川大学华西医院的愿景是“让西部群众就近就可以获得同东部发达地区同样高水平的优质医疗服务”。

愿景和使命的区别：愿景是医院未来发展方向的明确规划，与具体业务较贴合，更具实际操作性；使命是医院发展的内驱力与理想，与医院文化较贴合，更具精神鼓舞性。

（三）价值观

价值观是医院最基本的理念或信念，反映了医院核心的组织文化及独特的经营理念，也是管理人员决策和全体员工应遵循的基本原则，进而影响医院目标的实现。

医院价值观主要回答了“对医院而言什么才是最重要”的问题，主要包括内部要求（如精益求精、文化强院、创新、敬业、患者至上等）、外部竞争（行业领导、资源意识、接纳包容、差异化服务）及以人为本（自我实现、保护人权、积极乐观、快乐生活等）。

在明确医院的使命、愿景和价值观后，医院就可以着手确定自身的战略目标。通过定期进行内、外部环境分析，弄清医院的劣势和优势，制订包含自身战略目标、业务战略、经营管理目标及思路执行方案在内的战略方案。此外，要将战略目标量化、分解，形成战略事项，融入资源配置工作和日常运营活动中。

在明确公立医院目标类型、目标管理属性等内容后，即可根据目标属性的不同将运营管理战略自上而下分为战略层面、战术层面和作业层面3个层级。

1. 战略层面。战略层面对应的是医院的远期管理目标，管理目标相对抽象、宏观，往往以“五年计划”“三年中期规划”等为主要表现形式，因此对应的管理策略往往聚焦于管理体系的构建层面，比如资源配置方式的选择、绩效管理政策的制定等。

2. 战术层面。战术层面主要以年度阶段性目标为策略制定的对象，一般聚焦于年度人均业务量、床位周转率等为代表的工作效率提升，以某项重大资源（比如百万元以上专业设备）的投入产出为主的效益分析，以内部结构优化（比如某科室劳务性收入占比）为代表的内部结构优化等，因此基于该层面制定的经营管理策略往往较为具体，并可细分落实到相应管理部门。

3. 作业层面。作业层面的目标具备灵活性、短期性等特点，所采取的管理策略十分具体、明确，并要求其具备较强的可操作性，比如针对某一项外包业务进行重新谈判，推动某一项新技术的开展，某单病种的临床路径优化等。

三、公立医院高质量发展的运营管理目标

运营管理就是对运营过程的计划、组织、实施和控制。从过程管理的角度讲，运

营管理过程就是一个资源投入、转换、产出的过程，任何运营管理策略的制定和实施都需要耗费相应的资源。结合公立医院高质量发展要求进行分析，医院的精细化运营管理实质上就是对人、财、物、技术等医院所能掌控的核心资源进行科学配置、精细管理和有效使用而开展的一系列管理活动。

合理的医院运营管理策略是实现医院运营管理目标的基础。由于公立医院运营管理目标表现形式的多样性，在不同的期间内，医院管理层均可能针对外部政策和内部管理需求的变化，分别制定有针对性的管理目标。从目标的实施周期长短和复杂程度看，可将管理目标分为以下几种类型。

（一）阶段性（短期）目标

该类型目标服从于中长期目标。从时间属性看，是指通过相对较短的时间（比如按月、按季度）即可实现的预期目标，短期性、具体化和可操作性是其主要特征。从管理属性讲，应当相对微观和具体，比如针对某一科室业务量的同比增幅目标、某一项具体费用的增速控制目标等。

1. 短期目标：提高服务能力和质量，把握按病种分组付费医保支付政策

牢牢把握按病种分组付费（diagnosis-intervention packet，DIP）制度的核心。地区医保基金总额固定后，各家医疗机构在统一的付费规则下，按照病种分值所占的份额争取医保基金的拨付。关注高分值大病种，其直接影响医保的支付结算率。疾病严重程度指数（case-mix-index，CMI）值越高，病种分值数越高，在合理范围内的病种医保基金到付额就越多。需要持续加强学科建设，提高医院的CMI值和覆盖的病种，推动院内品牌学科和优势专科输出；继续规范临床路径管理，提升医疗的质量，同时通过降低住院时间，加快患者周转，降低医疗资源的占用率，提升医疗效率；利用医联体区域合作平台支持院内部分高精尖技术开展，提高医院在区域内的竞争力。

2. 短期目标：创新医疗服务模式

很多公立医院通过推进日间治疗、多学科团队协作、连续护理和药事管理服务模式创立“患者全程管理中心”，推动“院前-院中-院后”整合联动、复杂疑难手术“日间化”，按照循证医学证据实施个体化治疗，做到资源优化利用，切实提高医疗服务质量与效率，践行价值医疗。

（二）中长期目标

该类型目标服从于医院远期目标。从时间属性看，该类目标可分解为多个阶段性目标，因此预期实现所需的时间相对较长（比如按年），并具备一定的宏观属性，比如全年预算控制目标、年度收支平衡目标等。

1. 中长期目标：发展医联体、医共体扩大收入半径

在面临内、外部的持续压力下落实分级诊疗手段，发展城市医联体、县域医共体，吸引更多的患者资源。充分利用医疗优质资源下沉，在医疗规划、医疗技术提升、专家下基层坐诊和畅通双向转诊等方面下功夫。区域内医疗机构竞争增加，寻求适合自身专科发展之道；充分利用龙头医院名医的技术水平和影响力，建立名医工作室、定期专家门诊等。有效调动医技科室业务开展，建立区域消毒供应、检验检测、医学影像中心等，加快医联体、医共体内外部的诊疗协作，增加医技科室业务工作量，寻找提升收入的有效途径。

2．中长期目标：推行精细化成本管控

医务人员是医疗服务主体，薪酬分配关系医务人员的切身利益。人力成本评价的不仅是规模数量，更是结构质量。建立人员聘用考核标准，使员工的收入与服务质量、科室效益和医院整体效益相挂钩，合理制定奖金分配政策，做到多劳多得，少劳少得，提高医院员工的工作积极性，不断降低医院成本。应建立“综合+KPI”绩效考核体系，考核指标兼顾保障性和激励性，关键指标根据年度重点动态调整，充分调动全院员工热情，并有效推进各项工作落实。全院收入结构和支出结构逐年优化，医务人员技术劳务价值得到凸显。

在药品耗材成本方面，严格医用耗材、药品申请管理，医用耗材采购在招标目录中进行采购；继续推行药品耗材带量采购，降低药品耗材的流通价值，使医疗成本进一步减低；加强医用耗材采购流程管理，开展阳光采购、多批次联合议价等措施，降低采购价格；加强医用耗材药品合理使用的监控和管理。在成本管控方面，加大推行全面预算管理的力度，科学合理地制订医院业务预算、财务预算和资本预算。推行医院非核心业务社会化管理，如后勤、安全等方面进行社会化，发挥专业优势效应。

（三）远期目标

该类型目标是指基于对医院未来整体性、长期性问题的考量而设计制订的整套行动方案，是未来医院发展的远期规划。从时间属性讲，该类目标可分解为多个中长期目标。就现阶段对公立医院的发展定位而言，往往表现为以实现高质量可持续发展为目标的一系列远景规划，因此最为宏观和抽象。

远期目标：全面提升信息化建设水平，构建智慧医院

信息化建设是医院发展的一种必然趋势，智慧医疗、智慧服务和智慧管理将成为未来公立医院竞争的主要核心内容，因此构建智慧医院应作为公立医院的远期目标坚持贯彻落实。当前，国内互联网医院建设如火如荼，通过建立医院信息集成平台、综合运营管理系统及智能监管等系统，提高医院管理的效率和科学水平；还有部分公立医院推出健康咨询、电子处方、远程会诊等在线医疗服务，各种信息化手段应用于智慧医院的成果令人瞩目。“智慧服务”用于改善患者就医体验，如为患者提供全流程人脸识别就诊服务，应用胶囊宾馆、院内摆渡车等“共享模式”“智慧医疗”用于提升诊疗效率，开发5G医疗新场景和打造健康管理、影像诊断、电子病历与科研数据等平台对接线下业务；“智慧管理”用于促进管理效能，如将大数据信息技术应用于控制医疗质量、评估合理用药、优化服务流程、调配医疗资源等方面。

需要注意的是，医院运营管理目标制定要特别注意策略目标制定的适应性和针对性，尽可能避免策略层级与目标属性之间发生错位，并及时比对所需耗费的资源是否小于目标的具体产出。

总之，在医疗行业日趋严峻的发展背景下，宏观经济环境中医疗市场激烈竞争，行业洗牌加速，公立医院已经无法依靠传统的发展模式推动业务持续的增长，只有走高质量发展之路，抓好医院运营管理，在竞争中脱颖而出，通过在推陈出新的行业政策中找到创新的发展之路，持续加强战略管理，实现科学化、规范化、精细化的运营管理才是医院可持续发展的必由之路。

第四节　东莞市人民医院的医院战略定位与运营管理实践分析

本节以东莞市人民医院为分析对象，汇集影响医院发展的内、外部环境要素，结合医院内部运营及外部通过SWOT分析、层次分析法、四象限坐标系分析等工具制订医院的战略规划，明确医院战略目标及实施路径，让全体员工聚焦医院的发展战略，使人、财、物等资源效益得到充分利用，逐步提升医院的核心竞争力，方能达到高质量发展的目标。

一、SWOT分析东莞市人民医院高质量发展的影响因素

从整体上看，SWOT可以分成两个部分：第一部分为SW，主要用于分析内部条件；第二部分为OT，主要用于分析外部环境。

（一）优势因素（S）

1. 具有“红楼”品牌基因（S1）

东莞市人民医院始建于1888年，前身为“中华基督教礼贤会东莞普济医院”，是我国最早建立的西医院之一，也是我国第一家德国教会医院。医院创建之初，因为建筑极富特色，被当地群众亲切地称为“红楼医院”。经过130多年的发展，该医院现已成为集医疗、教学、科研及预防保健为一体的大型综合性三级甲等医院。

2. 综合实力保持领先（S2）

东莞市人民医院总占地面积40.68万平方米，建筑面积42.63万平方米，下辖红楼院区和普济院区2个院区，中心门诊部、第一门诊部和第二门诊部3个门诊部，定编床

位3100张，实际开放床位3100张。年门、急诊量近376万人次，出院超15万人次，住院手术（含操作）13万台次。近年来，医院稳居艾力彼中国医院竞争力地级城市医院榜单前列，连续8年保持全省地级市医院竞争力前三位。2021年4月成功入选广东省高水平医院重点建设医院。在2022年国家三级公立医院绩效考核中取得A＋等级。

3. 临床及科教力量雄厚（S3）

东莞市人民医院学科设置规范，诊疗科目齐全，现设有43个临床科室和11个医技科室，拥有2个国家临床重点专科、21个广东省临床重点专科和4个省中医药重点专科，以及20个市临床重点专科、4个市临床特色专科和7个市中医药重点专科，锻造高质量“1＋N”学科发展模式。医院技术力量雄厚且注重发展高新技术，先后开展了同种异体皮肤移植技术、放射性粒子植入技术、肿瘤消融治疗技术、肿瘤深部热疗技术和全身热疗技术等多项国家级限制类技术，以及心脑血管病介入治疗技术、体外膜肺氧合技术（ECMO）等多项广东省限制类技术，在微创、介入等多个医疗技术领域居省内先进水平。

东莞市人民医院坚持走科教兴院、医教相长之路，是南方医科大学第十附属医院，也是南方医科大学、暨南大学、广东医科大学医学研究生培养点，还是广东医科大学东莞临床医学院、国家首批住院医师规范化培训基地，承担着中山大学、南方医科大学、广东医科大学等全国10余所高等医学院校的临床教学和实习任务；现有博士后合作导师17名，博士生导师24名，硕士生导师104名，教授、副教授及讲师308名；重视科研人才培养、引进和科研投入，已接收进站博士后44名；是东莞市肿瘤临床医学研究所、东莞市呼吸和重症医学研究所、东莞市公立医院中心实验室的依托单位。近5年承担国家、省、市等各级科研课题500余项，其中国家自然科学基金45项［包括优秀青年科学基金项目1项、国际（地区）合作与交流项目1项、重点项目1项］，中国博士后科学基金特别资助项目3项，中国博士后科学基金面上资助25项，广东省基础与应用基础研究省市联合基金粤港澳研究团队项目2项、重点项目12项，广东省自然科学基金面上项目9项；获市级以上科技进步奖19项，发表医学论文2300余篇，其中SCI论文644篇，以第一署名单位发表IF＞10的SCI论文34篇。

4. 人才队伍加快壮大（S4）

在岗员工4772名，其中正高职称225名、副高职称639名，博士研究生125名、硕士研究生725名，享受“国务院政府特殊津贴”专家2名，国家自然科学基金优秀青年科学基金项目获得者1名，广东“特支计划”青年拔尖人才3名，珠江人才计划青年拔尖人才1名，广东省名中医3名，广东省杰出青年医学人才6名，省级杰出青年基金获得者2名，东莞市特色人才43名、市名医58名、市医学领军人才8名、市医学学科带头人34名、市杰出青年医学人才18名、市医学学科骨干197名，“东莞名医”人才引进培养项目7名、市医学领军人才引进培养项目17名、市杰出青年医学人才引进培养项目20名、市高层次医学专科团队培养项目4个。3名学者入选全球前2%顶尖科学家榜单。

（二）劣势因素（W）

1. 学科建设存在薄弱环节（W1）

东莞市人民医院国家级重点专科、特色专科及省高水平临床重点专科较少，2023年肿瘤科入选国家临床重点专科建设项目，实现了零的突破。近年来在各类第三方机构学科排名中，入围百强的学科较少，亚专科建设相对滞后，学科内涵建设相对薄弱；学科发展定位欠清晰，学科管理水平整体较低，缺乏在国内有影响或有特色的二级或三级学科。

2. 缺乏高水平领军人才（W2）

目前，医院高水平技术团队尚未广泛建立，诊疗技术开展和疑难危重疾病诊治水平与国内一流医院相比，有较大差距。科主任学术影响力偏低，缺乏在国家级学会专科分会委员或省专科分会副主委及以上任职。缺乏高层次医学人才及创新团队，缺乏专职科研队伍。目前，医院及东莞市人才政策吸引力较低，亟须加大引进力度，通过提高人才引进经费投入、搭建科研平台及优化科研环境等策略吸引和留住人才。

3. 科学精细管理水平较低（W3）

现代医院管理制度尚未完善，医院运营管理比较粗放和松散，精细化管理水平较低，科学有效的激励机制尚未形成，绩效分配方案有待进一步完善；医院信息化水平滞后，管理流程有待梳理完善，管理模式有待持续改进；管理干部缺乏专业化与职业化，管理能力及执行力较弱。

4. 信息化建设相对滞后（W4）

以电子病历为核心的医院信息平台建设仍处于补短板阶段，未能完全实现相关应用为医教研管提供辅助决策；互联互通“四甲”目前处于评审前期准备工作，未正式通过评审；移动互联网医疗发展相对滞后、智慧医疗服务尚未铺开，医院的运行效率及患者的就医体验尚须进一步改善；临床支持系统建设能力相对薄弱；面对不断升级的网络安全严峻形势，信息系统安全保障机制仍然需要不断提升。

（三）机遇因素（O）

1. 国家及地方政府层面高度重视公立医院发展（O1）

党的十八大以来，公立医院改革发展作为深化医药卫生体制改革的重要内容，在我国医疗服务体系的主体地位日益凸显。2017年7国务院办公厅印发《关于建立现代医院管理制度的指导意见》（国办发〔2017〕67号），提出公立医院改革的目标是建立现代医院管理制度；2021年5月以来，国家出台了《关于推动公立医院高质量发展的意见》（国办发〔2021〕18号）等一系列推动公立医院高质量发展的政策，为公立医院高质量发展指明了目标和方向；2022年2月28日，广东省人民政府办公厅印发《广东省人民政府办公厅关于推动公立医院高质量发展的实施意见》，统筹谋划，分类施策，细化实化工作措施。

2. 积极主动融入重大战略（O2）

近年来，国家有关部委和广东省政府为公立医院高质量发展提供了改革先行试点、新院区建设、高校附属医院建设、粤港澳大湾区、广东省高水平医院建设等方面的重大战略支持。东莞市人民医院紧抓历史机遇，挂牌成立南方医科大学第十附属医院（东莞市人民医院），积极推进高水平医院建设，并于2021年4月成功入选广东省高水平医院重点建设医院，力争成为现代化高水平的临床研究型医院粤港澳大湾区区域医疗中心。

3. 患者对优质医疗资源需求增加（O3）

近年来，综合医院诊疗需求增幅较大，《2021中国卫生健康统计年鉴》显示，2019年全国各级综合医院诊疗人次为27.8亿，年均增长率7.0%，较基层医疗卫生机构年均增长率高4.3个百分点；2019年我国医师日均负担7.9诊疗人次，其中负担最重的是委属委管医院医师，日均负担10.5诊疗人次，提示医院级别越高，医师接诊负担越重，而患者更加青睐优质医疗资源。近年来，患者享受优质医疗资源的社会保障机制不断健全。2022年3月，国家医疗保障局发布《2021年医疗保障事业发展统计快报》显示，我国基本医疗保障参保覆盖面在95.0%以上，职工和居民医保政策范围内三级医院住院费用基金支付比例分别达到84.3%和65.1%，处于较高水平。

（四）威胁因素（T）

1. 新特色学科品牌薄弱，分院区患者量不足（T1）

部分发展成熟的传统学科在粤港澳大湾区内竞争激烈，医院传统特色品牌学科发展后劲不足，新的特色学科品牌尚未形成，普济院区患者量仍有较大的提升空间。

2. 政府投入占比较低（T2）

2019年，我国公立医院财政拨款收入占总收入比例的9.7%，东莞市人民医院财政拨款收入占比较低。虽然各级政府通过重点专科建设、分院区、粤港澳大湾区和高水平医院建设项目等形式支持医院发展，但受益面局限且倾向于少数医院和优势专科，易形成“强者恒强、弱者恒弱”的局面，且多数项目支持缺乏连续性，多数具有一定的滞后性和不可预见性。

3. 医疗服务价格结构不合理（T3）

当前公立医院医疗服务价格的主要问题是体现医务人员技术劳务的价格严重偏低，这给规范诊疗行为、提升薪酬待遇和推动医院可持续发展带来不利影响。虽然我国已初步实现了药品耗材取消加成和集中带量采购，但药品耗材价格水分依旧存在，医疗服务技术劳务价值并未得到充分体现。

在四象限坐标系中，4种因素的相互作用形成了4种发展策略：①SO策略——发挥自身优势，利用发展机会，实现增长的策略；②WO策略——规避或弥补自身劣势，利用发展机会，实现扭转的策略；③ST策略——发挥自身优势，应对威胁的策略，寻求突破的策略；④WT策略——规避或弥补自身劣势，减少威胁带来的负面影响的策略（图2-1）。

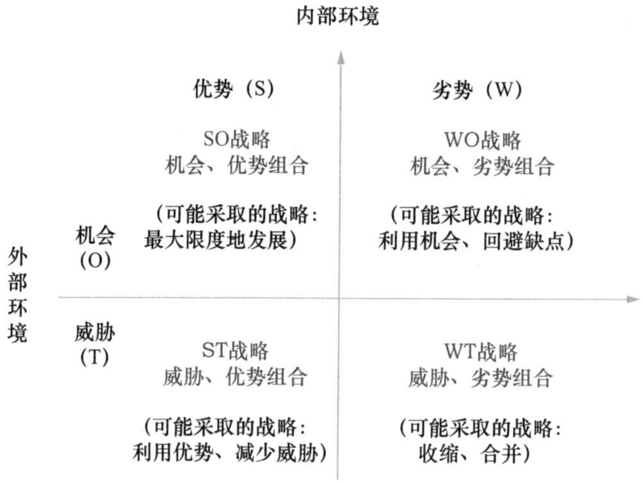

图2-1　SWOT矩阵分析

通过SWOT矩阵分析（图2-2），作为东莞市公立医院的龙头单位，东莞市人民医院外部环境机遇大于挑战，内部条件优势大于劣势，医院内部比较优势和竞争优势逐步形成，外部环境中的机遇要素不断增多，应积极把握外部机遇，采取适度超前、加速跨越的发展策略，不断缩小与国内顶尖、世界一流医院的差距。因此，在推动医院高质量发展中应采取机会型的增长型（SO）策略，以充分发挥自身优势，利用发展机会实现增长的策略。

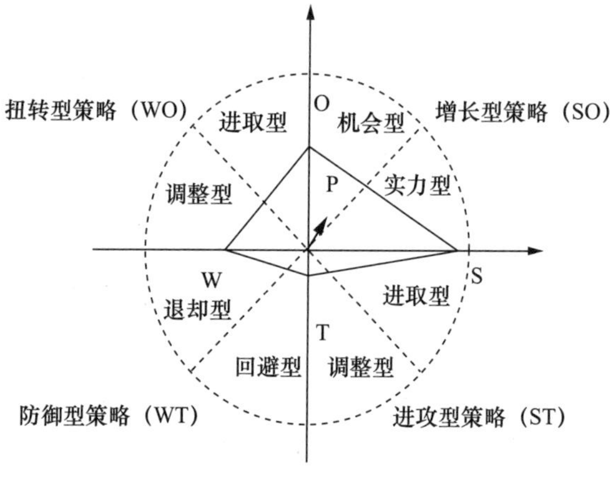

图2-2　SWOT矩阵模型图结构

二、东莞市人民医院高质量发展的战略定位和运营管理策略

近年来，东莞市人民医院紧抓重大历史机遇，积极推进高水平医院建设，全院上下目标清晰，即建设成为现代化高水平的临床研究型医院，打造成为粤港澳大湾区区域医疗中心。

为了实现这个战略，东莞市人民医院从医疗技术、临床科研、人才、管理制度、学科建设、辐射带动等方面不断精细化运营管理策略，形成六大建设任务。

（一）建设前沿医疗技术高地

1．建设任务

（1）建立8个高水平医疗技术团队，重点打造临床重点专科14个，培育5个广东省高水平临床重点专科，力争1～3个专科进入国家级临床重点专科行列和3～5个专科进入全国百强及医院进入广东省前十，打造广东省区域医疗中心。

（2）整合多学科优势资源，创建跨学科高效技术创新团队。

（3）推进前沿技术发展。力争2025年全面填补广东省高水平医院技术空白，引进3～5项国内领先前沿新技术。

2．主要措施

（1）集中力量加强国家重点专科和广东省高水平临床重点专科建设：遴选优势专科进行重点扶持建设，努力使神经外科、心血管内科、心脏大血管外科、妇产科、骨外科进入广东省高水平临床重点专科行列，力争神经内科、肿瘤内科、呼吸与危重症医学科达到国家级重点专科水平。

（2）加强重点专科中心建设：整合优势专科医疗资源，积极推进中心化建设。积极建设东莞市肿瘤防治中心和肿瘤一体化诊疗中心，重点开发市人民医院硼中子俘获治疗（boron neutron capture therapy，BNCT），2023年已经完成BNCT治疗中心楼及BNCT住院大楼建设；整合神经内科、神经外科、介入科及放射科等优势学科群，创建神经病学中心，建立复合手术室，开展脑血管疾病的一站式复合手术，提升神经系统疾病的疑难、急危重症的诊疗水平；与广州医科大学呼吸健康研究院深度合作，共建东莞市呼吸和重症医学研究所，打造呼吸和重症医学中心，努力提升呼吸和重症医学临床与研究水平，推进传染病救治体系建设项目，提升呼吸和危重症疾病、传染病救治能力水平；加快推进危重孕产妇救治中心建设，提升孕产妇生命支持的相关技术水平，攻克解决子痫前期、未足月胎膜早破（preterm pre-labor rupture of membranes，PPPROM）、妊娠期肝内胆汁淤积症（Intrahepatic Cholestasis of Pregnancy，ICP）、胎盘植入、胎盘早剥、前置胎盘、妊娠合并心脏病、复杂性双胎、胎儿宫内溶血、羊水栓塞等疑难危重症的医疗技术，切实降低东莞市及周边城市孕产妇和新生儿死亡率；创

建危重儿童和新生儿救治中心，建设儿童重症监护病房（PICU），积极开展儿科内镜诊疗和儿科体外膜肺氧合（ECMO）技术，提高危重患儿的抢救成功率，保障危重患儿的生命安全；以市急诊急救中心创建为依托，以市构建立体化医疗急救网络为契机，创建急救医学中心，推进ECMO快速移动单元的临床应用，为患者打造一个融合院前急救、院内急诊急救、检验检查、急诊手术（急诊介入手术）、重症监护救治等医疗救治绿色通道和一体化综合救治服务，全面提升医院重大急症医疗救治质量和效率；整合心血管内科、心脏外科、重症医学科、影像医学等资源，建设心血管病诊疗中心；创建血液病诊断治疗中心，在血液病治疗方面取得重大突破；基于东莞市人民医院的远程医疗中心，联合东莞市临床病理诊断中心，着力打造广东省区域远程医疗中心，充分利用区域医疗协同服务平台，逐步开展远程会诊、远程双向转诊、远程影像诊断、远程心电诊断、远程医学教育、远程手术示教、远程病理诊断等高端服务，推动分级诊疗工作，同时为应对突发公共卫生事件提供坚实的远程服务平台；大力推进互联网医院建设，提升互联网医疗服务水平。

（3）加强重点专病中心建设：根据医院专病发展现状和国际前沿发展趋势，提升和组建瓣膜中心、心衰中心、房颤中心、胸痛中心、国家高级卒中中心、癫痫中心、创伤中心、静脉血栓栓塞症（Venous Thromboembolism，VTE）防治中心、产前诊断中心、生殖医学中心等特色专病中心，支持各中心走专病化、亚专科化、系统化、特色化的创新之路，打造一批技术过硬、区域引领、结构合理、临床科研教学并重的高水平医疗团队，专病诊治水平达到省内先进、国内知名。

（4）加强医学“高精尖”技术培育：重点支持瓣膜中心、应用达芬奇机器人开展的微创手术、腔镜下体外循环手术、肿瘤精准治疗技术（立体定向放射治疗、第Ⅸ段肝脏肿瘤的精准微创消融治疗技术、肿瘤精准检测技术等）、杂交手术（心、脑血管疾病的一站式复合手术，复杂性腹部外伤手术等）、复杂心脏大血管疾病诊疗技术、全椎体切除术、高危产科诊疗技术、儿科内镜诊疗技术和儿科ECMO等能体现医院综合救治能力的高水平诊疗技术，建设区域性高水平诊疗技术高地。目前，已经成功实施多项国家级限制类技术，包括异基因造血干细胞移植、放射性粒子植入、肿瘤消融治疗、ECMO及人工智能辅助治疗等，具备开展心血管病介入治疗、神经血管介入诊疗、髋关节和膝关节置换术及各种内镜诊疗技术等广东省限制类技术能力，可开展同种异体角膜移植技术和心室辅助技术。危重症救治能力和水平不断提升，尤其在心脑血管介入、创伤救治、重症孕产妇救治、新生儿疾病救治等方面逐步达到省内领先水平。开展人工智能辅助诊断技术、无导线起搏器植入术、经导管/心尖主动脉瓣置换术、心脏调节器植入术、经皮二尖瓣钳夹术、三维打印技术、颅内动脉瘤及动静脉畸形的显微手术及介入治疗、功能神经外科疾病（帕金森病、癫痫、三叉神经痛及面肌痉挛）的手术治疗、肝复发癌再切除或微创消融并分子靶向免疫综合治疗、CT引导下经皮经肝穿刺第Ⅸ段肝脏肿瘤微创消融等技术、全胸腔镜下体外循环手术等。在微创、介入等多个医疗技术领域居省内先进水平，腔镜技术已向减孔、单孔、自然腔道等方向发展。

此外，医院还建成国家级心血管介入培训中心及广东省心血管介入、神经血管介入、ECMO救治、消化内镜等技术培训基地。

（二）建设高水平临床科研平台

1. 建设任务

以解决临床医学关键科学问题为导向，立足于医院重点专科建设及临床实际发展需求，重点打造特色鲜明的硼中子俘获治疗（BNCT）研究院、医用器械与智能生物材料研究中心及药物/器械临床试验平台升级3个创新平台的建设。通过医工融合，政府、高校扶持，结合以东莞市人民医院为依托建设的东莞市肿瘤临床医学研究所、东莞市呼吸和重症医学研究所平台，打造一批临床技术精湛和科研实力突出的科研队伍，使医院整体科研实力显著提升。

通过5年的建设，即到2025年，实现科研水平跨越式提升；创建省级平台1～2个，如临床研究中心、重点实验室、工程技术研究中心；平均每年新增国家自然科学基金2～3项，并力争在国家自然科学基金杰出青年科学基金项目、国家自然科学基金优秀青年基金项目、国家自然科学基金重点项目或国家重点研发专项或子项目方面取得突破；平均每年在国际高水平期刊发表SCI论文20篇以上，5年内影响因子大于10的论文不少于10篇。

2. 主要措施

（1）加大科研投入，推动医教研深度融合：着眼未来，从医院长远发展、高质量发展全局的高度谋划医院科技发展的布局，结合校地共建南方医科大学第十附属医院的相关要求，进一步加大科研经费的投入，将科研经费比例逐步提高并稳定在医院收入的2%～4%，为医院科技持续发展提供有力保障。推动临床、科研与教学深度融合，将临床工作、科学精神渗入教学理念，培养学生探索求知的理性思维、实事求是的严谨态度和批判创新的进取精神。

（2）打造医工结合创新研究平台：以落实高水平医院建设为契机，结合医院重点专科建设及临床实际发展需求，加强引进交叉学科背景的科研人才，实现学科交叉及融合，以临床需求为导向凝练关键科学问题，充分利用南方医科大学及医院的实验场地资源和人力资源筹建集医学、生物学、病理学、材料学、化学、工程学等多学科为背景的医工结合创新研究平台，显著提升平台对医院科研的支撑能力，为高水平科研项目立项、申报及完成提供平台保障。

（3）打造医用器械及智能生物材料研究中心：以解决临床医学关键科学问题为导向，立足于医工结合，以临床最大需求的心血管、骨生物材料/器械及肿瘤靶向治疗生物材料为主要研究对象，研究材料物化特性、生物活性分子和药物携载等对抗凝血、抗增生、炎症和免疫调控、血管内膜再生修复及骨诱导和组织再生等的影响机制，研发高性能血管支架、骨修复材料、肿瘤靶向治疗材料和医疗器械。设置4个主要研究方向，分别为心血管材料/器械、硬组织修复材料、组织再生材料和药物控释材料。

（4）建设高水平动物实验中心：以服务医院科研平台发展所需为宗旨，以打造SPF级动物实验中心为目标，筹建由动物饲养室（包括术后康复室）和动物实验手术室（包括术后观察室）为主体的涵盖病理模型的动物实验中心。动物实验手术室按照研究方向和功能规划可设置导管实验室、脑损伤及神经修复动物模型研究中心、心血管重构与功能动物模型研究实验室、组织工程与再生修复动物模型实验室、肿瘤精准医学动物模型实验室等。

（5）推进市级研究所的建设：进一步加强以东莞市人民医院为依托的东莞市肿瘤临床医学研究所、东莞市呼吸和重症医学研究所的建设，以临床研究为科研发展主要方向，引进高水平医学人才，使研究所配备1～2个高水平PI团队，从平台建设、人才引进、人才培养、科学研究等全方位夯实研究所的建设，不断汇集优秀科研、临床人才，加强与高校、国家临床研究中心、科研院所等机构的交流合作，增强研究所的辐射能力和科研引领作用，提高区域科研平台建设力度、重大疾病诊治能力及重大卫生应对与救治能力。

（6）建设符合国家标准的生物样本库和健康研究大数据库：以肿瘤临床医学研究所、BNCT研究院为依托，打造符合国家《生物样本库质量和能力通用要求》标准的生物样本库。采用国际医学标准术语和国际疾病分类标准编码与样本相关的所有信息内容建立信息库，同时建立标准化采集、处理、保存和应用健康与疾病生物体的生物大分子、细胞、体液、组织和器官等样本库，以及与这些生物样本相关的临床诊疗、随访、知情同意等资料及其质量控制、信息管理与应用系统，汇聚区域医疗和健康管理数据资源，为提高医学研究水平及生物医药转化提供保障。

柔性引进医学人工智能领域高层次人才，汇聚区域医疗和健康管理数据资源，建成健康研究大数据库和智慧医疗实验室，结合南方医科大学的国家健康医疗大数据研究院和国家健康医疗大数据人才培训示范基地的建设，建设人工智能医药实验室、皮肤影像工程技术研究中心等医学转化平台，为进一步的疾病诊断、治疗及发病机制研究提供样本支持的医疗大数据共享服务，推动临床科研和基础科研的共同发展。

（7）升级临床试验平台，完善临床研究支撑平台，推进临床研究中心建设：依托东莞市人民医院国家药物临床试验机构和Ⅰ期临床试验中心，并借助“南方医科大学GCP学习系统”，建成集培训-咨询-科研数据储存功能为一体的临床研究线上平台。在现有的基础下，从人才配备、硬件配套、管理机制等方面进一步升级建设，以建成符合国际水准并能承接中美申报产品的临床研究项目为目标，并建设早期临床试验技术平台、真实世界研究平台等，打造生物医药创新平台，为创新药物研发和临床试验提供高质量和优良的服务。

在现有56张床位的Ⅰ期临床试验中心的基础上，进一步推进Ⅰ期临床试验病房的建设，建立绩效评价机制，鼓励临床科室开展高质量药物/器械临床试验工作。

以已有良好基础的国家药物临床试验基地为基础，设立临床研究中心，进一步推进研究者发起的临床研究工作，给予经费资助，开展高质量临床研究；结合区域疾病特点，遴选重点学科、重点病种，建设临床专病数据库，开展解决本区域内常见重大疾病的临床科研问题。

（8）建设高素质的科教管理队伍：加强对科教管理干部能力的培养，强化对科教管理人员的培训，着力打造一支与医院新发展阶段相匹配的，有政治能力、有管理能力、有谋划能力、有执行能力的“四有”科教团队，为医院发展提供强有力的支撑。

（9）贯通本科、研究生与住院医师规范化培训教育体系，建设高水平医学人才培养平台：借助南方医科大学的教学平台，进一步提升包括院校教育、毕业后教育和继续教育等医学教育的广度、深度和质量。①加强临床医学院建设，逐步增加临床医学本科学生的培养数量；②加强研究生导师培养，逐步增加研究生培养的数量；③加强住院医师规范化培训基地的管理，健全师资培养与评价体系，提高培训质量，建设住院医师规范化培训重点专业基地；④进一步完善医学实践模拟体系建设，将临床技能培训中心建设成为能满足不同培训对象的教学、考核、竞赛、科学研究等功能的高水平模拟医学平台。

（三）建设高端医学人才团队

1. 建设任务

引进高层次拔尖科研人才10名；引进临床学科带头人5名及医学骨干10名；柔性引进临床及科研团队人才不少于5个（名）；引进博士人才60名；博士后在站规模达到30名；通过开办在职研修班，新增在职硕士学位人才100名，在职博士学位人才20名；全院临床医师研究生比例提升至50%，其中纳入国家及省级重点专科建设的学科医师研究生比例提升至70%。

2. 主要措施

（1）优化人才管理机制：成立医院高层次人才办公室，专门负责高层次人才引进、服务和考评。以学科建设为出发点，以政策创新形成吸引人才新优势，坚持培养与使用并用，建立一支以学科带头人为引领、以高层次人才为核心、以博士人才为骨干的高层次人才队伍，通过优化医院人事管理制度、提高高层次人才待遇、加强科研平台建设等措施，实现优秀人才“引得进、用得好、留得住”。

（2）实施创新研究团队培育计划：以重点学科、重点专科及重点实验室为依托，培育或引进一批在医、教、研等方面的学术带头人和核心技术团队，在开展临床特色诊疗技术、创新拔尖人才培养、科技前沿攻关、重点研发专项等方面发挥引领作用。纳入国家级、省级重点专科建设项目（神经内科、肿瘤科、呼吸与危重症学科、重症医学科、骨外科、心血管内科、妇产科、神经外科、心脏大血管外科）科主任要求硕导及以上、国家级学会专科分会委员或省专科分会副主委及以上。

（3）创建博士后工作站及创新实践基地：积极推进博士后创新实践基地及博士后工作站创建工作，充分发挥博士后制度在高层次人才队伍建设和科研创新中的积极作用，制定有竞争力的博士后人才待遇，强化博士后人才培养机制，打造吸引和培养高层次青年人才的渠道和平台。

（4）加大人才在职培养力度：与暨南大学、南方医科大学合作，争取每年开办一期临床医学/护理硕士研究生高级研修班，为医护人员提升后续学历水平提供平台。

（5）优化人才队伍建设的资源配置：医院每年投入资金不少于3000万元，专项用于高水平人才引进工作。

（四）建设一流医学学科

1. 建设任务

整合医学学科资源，优化临床科室设置，争取在重大疾病诊断治疗、预防控制等瓶颈性关键问题方面取得重大突破，在卫生与健康和重大传染病防控研究领域取得更多的标志性成果。

建设布局合理、特色突出、优势明显的医学及相关学科群，重点培育神经病学、肿瘤病学、呼吸与危重症医学3个学科创建国家临床重点专科和医学中心，推进胸痛中心、卒中中心、创伤中心、危重孕产妇救治中心、危重儿童和新生儿救治中心的“五大中心”建设；推进中医药重点专科建设项目和中西医协同发展，在中西医结合医疗技术和科研方面获得更多成果，争创中西医协同攻克疑难重大疾病特色医院。

2. 主要措施

（1）打造心血管病诊疗中心

① 学科建设方面：加强亚专科建设，运行国家级瓣膜中心、胸痛中心、房颤中心、心衰中心、高血压中心控制医疗质量指标，起到区域性的示范作用；填补及加强心血管各项顶尖技术空白，建立心脏中心；心脏重症方面，在加强与心胸外科、ICU合作的同时，发展心脏重症ICU；扩大医联体影响力，从手术指导、人才培养、提高诊治水平各方面扶持相关医院，进一步扩大医联体作用，起到全国模范作用。

② 团队建设方面：加强团队建设，引进高精尖人才，建立与高水平医院相适应的心血管人才梯队。

③ 科研方面：加强与全国知名教授及海外教授的学术交流，举办各级继续教育及高质量的学术会议，扩大学术影响力；成立心血管基础研究及临床研究科研小组，逐步累积科研成果；成立心血管疾病实验室，聘用专业科研人才，做好科研发展计划，力争在国家自然科学基金重点项目或广东省科技重大项目方面有所突破；对接拟建设的智能生物材料研究中心，协助研发高性能血管支架，开发具有抗凝血、抗菌、抗增生、抗细胞黏附、炎症调控和诱导病变血管再生修复功能的心血管植入/介入材料/器

件，如血管支架、药物球囊、中心静脉导管、可回收下腔静脉滤器等。

（2）按国家临床重点专科标准建设神经内科，打造神经医学中心：以东莞市脑卒中质控中心挂靠单位为基础，开展神经病学防治和研究工作，力争将神经内科建设成为国家临床重点专科。

① 学科建设方面：建立神经医学中心；推动五大领域亚专科建设，专病管理达到标准化；柔性引进南方医院、北京宣武医院神经内科团队，指导新技术开展及科研工作；建立卒中、癫痫、认知障碍、帕金森病四大疾病的研究队列，按照国家标准管理；探索具有示范作用的学科管理和发展模式，培育具有显著特色的学科文化。

② 团队建设方面：着重建设认知障碍与AD团队、癫痫团队、脑血管病研究与综合防治团队、神经重症团队和运动障碍性疾病团队等亚专科团队。

③ 教学方面：作为支柱专科，支撑医院进行国家临床教学培训示范中心建设；不断加强博士研究和硕士研究生导师队伍建设，完善本硕博和博士后培养体系，全面提高研究生的培养质量，成为国内神经病学高层次人才培养基地。

④ 科研方面：以建设区域性神经医学研究中心为主要目标，促进科学研究应用于临床，打造有国内重要影响力的学科团队。其主要包括以下方面：建立卒中、癫痫、认知障碍和帕金森病四大病种的临床研究队列，符合国际标准，包含临床、影像及生物样本的大型队列，以支撑临床研究的基础，其中神经介入将建立全市的取栓登记平台；建设智能脑影像与脑功能研究中心，为临床研究提供支撑，包括AI影像分析平台、EECP治疗、脑血流自动调节的分析；脑静脉系统动力学及影像学研究；通过柔性引进团队的带动，引入基础神经医学研究的方向，应用医院中心实验室平台，开展包括神经疾病肠道菌群、阿尔茨海默病蛋白组学、分子生物学等方向的科研；与工科院校合作，在脑电、机电定量化可穿戴设备研发等方面开展工作。

（3）按国家临床重点专科标准建设肿瘤科，打造肿瘤防治中心：走特色化和差异化发展道路，以东莞市肿瘤研究所、东莞市癌症防治中心为依托，开展肿瘤防治和研究工作，将肿瘤科打造成为国家临床重点专科。

① 学科建设方面：借助肿瘤研究所、肿瘤防治中心的建立，重点打造东莞市人民医院肿瘤防治的技术品牌；大力开展肿瘤防治研究及肿瘤普查工作，在全市推广肿瘤高危人群的筛查工作，为全市的肿瘤患者建立全疗程的健康管理档案，充分发挥东莞市人民医院区域性肿瘤防治中心的作用；以“疾病诊治链”为纽带，建立针对不同疾病的肿瘤优势学科群，形成优势互补的疾病诊治链，最终形成临床疾病诊治方面的特色和优势，从而起到学科间协同放大的作用；进一步优化MDT工作模式，加强多学科诊疗模式的推广；积极建设东莞市肿瘤防治中心，重点开发市人民医院硼中子俘获治疗项目（BNCT），加快建设BNCT治疗中心楼及BNCT住院大楼，加强成果转化，推动肿瘤专业发展。

② 团队建设方面：加强团队建设，引进高精尖人才，不断加强博士研究生和硕士

生研究生导师队伍建设，完善本硕博和博士后培养体系，全面提高研究生的培养质量，成为国内肿瘤病学高层次人才培养基地。

③ 科研方面：充分利用BNCT研究院、中心实验室及肿瘤研究所的平台，大力开展肿瘤防治研究，发表SCI等高质量论文，力争在国家自然科学基金重点项目或广东省科技重大项目方面有所突破，技术力量及科研在省内具备重要影响力。

（4）按国家临床重点专科标准建设呼吸与危重症医学科，打造呼吸和重症医学中心：作为国家医学研究中心协作单位，在“十四五”期间建设东莞市呼吸和重症医学研究所，完善八个亚学科的高水平建设，打造呼吸和重症医学中心，力争成为国家重点学科。

① 学科建设方面：创建国家VTE防控中心，推动区域肺栓塞的精准治疗模式和院内VTE防控，减少肺栓塞致残、致死率；申报东莞市呼吸质控中心，使全市呼吸疾病诊治同质化；成立肺血管病诊疗中心、呼吸重症疾病诊治中心和呼吸内镜中心；加强呼吸重症监护室（RICU）建设；建设PCCM呼吸内镜专修基地；进一步完善东莞市人民医院体外膜肺氧合技术（ECMO）重症救治团队的工作机制，对院内院外危重患者的急救、转运、转诊、救治等方面开展高效可靠的专业服务；完善医院重症监护病房（ICU）总量建设，提高ICU床位与医院总床位比例至6%～8%，提升重症患者承接能力；进一步完善ICU硬件配置，如床旁CT、人工肝等；建设急救中心大楼，搭建直升机远程快速救援转运平台；加强数字化和智能化ICU建设；建立以东莞市人民医院重症医学科为中心的重症医学专科联盟，构建区域重症医学远程培训指导与协作中心。

② 团队建设方面：加强呼吸与危重症医学科、重症医学科高层次人才梯队的引进和培养，着重建设呼吸治疗团队、重症救治团队、ECMO救治团队、早期肺癌及晚期肺癌综合治疗团队等亚专科团队。

③ 科研方面：借助钟南山院士团队帮助提高学术地位和学术影响力，加强临床教学建设和开展合作科研项目；建立呼吸和重症医学研究所博士后流动站；构建六大功能综合基地，包括危重呼吸道疾病救治中心、呼吸疑难疾病诊治中心、呼吸领域科技研发中心、呼吸系统疾病大数据应用中心、呼吸疾病临床防治的人才培养基地和转化医学研究中心；构建与国家呼吸系统疾病临床医学研究中心结构相对应的产学研协同发展创新型东莞呼吸中心；建成重症医学虚拟仿真实训体系和远程教学培训平台；推进本、硕、博和博士后培养体系及毕业后继续教育培训体系建设，成为重症医学高层次人才培养基地。

（5）打造急危重症救治中心，提升一体化综合救治服务水平：通过急诊科、重症医学科、神经内科、神经外科、心血管内科、骨外科、妇产科、儿科及影像医学科等学科建设，促进相关学科交叉融合，打造辐射东莞市及周边地区的“五大中心”建设，提升急危重症患者综合救治水平。

（6）提升重大传染病救治水平：阶段总结2020年新型冠状病毒肺炎医疗救治工作，

加快建设发热门诊楼，建设呼吸和重症医学（感染性疾病）中心大楼，加强人才梯队建设，加快技术水平提升，着力推进检验科ISO 15189—2007认证和生物实验室（P2＋实验室）建设工作，搭建呼吸道病毒等病原微生物的监测网络，规范收集和挖掘病原微生物检测大数据，并积极转化用于新诊断技术的开发应用，助力疫情防控和预测，全面提升医院重大传染病救治和公共卫生事件应急能力，尤其是在危重症传染病救治方面体现高水平综合救治能力，为新冠肺炎疫情常态化防控和提升传染病救治能力提供有力保障。

（7）着力夯实中医药重点专科建设项目：全面推进中西医协同发展，在中西医结合治疗肿瘤疾病、重大及危重传染病、肛肠疾病等方面协作攻关并获得突破，争创中西医协同攻克疑难重大疾病特色医院。

（五）建设现代医院管理制度

1. 建设任务

（1）建立现代医院管理制度：完善议事决策制度，加强医院医疗、教学、科研、行政工作规范化、精细化、科学化、信息化管理。

（2）全面加强医院党的领导：充分发挥医院党委的领导作用，发挥好把方向、管大局、作决策、促改革、保落实的作用；创建广东省党建“四有”工程示范点，构建与医院发展目标相匹配的党建工作机制，形成有特色的党建品牌。

（3）以信息化为支撑加强“智慧医院”建设：促进健康大数据互联共享，构建“互联网＋医疗健康”便民服务新模式，着力改善医疗服务及群众就医体验。

（4）全面营造“院荣我荣，我与医院共成长”的医院文化：牢固树立以患者为中心的理念，增强医务人员执业荣誉感，增强医院凝聚力，为群众提供更加优质的医疗服务。

2. 主要措施

（1）制定医院章程：以医院章程为统领，构建适合东莞市人民医院实际的现代医院管理制度，建立健全内部管理制度、议事规则、办事程序等，规范内部治理结构和权力运行规则，提高医院运行效率和综合管理服务能力；健全以职工代表大会为基本形式的民主管理制度。

（2）加强精细化管理：根据上级有关公立医疗机构人事薪酬制度改革的相关规定开展人事薪酬制度改革，充分调动医务人员的积极性。将国家、省三级公立医院绩效考核要求落实到科室和医务人员，建立健全绩效考核指标体系，对不同岗位、不同职级医务人员实行分类考核；通过优化预约诊疗制度、远程医疗制度、临床路径管理制度、医务社工和志愿者制度等进一步改善医疗服务；理顺设备采购的各个环节，并优化流程，加快采购进程。

（3）健全财务资产管理制度：建立健全运营一体化管理和经济运行精细化管理体

系，将财务信息系统与业务信息数据进行有效融合，实现智能化的管理体系。进一步健全预算管理、资产管理、成本管控、会计核算全方位的内部控制体系，加强医院内部审计监督，进一步降低医疗运行成本，提高资金使用效率。

（4）健全科研教学管理制度：以东莞市人民政府与南方医科大学合作共建南方医科大学第十附属医院为契机，加强医学研究，建立健全的科研项目管理、质量管理、科研奖励、知识产权保护、成果转化推广等制度，努力建成本、硕、博一体化的人才培养体系。

（5）健全信息化管理制度：依托国家“互联网＋医疗健康”战略部署，深化信息集成平台与数据中心的全面应用。通过“智慧医院”项目建设，构建高效率、全面一体化、专科个性、高度智能化的信息服务平台。到2025年，电子病历系统应用水平力争达到分级评价6级水平，医院信息互联互通标准化成熟度测评达到“四甲”水平。

（6）加强医院文化建设：弘扬“敬佑生命、救死扶伤、甘于奉献、大爱无疆”的职业精神，进一步加强医院文化建设，开展团队建设活动，提高全院员工的凝聚力和归属感。

（六）建设辐射带动网络

1. 建设任务

大力推进医联体建设，充分发挥带动区域内兄弟医院共同提升的“头雁效应”；建立完善重大疑难复杂危重疾病诊疗服务网络机制，通过远程会诊、派驻专家等多种方式推动高水平诊疗技术和资源及时有效下沉到基层，发挥技术辐射作用，夯实在东莞市人民医院挂靠各学科质控中心的管理和引领作用，提升东莞区域医疗水平和质量安全。

2. 主要措施

（1）组建专科联盟：为了满足东莞基层医院在诊疗能力提升方面的需求，东莞市人民医院加快牵头组建市内专科联盟的步伐，通过这种方式，可以有效地带动和提升基层医院的诊疗水平。通过专科联盟的建设，期望能够实现医疗资源的优化配置，从而推动整个地区的医疗健康事业向前发展。

（2）推进社区分级诊疗。

（3）针对特定疾病种类，优化患者向下转诊的渠道与流程：积极推行适宜患者的下转康复治疗服务；遴选若干慢性疾病种类，探索与镇街医院及社区卫生服务中心合作的新模式。

（4）推进多种形式医联体建设：初步完成医联体网格化建设布局，积极探索水乡城市医疗集团医联体管理模式，逐渐形成在已建成或将建成的战略合作、紧密合作的医联体单位内，进一步完善医院之间的信息共享、双向转诊、资源互补等工作，将医联体的建设工作与专科挂钩，促进优质医疗资源的下沉；制订绩效考核方案，带动新技术的开展，促进疾病预防、治疗、管理相结合，逐步实现医疗质量同质化管理。

（5）推进东莞市远程医疗中心建设：结合医联体建设和对口帮扶工作，为基层医疗机构或者患者提供远程服务，不断拓展服务范围，包括远程会诊、远程影像、远程超声、远程心电、远程病理、远程查房、远程培训、远程健康监测、远程健康教育等，最终建立覆盖东莞市乃至周边区域的对接帮扶单位的远程医疗中心。

（6）建设病理医疗联合体：依托东莞市人民医院搭建全市病理技术共享平台，以数字化病理网络为基础，建立“1个病理诊断中心＋N个术中冰冻快速诊断点”的纵向医疗联合体。

（7）创建东莞市限制临床应用医疗技术质量控制中心：对接广东省各学科医疗质量控制中心，努力推进我市医疗质量控制中心工作，创建东莞市临床应用医疗技术质量控制中心，充分发挥作为挂靠单位的功能职责，不断完善各类质量控制体系和工作机制，指导各级各类医疗机构开展医疗质量质控工作，规范诊疗行为，提升东莞区域医疗水平和质量安全。

接下来，医院将以更加饱满的精神状态奋进新征程、建功新时代，坚持以习近平新时代中国特色社会主义思想为指导，以人民健康为中心，以创建广东省高水平医院和粤港澳大湾区区域医疗中心为目标，提高人民健康水平，为广东省开启全面建设社会主义现代化新征程奠定坚实健康基础作出新的更大贡献。

第三章　医院运营管理思路及创新

第一节　中、外医院运营管理模式概述

一、医院运营管理概念

医院运营管理（hospital operations management）起源于工业革命时期的生产管理，最早由泰勒的《科学管理理论》奠基，后发展为独立学科。其定义是对运营过程进行计划、组织、实施和控制，与产品生产和服务创造密切相关。医院运营管理则在此基础上具体化，以全面管理和业务流程管理为核心，以全成本管理和绩效管理为工具，涵盖医院内部各环节的设计、计划、组织、实施、控制和评价等活动，旨在科学配置医院人、财、物、技术等核心资源。

医院运营管理的作用包括实现经营目标、适应外部环境变化、支持领导决策、提升竞争力，其核心是资源利用最小化、技术知识利用最大化，并以患者为中心创造价值。我国公立医院运营管理强调公益性、整体性、融合性、成本效率和适应性，推动核心业务与运营管理深度融合。

二、我国医院运营管理模式发展历程

我国医院运营管理模式经历了4个阶段，即古代萌芽、近代正规化、计划经济模式和改革开放后的现代化阶段。

（一）古代萌芽阶段

中国是医院起源最早的国家之一。公元前7世纪，齐国设立残废院收容残疾人。此后，隋唐、唐宋时期出现“病人场”“病坊”等机构。历代王朝设有宫廷医药机构，如周朝的认证制度、秦汉的太医令、唐宋的太医署等。清朝设立太医院等机构，医学分科逐渐细化。

（二）近代医院的形成和正规化阶段

近代医院始于西方传教士建立的教会医院。1937年，英、美国基督教会和法国天主教会在华医院分别达300多所和70余所。同时，中国自办的医学院校和医院也逐渐

兴起，如中央医院（现北京大学人民医院）。此阶段医院分科化、正规化、普及化，多学科协作成为技术特征，医疗业务和管理制度化。

（三）中华人民共和国成立后医疗卫生事业的发展与进步

1949年中华人民共和国成立后，全面学习苏联，实行计划经济管理模式。其特点包括党的领导、全额补助、低收费标准和低工资政策，保障医疗服务的可及性和公平性。

在中华人民共和国成立初期，受经济发展水平的限制，政府对公立医院的投入不足，收费标准过低，导致公立医院普遍面临严重亏损的局面。1954年，原卫生部印发了《关于医疗机构收费问题的原则意见》，提出医疗机构销售药品可以考虑包装、运输、损耗、储备及因调剂投药所需劳务费用等因素进行加成收费，规定贵重药品加价率不得超过10%～15%，普通药品加价率可以适当提高。这一规定为后来60多年"以药补医"的政策奠定了基础，也一定程度地缓解了医院的经济压力。

1957年，全国县级以上医院数量达到4179所，拥有床位294 733张，医务人员总数为1 039 208名。这一时期，全国医院的面貌发生了显著改观，不仅体现在医院和病床数量的迅速增长方面，还表现在医院的组织管理、医疗技术、医疗作风等方面取得了显著的进步和发展。医院的管理水平逐步提高，医疗技术不断更新，医务人员的服务态度也得到了改善，为人民群众提供了更好的医疗服务。

20世纪70年代后，我国医院的功能逐渐多样化，成为集医疗、教学、科研于一体的医疗中心和培训基地。在这些大型综合医院中，高度专业分工日益明显，新兴学科和边缘学科纷纷建立，例如内科系统在原有分科基础上将心脑疾病的诊治细分成心血管内科、心脏外科、脑神经内科和颅脑外科等专业科室，其他如手外科、口腔颌面外科、耳鼻喉头颈外科、整形外科、美容科等也逐渐发展起来。在大型医疗设备方面，如CT、MRI、B超、同位素等检查设备和治疗设备不断更新换代，技术水平也突飞猛进，逐渐追赶世界一流水平。

除综合医院外，许多专科医院也相继建立，如传染病医院、精神病医院、结核病医院、口腔医院、儿童医院、肿瘤医院等。与此同时，中医学在这一时期也取得了长足发展。各省都建立了中医学院和中医研究院，招收研究生，培养了大批高级中医人才。省、市、县各级中医院的建立，科研人才的培养，以及中医剂型的改进，都推动了中国医学的发展壮大。这些成就不仅提升了我国医疗卫生事业的整体水平，也为后续的改革与发展奠定了坚实的基础。

（四）改革开放后医院的现代化发展阶段

改革开放之后，我国各行各业都发生了深刻的变化，公立医院作为医疗卫生事业的重要组成部分，也经历了天翻地覆的变革。1979年1月，时任原卫生部部长的钱信忠提出"要运用经济手段管理卫生事业"，开启了按经济规律开办和管理公立医院的探索之路。1980年，国务院批准原卫生部《关于允许个体开业行医问题的请示报告》，中国民营医院开始迈出第一步，为医疗卫生事业的发展注入了新的活力。1985年，国务院批转原卫生部《关于卫生工作改革若干政策问题》，提出“放宽政策，简政放权，多方集资，把卫生工作搞活”，公立医院的经营管理自主权不断放开。1992年，我国确立了建立社会主义市场经济体制的改革目标后，公立医院开始尝试现代企业制度的改革模式。

这些改革政策的实施，极大地促进了医疗卫生系统的思想解放，调动了医疗机构和医务人员的积极性，使医疗卫生事业进入了快速发展的轨道。

1997年，中共中央、国务院印发的《关于卫生改革与发展的决定》明确指出我国卫生事业是政府实行一定福利政策的社会公益事业，要求公立医院“建立起有责任、有激励、有约束、有竞争、有活力的运行机制”。这一文件为公立医院的改革与发展指明了方向，推动了现代医院管理制度的建立与完善。

很长一段时间，我国大部分公立医院没有成立运营管理统筹机构，运营管理的概念、工具和方法多是分散应用在医院各职能工作中。2004年，四川大学华西医院率先在内地引入医院运营管理体系，开启了国内公立医院运营管理创新探索之路。2005年9月，上海申康医院发展中心成立，中国公立医院开始探索管办分离的发展模式。上海市公立医院管理体制改革通过政府相关部门参与“申康”董事会，形成了多部门的联合治理机制，实质是对公立医院决策权、执行权和监管权的重新构建。“申康”作为非营利性事业法人，体现了公共部门治理的特征，明确了公立医院所有者和经营者的职能与权限。“申康”与市级医院的分权是在所有权和经营权分离范围内的公立医院自主化改革，“申康”和政府部门的分权则是法人化改革的探索。“申康”的设立为厘清管办分开和政事分开的思路提供了鲜活案例，也为其他地区的公立医院改革提供了有益的借鉴。

2009年，原卫生部印发《关于医师多点执业有关问题的通知》（卫医政发〔2009〕86号），多点执业开始“合法化”，促进了原本几乎被公立医院垄断的医师资源的流通，提高了医疗资源的利用效率。2015年，国务院发布《关于推进分级诊疗制度建设的指导意见》（国办发〔2015〕70号），全国各级公立医院开始推行分级诊疗，逐步推动优质医疗资源扩容和区域均衡布局，我国基层医疗机构的服务能力得到大幅提升，为实现“小病在基层、大病到医院”的合理就医格局奠定了基础。

2016年8月，习近平总书记在全国卫生与健康大会上强调要抓好建立现代医院管理制度建设，推动医院管理模式和运行方式转变，显著提高医院管理的科学化、精细化、信息化水平，规范医疗行为，不断提高服务能力和运行效率。这一指示为现代医院管理制度的建设提供了明确的目标和要求，促使医院在管理理念、管理方法和技术手段等方面不断创新和提升。

2017年7月，国务院办公厅印发《关于建立现代医院管理制度的指导意见》，强调推动各级各类医院管理规范化、精细化、科学化，基本建立权责清晰、管理科学、治理完善、运行高效、监督有力的现代医院管理制度。这一文件的出台标志着我国现代医院管理制度建设进入了系统化、规范化的新阶段，为公立医院的高质量发展提供了制度保障。

2017年9月和2019年年底，全国公立医院分别取消药品和医用耗材加成，这是我国公立医院新旧运行机制转换的历史标志，意味着公立医院改革自此迈向高质量发展的新阶段。取消药品和医用耗材加成后，医院的收入结构发生了重大变化，医疗服务价格逐步理顺，医务人员的劳动价值得到充分体现，医院的公益性也得到了进一步强化。

2019年11月，为了贯彻落实《关于建立现代医院管理制度的指导意见》文件精神，推动公立医院运营管理科学化、规范化、精细化，国家卫生健康委员会下发《关于征求加强公立医院运营管理指导意见（征求意见稿）的通知》，广泛征求意见。2020年12月，国家卫生健康委员会、国家中医药管理局联合印发了《关于加强公立医院运营管理的指导意见》，对公立医院的运营管理工作提出系统性阐述和总体要求，并以此作为公立医院开展运营管理工作的纲领性文件。

三、国外发达国家医院运营管理模式概述

（一）美国模式

美国实行市场经济模式，医院管理套用企业管理模式，实行董事会制度，下设管理委员会，包括医疗执行委员会和行政执行委员会2个执行委员会，医院运营中各方面的问题一般先向相关委员会反映，由各委员会接受、整理、讨论、提出建议并上报院务会审议通过。同时，美国主诊医师负责制可以充分调动医师的主观能动性和积极性，而成熟的社区医疗服务网络可以解决大多数的常见病和慢性病，以竞争情报系统和电子人力资源管理为代表的美国医院信息管理也是全世界医院信息研发应用的领跑者。美国医院多数设立“首席质量官（chief quality officer，CQO）”，整体负责医疗质量的管理。

（二）英国模式

1948年，英国实行国民卫生服务制度（national health service，NHS），为全体国民提供广泛医疗服务，支付大部分或全部医疗费用，实行初级服务（全科开业医师提供）、地段服务（当地政府提供）和医院服务（专科医疗服务）三级服务体制。

英国医院的医疗技术人员均属于国民卫生服务体系的雇员，领取固定薪资，而且医院管理人员多具有管理专业背景；社会工作者则受雇于地方政府。医院院长负责全

面指挥，下设医务、人事、财务（司库）、护理部主任，其职能相当于美国的助理副院长。院长基本上都是管理专业毕业或经济、法学专业毕业并通过培训的专职管理人员，各部主任也必须有管理硕士学位或通过管理专业修学后才能担任。

（三）日本模式

日本实行“政府导向型市场经济”，在日本的国立医院中仅1/3左右收支接近平衡，其余2/3需要政府补贴专项拨款。1960年起日本推行全民医疗制度，强行人人保险，对大部分患者支付70%～80%医疗费用。对残疾人轮椅、自助装置、假肢等支付100%辅助费用。因此，医院一方面接受政府和兴办者的领导，另一方面受保险公司的影响较大。

在医院领导体制方面实行由院长、副院长领导下的诊疗部长、事务部长、护理部长组成的医院领导成员，或院长领导下的诊疗部长、助理医疗部长、事务部长、护理部长、研究部长、药剂部长和营养部部长7个部长的管理体制。

（四）法国模式

法国实行“混合市场经济模式”，医院属福利事业单位，管理体制与医疗保险体制相适应。公立医院面向低收入居民，私立医院面向高收入家庭。院长负责医院全面工作，一般设副院长4名，分别负责行政、财务、后勤和人事，下设若干个职能科室。医院设有院务委员会及医疗咨询委员会、急诊医疗委员会、安全保险委员会、技术协调委员会、卫生保险委员会、预防医学委员会等非常设机构，帮助院长发挥协调、咨询、监督作用。科室实行科主任负责制，全面负责科室的医疗、护理、教学和科研。科室设科护士长，各病区设病房护士长、护士，对病房实行包干制。

（五）德国模式

德国实行“社会市场经济模式”，社会保障体系完善。德国的医院管理是以市场需求为导向，以社会医疗保险制度为基础，政府对医院实行宏观管理，高度重视区域卫生规划，根据医学专科特点、社会服务需求和经济结构的原则将医院划分为社区服务医院、跨社区服务医院、中心医院和特级医院4个层次。在这种按服务人口数建立起来的“区域医院服务体系”中，特级医院床位数一般为1500床以上，服务人口120万～150万，主要是大学教学医院（相当于我国的附属医院）；中心医院一般为1000床左右，服务人口40万～50万；跨社区医院一般为400～600床，服务人口10万左右；社区服务医院提供普通医疗服务，一般为200床左右，服务人口约5万。

德国医院领导体制的最大特点是设行政院长、医疗院长和护理院长“三驾马车式”结构，医院不设职能科室建制，由3名院长在配有秘书的情况下分别承担各自的职责，其中行政院长是医院领导人和最高决策者，负责整个医院经营管理、人事、计划基建、物资供应、经费预决算财务和院长间的协调；医疗院长负责医师诊疗工作，包括医技、药房、医学教育和科研，以及与开业医师的协调等；护理院长负责医院护理的组织领导。

四、医院运营管理的发展趋势

（一）深化以公益性为导向的公立医院运营管理

我国公立医院处于高质量发展阶段，需要坚持政府主导和公益性，优化医疗卫生费用补偿、医疗成本管理、医疗资源供给、医疗服务收益评价和综合监管机制，建立“维护公益性、调动积极性、保障可持续”的运行新机制。

（二）探索基于高质量发展的价值医疗导向型运营管理模式

在破除以药补医、以耗补医后，公立医院面临挑战。借鉴价值医疗理论，以患者健康需求为中心，探讨价值医疗导向型运营管理模式，提高医院运营管理水平，应对医改推进中的多重需求。在坚持公益性的前提下，借鉴现代管理理论与方法实施运营管理，是建设高质量发展医院的必由之路。

第二节　分级诊疗背景下医院资源配置方法

当前，国内公立医院普遍面临收不抵支的困境，持续良性运营面临严峻挑战。在这种背景下，亟须扭转重资源获取轻资源配置、重临床服务轻运营管理的倾向。建立分级诊疗体系是优化医疗资源配置、缓解“看病难、看病贵”问题的重要途径，也是实施健康中国战略的关键内容。2021年6月，国务院办公厅发布《关于推动公立医院高质量发展的意见》（国办发〔2021〕18号），明确提出力争通过5年努力，推动公立医院发展方式从规模扩张转向提质增效，运行模式从粗放管理转向精细化管理，资源配置从注重物质要素转向更加注重人才技术要素。这一转变将为提供优质高效医疗卫生服务、防范化解重大疫情和突发公共卫生风险和建设健康中国提供有力支撑。因此，按照分级诊疗规划，优化失衡的医疗卫生资源配置，提高资源配置效率，是实现医院高质量发展的重要动力源泉。

一、医院资源配置概述

医疗资源（medical resources）是指在一定时间和空间范围内，人类开展卫生健康活动所使用的社会资源，是卫生部门为整个社会及人群提供卫生服务的基础。2020年12月，《关于加强公立医院运营管理的指导意见》明确指出，公立医院的医疗资源包括人、财、物、技术、空间、设施等。资源配置的原则主要包括以下几点。

1. **与经济社会发展相适应：**资源配置需要与本地区经济社会发展程度匹配，避免资源浪费或不足。

2. **基于患者诊疗需求：**资源配置应以人民群众的卫生服务需求为基础，避免配置不足或过剩，确保人民群众的健康需求得到满足。

3. **基于分级诊疗体系：**根据分级诊疗相关纲领性文件进行针对性资源配置，优化医院资源配置，提升居民健康水平。

4. **基于标准配置：**依据行政或行业配置标准进行资源配置，但需要根据技术、经济等变化及时更新标准，避免资源配置不合理。

5. **基于公平与效率：**医疗服务是人的基本生存权利，公平性是医疗资源配置的重要原则。在考虑分配公平的同时，必须兼顾效率。

6. **基于运营能力：**现代医院管理需要借鉴企业的专业化管理和运营管理，提升人力资源、设备、流程、成本、客户满意度等方面的管理能力，减少资源浪费，提高医疗服务效率和效果。

二、医院人力资源配置

医院人力资源是指医院中拥有一定知识、技术、专长的人员的总和，其通过智力和体力劳动为医院目标的实现贡献力量。在医疗市场竞争中，人才竞争是关键。医院人力资源可分为卫生技术人员、行政后勤人员、科研人员、教学人员和工勤技能人员五大类。

（一）合理配置人力资源的重要性

1. **决定医疗运转效率和质量：**人力资源是医疗业务的核心，直接影响患者的就医体验和生命健康。

2. **解决当前人事管理问题：**当前我国医院人事管理存在水平低、制度僵化、绩效评估体系不健全、保障制度不合理、薪酬分配体系不科学等问题，这些问题大多与人力资源配置的科学合理性密切相关。科学配置能够优化管理，提升整体效率。

3. **提升组织竞争力：**合理配置人力资源能够促进人员合理流动，减少工作矛盾，激发员工积极性，提升员工整体素质，从而增强医院的组织竞争力。

（二）配置方法

1. **工作负荷法：**这是一种定量分析预测法，最初用于根据工作量确定人员数量。具体方法是通过历史数据计算某一特定工作的单位时间工作量及工作负荷，再根据未来目标计算总工作量，从而确定所需人力资源数量。该方法适用于工作量明确的岗位。

2. **业务分析法：**根据医院过往业务量及年平均增长率预测未来业务量，进而确定人力资源配置数量。该方法适用于业务量增长较为平稳的医院。

3．作业时间分析法： 通过测定某岗位中每一作业步骤所需时间，得出岗位作业时间总量，结合岗位工作情况，确定所需人员数量。该方法适用于作业步骤清晰、工作可量化的岗位。

4．弹性调配法： 以患者服务需求为导向，根据不同时间段患者数量变化弹性配置人员，减少人力资源分配不均的现象。该方法常用于护理岗位。

5．人岗匹配法： 根据“岗得其人”“人适其岗”的原则将人员安排在最匹配的岗位上，实现“人尽其才”。通过分析岗位特征和人员素质，寻求最佳匹配，提升组织效能。

三、医院床位和空间资源配置

床位是反映医院医疗服务提供能力的核心指标，也是确定公立医院人员编制、划拨卫生经费、分配设备和物资的重要依据。床位配置和利用效率直接影响医院的运营能力和社会服务能力。

（一）医院床位和空间资源配置的重要性

从国家对三级公立医院的定位看，医院应鼓励科室重点收治急危重症和疑难复杂疾病，促进新技术发展和学科建设，适当降低对床位周转率和利用效率的要求。然而，从社会效益角度看，为收治更多患者，应侧重支持床位利用效率较高、周转较快的科室。因此，医院需要根据国家政策要求和自身实际情况找到平衡经济效益和社会效益的关键点，兼顾质量和效率，实现床位的合理有效利用，提高医疗资源使用效率和患者满意度。

（二）配置方法

1．本量利分析法和病床使用率： 本量利分析法以变动成本为基础，以边际利润为核心，分析成本、业务量和利润之间的关系，为医院经营决策提供依据。病床使用率是一定期间内实际占用床日数与实际开放床日数之比，反映床位负荷情况和利用效率。医院可根据床位紧缺程度分配新增床位，原则上仅对床位短缺的科室进行分配。

2．病例组合指数（CMI）： 是DRG指标中的核心指标，反映科室收治病例的难易程度。研究表明，CMI值应作为床位数量的关键指标，指导床位配置。

3．黄金分割率： 是自然界的普遍规律，被广泛应用于科学研究。医院信息系统数据的高度可利用性和共享性使科室床位配置的预测成为可能。由于床位的历史利用情况对未来的床位分配决策具有重要战略意义，可利用黄金分割率，按照“着眼近期、兼顾过去”的原则，将近期数据和历史数据分别赋予权重0.618和0.382后参与计算。

4. 边际贡献和空间负荷法：边际贡献是从销售收入中减去变动成本后的余额。空间负荷法是通过计算特定空间的单位时间工作量及工作负荷预测未来目标所需的空间资源数量，为医院空间资源配置提供依据。

四、医院物质资源配置

医院物质资源包括医疗设备和耗材资源。物质资源配置是指医院管理者对医疗设备和耗材资源的使用做出的统筹安排。在一定时期和范围内，医院的可用资源总是有限的，因此必须对医疗设备的购置顺序做出取舍和安排。

（一）配置的重要性

医疗设备资源配置体系的建立旨在让设备的“投入”与“产出”比例更加合理，提高医疗设备的投资效益，节约采购资金，减少不必要的损失和浪费。

（二）配置方法

1. 项目经济评价法

（1）非贴现分析：包括投资回收期法（payback period，PP）和投资收益率（return on investment，ROI）。PP通过计算设备投资回收时间评估投资效益；ROI则通过计算设备年净收益与投资总额的比率评估设备的经济效益。

（2）盈亏平衡分析：根据年度正常业务量、可变成本、固定成本及收费水平等数据计算保本点业务量，评估设备的经济效益。

2. 综合效益评价法

（1）经济效益分析：采用纯收益率法、ROI、PP等方法分析设备的经济效益。纯收益率是指设备纯收入在毛收入中的占比；ROI反映设备年净收益与投资总额的比率；PP则通过计算设备投资回收时间评估效益。

（2）社会效益分析：设备的社会效益是指设备为国家、社会、人民带来的除经济效益以外的利益。通常通过社会影响力、使用饱和度、检查阳性率、新技术应用、教学及人才培养、科研成果、疗效等指标进行综合评价。

（3）Kraljic矩阵：是一种二维分类矩阵，通过评估采购耗材的利润影响和供应风险判断耗材采购属性。利润影响包括产品增值、原材料总成本占比及产品收益等方面的战略影响；供应风险则涉及市场复杂性、技术创新、原材料更替、市场门槛、物流成本及供应垄断等因素。

（4）PDCA循环模式：是全面质量管理的思想基础和方法依据，分为计划（plan）、实施（do）、检查（check）和处理（act）4个阶段。通过循环管理，实现耗材资源的持续优化配置。

第三节　心内科案例阐释门急诊管理

门诊和急诊是医院医疗服务的重要组成部分。门诊是患者就医的第一站，承担着疾病咨询、诊断、治疗、预防保健等职能；急诊则专注于急危重症患者的救治，是医院应对突发疾病和紧急情况的关键部门。

东莞市人民医院心血管内科作为广东省“十四五”临床重点专科，不仅在心血管疾病的诊断与治疗方面处于省内先进水平，还在门诊和急诊（胸痛中心）管理方面积累了丰富的经验，形成了高效、规范、人性化的门急诊管理模式。

一、门诊管理的特点和功能

（一）心血管内科门诊的特点

1. 门诊人流量高，手术量大：年门诊量10万人次，住院量6500人次，介入手术量超6500台。

2. 病症范围广，病情变化快：由于心脏的特殊性，常见心绞痛、高血压、心律失常、心力衰竭、期前收缩、心肌梗死、心肌炎等心血管疾病，其发病突然，病情变化快，猝死率极高。

3. 急诊手术多，对诊治时间要求极高：心血管内科医师需要随时准备冠脉介入急诊手术。对于急性心肌梗死的患者，要争分夺秒地进行血供重建。

（二）心血管内科门诊管理的总体目标与理念

心血管内科门诊以“专业救心，竭心护航”为服务使命，致力于为患者提供快速、有序、安全的医疗服务。科室通过优化门诊流程、强化信息化建设、提升服务质量和进行精细化管理，实现了从患者挂号到离院的全流程高效管理。

二、门诊管理的具体措施

（一）优化门诊流程，提升患者就医体验

1. 分时段预约挂号：科室推行分时段预约挂号制度，患者可通过多种渠道（如医院官网、微信公众号等）提前预约挂号，减少现场排队时间。

2. 多学科协作门诊：针对复杂心血管疾病，科室设立了多学科协作门诊，由心血管内科、心脏外科、影像科等多学科专家共同出诊，为患者提供一站式诊疗服务。

3. 绿色通道与快速通道：为急性心肌梗死等急危重症患者设立绿色通道，确保患者在最短时间内得到救治。此外，科室还首创“胸痛中心前移”概念，将胸痛门诊前置至急诊科，心血管内科专科医师24小时轮班，为胸痛患者提供快速专业的救治。

（二）强化信息化建设，提升管理效率

1. 信息化系统集成：科室引入了先进的信息化系统，实现了门诊挂号、就诊、检查、取药等环节的全流程信息化管理。通过系统集成，医护人员可以实时查看患者的病历、检查结果等信息，提高了诊疗效率。

2. 远程医疗与在线随访：利用互联网技术，科室开展了远程医疗服务，患者可以通过在线平台进行复诊、咨询。此外，科室还建立了完善的在线随访系统，定期对出院患者进行随访，及时调整治疗方案。

（三）提升服务质量，加强患者教育

1. 专业培训与教育：科室定期对医护人员进行专业培训，提升其业务水平和服务能力；同时，科室还注重对患者的健康教育，通过举办健康讲座、发放宣传资料等方式提高患者对心血管疾病的认知和自我管理能力。

2. 个性化诊疗方案：针对慢性心血管疾病患者，科室设立了“雷锋服务志愿门诊”，每天配备高年资心血管内科专科医师出诊，为患者提供个性化的诊疗方案。

（四）进行精细化管理，提升运营效率

1. 绩效考核与激励机制：科室制定了与DRG/DIP相适应的绩效考核体系，将医护人员的薪酬与医疗、科研、教学等绩效指标挂钩。通过绩效考核，激励医护人员提高工作效率和服务质量。

2. 数据监测与质量控制：科室利用信息化系统对门诊数据进行实时监测和分析，定期开展质量分析会和典型病例讨论会。通过数据监测和质量控制及时发现并解决门诊管理中存在的问题，持续优化门诊流程。

三、门诊管理的创新实践

（一）胸痛中心建设与运营

1. 胸痛中心的建设

2019年，东莞市人民医院心血管内科成为广东省胸痛中心示范基地。科室通过优化胸痛救治流程，将患者从入院到导丝通过闭塞血管的时间（D2B时间）控制在60～70分钟以内，远低于国际标准。

2. 区域协同救治体系

科室建立了科学的急性胸痛区域协同医疗救治体系，通过网络提供医疗支持，实现快速诊断、快速转运、快速治疗。此外，科室还积极承担全省各级医院的观摩、培训及基层医院帮扶等任务，推广胸痛中心理念。

（二）信息化建设助力急诊救治

1. 急诊急救一体化平台

科室上线了急诊急救一体化平台，涵盖院前急救调度系统、急诊医学平台、单病种急救协同平台、急诊ICU等。该平台实现了救治关口前移，做到“上车即入院”，为急危重症患者开启生命抢救信息通道。

2. 急救数据实时传输与远程协同

通过5G技术、物联网、大数据等新一代信息技术，科室实现了急救数据的实时传输和院前院内的远程协同。医护人员可以在患者到达医院前提前做好救治准备，提高了救治效率。

四、门诊管理的成效与影响

（一）提升患者满意度

通过优化门诊流程和提升服务质量，科室患者的就诊满意度显著提高。患者普遍反映，就医体验更加便捷、高效。

（二）提高医疗效率和胸痛急救质量

国家级胸痛中心的认证推进使得心血管内科的医疗效率大幅提升，医护人员的工作效率提高，患者的平均就诊时间缩短，医院的运营效率得到显著提升。2023年，在广东省全省胸痛中心质控评价中，东莞市人民医院胸痛中心以综合得分107.69分获全省第四名，2024年更是以综合得分134.27分获全省第一名。

（三）促进学科发展

精细化管理和绩效考核机制的实施激发了医护人员的积极性，科室在科研、教学等方面取得了显著成绩，学科综合实力不断提升。

（四）推动区域医疗协同发展

胸痛中心的建设与运营为东莞市及周边地区的胸痛救治提供了有力支持。通过区域协同救治体系，科室成功救治了大量急危重症患者，推动了区域医疗水平的整体提升。

第四节　结合心血管内科运营实践阐述住院管理

医院住院管理是指对住院患者提供全面医疗服务的全过程管理活动，涵盖住院诊疗管理和住院患者管理，是两者的有机结合。住院管理的核心是住院诊疗管理，即对诊疗行为的规范化、科学化及制度化管理，通过整合医学科学理论和现代化诊疗手段，发挥医院整体功能，确保住院患者获得高质量的医疗服务。

本节结合东莞市人民医院心血管内科住院病房管理实践，阐述良好的住院管理机制对于提高诊疗效率、保证质量、为患者提供满意的医疗服务等方面的经验。

一、住院管理工作的特点和功能

（一）住院管理工作的特点

心血管内科病区以病房为中心，通过三级查房制度和多部门协作，确保患者获得高质量的医疗服务。

1. 以病房管理为中心：病房是医院实施诊疗的主要场所，在提供诊疗服务的同时，为门急诊工作提供支持。病房管理涉及患者组织、环境维护、院感防控、设备维修及后勤供应等。

2. 以三级查房为核心：三级查房制度是医疗质量安全的核心，由不同级别医师（住院医师、主治医师、副主任/主任医师）通过查房评估患者、制订和调整诊疗方案。三级医师之间逐级指导和服从，形成严密的工作网络。

3. 以多部门协作为基础：住院诊疗涉及多个科室和部门，需要协调临床科室与医技科室、辅助服务部门（如出入院处、中心药房）的工作，发挥医院整体功能，确保患者获得及时、有效的诊疗服务。

（二）住院管理工作的功能

心血管内科住院病房管理通过优化流程和提升医疗质量，为患者提供全面的医疗服务。

1. 住院诊疗管理功能：提供优质的诊疗服务、良好的诊疗环境、临床实践场所和临床科研基地。

2. 住院患者管理功能：包括床位管理（入院、出院、转院）、费用和健康管理、患者信息查询。

二、住院科室设置和住院诊疗组织体系

（一）住院科室设置

心血管内科病区由红楼院区心内科一区（冠心病监护病房）、心内科二区和普济院区心内科3个病区组成，定编床位105张，总开放床位130张。

1. **病区管理团队**：每个病区设主任、护士长各1名，副主任1～2名，住院总医师1名，教学医院配备教学秘书。医生按专业分组，体现三级医师技术梯队。

2. **科主任**：病区主要管理角色，负责本科室业务和行政事务，管理权限受院级规章制度约束。

3. **住院总医师**：协助科主任安排科室人员和患者、病床。

4. **护士长**：负责病房护理工作及人员安排，部分科室还负责收支台账和消耗品管理。

5. **医务处（科）**：协调科室关系和医患关系，负责医疗活动的组织和行政管理。

6. **住院部**：掌握医院服务资源和服务质量，归医务处（科）管理，负责住院事务。

（二）住院诊疗组织体系

心血管内科病区建立了完善的住院诊疗组织体系。

1. **联络组织**：住院部负责门诊、急诊与住院诊疗的联系，办理出入院手续，协调住院事务。

2. **中心组织**：包括病房和医疗技术科室。病房是诊疗活动的核心，设诊疗小组，由三级医师结构组成，实施负责制。

3. **支持组织**：为住院诊疗提供药品、器械、设备、后勤供应等部门。

三、住院管理工作的基本内容

（一）病区环境布设

心血管内科病区环境布设注重患者体验，提供安静、整洁、舒适的病房环境。

1. **建筑结构与设备设施**：根据医院等级要求，每床建筑面积和净使用面积达标，配备先进的医疗设备和完善的后勤设施。

2. **人员配备**：按照医院等级要求配备充足的卫生技术人员和护理人员。

（二）住院流程管理

心血管内科病区住院流程高效规范，确保患者就医体验。

1. 入院流程：患者持住院通知单缴费入院，护士迎接患者，安置病床，测量生命体征，填写病历，通知医师接诊。

2. 诊疗流程：经治医师采集病史，进行体格检查，提出初步诊断和医嘱；根据病情进行必要的理化检查和专科检查；明确诊断后制订治疗方案。

3. 出院流程：医师交代出院注意事项，完成出院手续。

（三）住院诊疗管理

心血管内科病区通过三级查房制度、会诊机制和病例讨论确保医疗质量。

1. 查房制度：严格执行三级医师查房制度，包括晨间查房、午后查房、夜间查房、急危重患者查房、教学查房和院长查房。

2. 会诊机制：针对疑难、危重患者，开展科内会诊、科间会诊、全院会诊、院外会诊、急诊会诊和远程会诊。

3. 病例讨论：定期开展疑难病例讨论、术前讨论、出院病例讨论和死亡病例讨论。

（四）医疗质量与安全管理

心血管内科通过完善的质量控制体系确保医疗安全。科室建立了医疗质量监测指标体系，定期进行病历检查和质量评估，持续改进医疗质量。此外，科室还加强了医疗安全培训，完善不良事件上报机制，确保患者安全。

（五）信息化建设

心血管内科病区推进信息化建设，提升管理效率。科室部署的住院管理系统实现了患者信息的全流程管理，包括入院登记、医嘱录入、费用管理、出院结算等；同时，系统还加强了数据安全管理，保护患者医疗数据的安全。

（六）患者服务与人文关怀

心血管内科病区秉承“医护同心，关爱社群”的服务宗旨，打造有“温度”的医疗服务。例如，病区为患者提供多样化的就餐选择，严格探视管理，优化陪护流程；在节假日医护志愿者主动走进社区，为慢性病患者提供健康指导、义诊、爱心救助等服务。

综上所述，东莞市人民医院心血管内科通过科学合理的住院管理，从科室设置、管理体制到基本内容等多方面入手，打造了高效、优质的住院服务模式。这不仅提高了诊疗效率，保障了医疗质量与安全，更以患者为中心，提供了全方位、人性化的医疗服务。未来，心血管内科将持续优化住院管理，与时俱进，为更多患者带来更优质的就医体验，助力医院在心血管疾病诊疗领域不断迈向新高度，为医疗事业的发展贡献更多力量。

第五节 临床科室管理与案例分享

临床科室作为医院的核心单元，其管理水平直接关系到医疗服务的质量和效率。东莞市人民医院心血管内科作为广东省临床重点专科建设学科，近年来在学科建设、技术创新、人才培养等方面取得了显著成效，为临床科室管理提供了宝贵经验。本节将结合东莞市人民医院心血管内科的实践成果，探讨临床科室管理的有效策略。

一、临床科室管理的定义与目标

（一）定义

临床科室管理是通过科学的管理方法对科室的人力、物力、财力等资源进行合理配置和有效利用，以提升医疗服务质量、保障医疗安全和优化医疗效率。东莞市人民医院心血管内科通过精细化管理，实现了从传统管理模式向现代化管理的转变。

（二）目标

1. **提升医疗服务质量：**通过规范诊疗流程，为患者提供高效、优质的医疗服务。
2. **保障医疗安全：**减少医疗差错，确保患者在诊疗过程中的安全。
3. **提高医疗效率：**优化资源配置，减少患者等待时间。
4. **促进团队协作：**加强医护人员之间的沟通与协作，提升团队凝聚力。
5. **落实医院发展战略：**通过科室管理的提升为医院的整体发展提供有力支撑。

二、科室管理的主要内容

（一）医疗质量管理

心血管内科建立了完善的质量管理体系，严格执行各类疾病的诊疗指南和操作规程，确保医疗服务的标准化。科室定期对医疗质量进行评估和监测，通过病历检查、质量指标分析等手段及时发现和纠正质量问题。科室还根据质量监测结果制定改进措施，持续优化医疗服务质量。

（二）医疗安全管理

科室定期对医疗风险进行识别和评估，制订了保障医疗安全的各项应急预案；同时，科室根据应急预案定期组织医护人员演练，增强风险防范意识和应急处理能力。

此外，科室还建立了不良事件上报和处理机制，鼓励医护人员主动上报医疗差错和事故隐患。

（三）人员管理

在人员管理方面，科室根据业务需求，合理配置医护人员，确保人员结构合理。在绩效管理方面，科室在医院指导下建立了科学的绩效考核体系，激励医护人员提升工作积极性和效率。此外，科室还为医护人员提供职业发展规划和定期的外派培训学习机会，促进其专业成长。

（四）设备与物资管理

科室建立设备台账，优化物资采购和库存管理，确保物资供应的及时性和准确性；同时，科室还安排专人定期维护和校准设备，确保设备处于良好运行状态。

（五）信息管理

在信息化建设方面，科室按照医院整体信息化建设的规划提高了医疗数据的采集、存储和分析能力，并重点加强数据安全管理，保护患者隐私和医疗数据的完整性。

三、科室管理的实践成果

（一）技术创新与突破

心血管内科在技术创新方面取得了显著成果，率先开展本地区23项首例心血管介入治疗和新技术，填补了东莞市内多项技术空白。例如，科室先后开展东莞市首例冷冻球囊房颤消融术、经导管主动脉瓣置换术（TAVR）、二尖瓣钳夹手术、心肌收缩力调节器（CCM）植入术、孕妇无射线起搏植入术、冲击波球囊技术治疗重度冠脉钙化、左心室辅助装置（iVAC 2L）辅助下复杂高危冠心病介入治疗等先进技术；屡次突破技术壁垒，对疑难复杂心血管疾病的救治能力已达省内一流、国内先进的水平。

（二）学科建设与发展

科室在学科建设方面成果显著。

1. 胸痛中心建设：2017年成功创建国家标准版胸痛中心；2019年成为广东省胸痛中心示范基地，进一步深化急性胸痛的区域性协同医疗救治体系；2024年，获得广东省胸痛质控全省第一的好成绩。

2. 心衰中心建设：2020年获得国家标准心衰中心，并成为东莞市心衰联盟单位。

3. 高血压中心建设：2021年获得国家级高血压达标中心；2023年、2024年连续两年获得高血压质控金奖；2024年12月开展东莞市第一例肾动脉交感神经消融，开启了高血压微创手术治疗的新时代。

4. 瓣膜中心建设： 2019年10月开展东莞市第一例经皮主动脉瓣置换术（TAVR）；2022年6月开展东莞市第一例经皮二尖瓣钳夹术（mitraclip）；2024年5月获得全国Mitraclip培训中心，同年12月获得国家级瓣膜建设中心。

5. 心脏中心建设： 2020年开始筹建心脏中心，联合多学科建立集临床、科研、教学于一体的心脏疾病诊疗中心。

6. 培训中心： 获评国家级及广东省冠心病、心律失常、先天性心脏病介入培训基地，国家级心血管内科护理培训基地。

（三）人才队伍建设

科室注重人才队伍建设，通过以下措施提升团队实力。

1. 人才培养： 多名业务骨干在国家、省、市级专科分会中兼任重要职务。

2. 绩效改革： 实施基于DRG/DIP政策下的人事薪酬制度改革，将薪酬与医疗、科研、教学等绩效指标挂钩。

3. 多维度评价： 通过多维度综合评价学科发展，有效留住和用好人才。

四、科室管理面临的挑战与应对策略

（一）面临的挑战

1. 医疗资源紧张： 随着患者数量的增加，科室面临人力、设备和物资不足的问题。

2. 医疗质量与安全压力： 医疗质量与安全是科室管理的重中之重，任何差错都可能导致严重后果。

3. 人员管理难度大： 医护人员工作压力大，职业倦怠感强，人员流失率相对较高。

4. 信息化建设滞后： 部分科室信息化水平较低，数据采集和分析能力不足，影响管理效率。

（二）应对策略

1. 优化资源配置： 根据科室业务量和患者需求，合理规划人力和设备资源。

2. 强化质量与安全管理： 完善质量与安全管理制度，加强医护人员培训。

3. 提升人员管理效能： 通过绩效改革和职业发展规划，激励医护人员积极工作。

4. 推进信息化建设： 增加信息化建设投入，利用大数据和人工智能技术提升管理效率。

总之，东莞市人民医院心血管内科通过科学的管理方法和创新实践实现了医疗服务质量的提升、医疗安全的保障和医疗效率的优化。科室的成功经验表明，临床科室管理不仅是医院管理的重要组成部分，更是提升医疗服务水平的关键。未来，随着医疗技术的不断进步和患者需求的日益多样化，科室管理将面临更多挑战，但也将迎来更多发展机遇。

第六节　医技科室管理

医技科室是医院的重要组成部分，其主要职责包括开展医疗技术活动、提高医疗质量、促进学科建设和服务患者需求。根据医院的业务需求，医技科室通常包括检验科、放射科、影像科、超声科、病理科、药剂科等多个辅助科室。这些科室不仅承担着日常的诊疗支持工作，还通过科研和技术创新推动医院整体发展。

一、医技科室管理设置、特点和优势

东莞市人民医院作为一家集医疗、教学、科研及预防保健为一体的综合性三级甲等医院，其医技科室设置完善，技术力量雄厚，设备先进，具备显著的特点和优势。

（一）医技科室设置

医院设有11个医技科室，具体如下。

1. **检验科**：提供临床体液、血液、微生物、化学检验及免疫血清学等检测服务。
2. **病理科**：开展常规病理检查、细胞学检查、术中快速冰冻切片诊断、免疫组化等病理诊断技术。
3. **放射科**：配备先进的影像设备，如3.0T磁共振、256排CT、全数字化血管减影系统等。
4. **超声医学科**：提供实时三维彩色超声诊断服务，覆盖多个系统疾病。
5. **核医学科**：开展PET/CT、ECT等核医学检查。
6. **高压氧**：促进神经系统各类损伤后的修复，改善代谢、恢复组织氧代谢。
7. **药学部**：负责药品调配、临床药学服务及药物质量控制。
8. **输血科**：提供临床输血服务，保障血液质量和输血安全。
9. **病案科**：负责病案管理、DRG数据上报和信息统计。
10. **制剂室**：为医院配制制剂、膏方的科室。
11. **消毒供应室**：承担医院重复使用诊疗器械、器具、手术物品的清洗、消毒、灭菌及无菌物品供应，开展处理过程质控和结果监测。

（二）医技科室特点与优势

1. **技术力量雄厚**：医技科室拥有一支高素质的专业团队，其中病理科技术力量尤

为突出，具备完善的病理诊断技术，年病理检验量达数万例。

2. 设备先进： 医院配备了大量国际先进的医疗设备，如PET/CT、3.0T磁共振、256排CT、全数字化血管减影系统、实时三维彩超、杂交手术室、达芬奇机器人、TOMO-C、直线加速器等。这些设备为精准诊断和治疗提供了有力保障。

3. 多学科协作： 医技科室与临床科室紧密协作，形成了高效的多学科诊疗模式（MDT），在复杂疾病的诊断和治疗中发挥了重要作用。

4. 科研与教学能力强： 医技科室不仅承担临床工作，还积极参与科研和教学活动，部分科室如病理科多次承担省级科研项目，并在国内外学术期刊发表多篇论文。

5. 质量控制严格： 医技科室严格遵循质量控制标准，确保检验和诊断结果的准确性，同时承担东莞市及周边地区的部分医疗质量控制工作。

6. 区域影响力大： 医技科室的病理诊断、影像学检查等服务不仅覆盖本院，还为东莞市及周边地区的多家医院提供技术支持。

综上所述，东莞市人民医院的医技科室凭借其先进的设备、专业的技术团队和高效的协作模式为临床诊断和治疗提供了坚实的技术支持，成为医院高质量医疗服务的重要保障。

二、医技科室管理模式

（一）多学科诊疗模式

医院通过整合心血管内科、心脏大血管外科、重症医学科、介入导管室、放射科、超声医学科、检验科、中医科、康复科、临床营养科等多学科资源形成跨学科协作机制。例如，在复杂心血管疾病的诊疗中，通过多学科诊疗模式为患者制订个性化治疗方案。这种模式不仅提高了诊断的准确性和治疗的安全性，还显著缩短了患者的住院时间。

（二）信息化管理模式

医院推行基于电子病历的医院信息平台，实现异构系统之间的互联互通。通过信息化手段优化检查流程，减少患者等待时间。例如，放射影像中心通过时间管理，将单个患者的检查时间从15分钟缩短至5分钟。此外，医院还建立了5G远程超声医学中心，通过“瑞影云＋＋”远程超声系统实现超声高清图像及会诊数据的共享查看。

（三）精细化管理模式

医院通过信息化战略部署实现医疗设备和人员的精细化管理。例如，影像科通过优化流程，将机器的日检查量从30例提高到90例。此外，医院还建立了面向业务层面的CMDB配置数据库，完成十余个业务系统的录入，以业务为维度实现监控管理。

三、医技科室管理的基本内容

（一）人员管理

医院通过信息化手段优化人员排班和工作流程，提升工作效率。例如，医院实施院科两级奖金分配制度，按绩效考核分级管理，推行考核定级的层级管理。

（二）设备管理

医院建立了设备信息化管理档案，通过信息化管理和提醒功能定期进行维护和保养，确保设备的正常运行，实现了设备的精细化管理、设备绩效分析等，有效提升了设备使用效率。

（三）质量管理

医院建立了严格的质量控制体系，定期进行质量检查和评估。例如，医院引入了国际认同的质量管理体系，完善了院、科两级医疗质量与安全考评办法。

（四）安全管理

医院建立了完善的安全管理制度，加强火源、电源、气体、放射性物品、危化品等安全管理。例如，医院严格执行《医疗废物管理条例》，防止环境污染和公共卫生事件的发生。

四、医技科室管理经验

（一）优化流程，提升效率

医院通过信息化手段优化检查流程，减少患者等待时间。例如，心脏彩超预约等待时间从0.5个月缩短至不超过48小时。此外，医院还通过优化临床路径和诊疗指南，进一步提升了诊疗效率。

（二）强化培训，提升能力

医院定期开展技术人员培训，提升其专业技能和综合素质。例如，通过分层次培养人才，形成以学科带头人、骨干和青年后备人才3个层次的人才金字塔。

（三）质量控制，保障安全

医院建立了严格的质量控制体系，定期进行质量检查和评估，确保医疗质量和安全。例如，医院引入了国际认同的质量管理体系，完善了院、科两级医疗质量与安全考评办法。

五、医技科室的协作

（一）建立沟通机制

医院通过定期召开临床与医技科室沟通会加强科室之间的联系。例如，医院组织临床、医技科室主任及相关职能科室负责人召开医疗工作沟通会，共同探讨解决办法，优化工作流程。

（二）优化资源调配

医院通过合理调配设备资源，提高设备使用率，有效解决患者检查等待时间长的问题。

（三）强化培训与交流

医院通过定期组织业务学习和学术交流活动提升医技科室人员的专业水平和综合素质。

总之，东莞市人民医院在医技科室管理方面积累了丰富的经验，形成了高效、规范的管理模式。通过多学科协作、信息化管理、精细化管理等手段，医院显著提升了医疗质量和患者体验。这些经验为其他医疗机构提供了宝贵的参考，特别是在优化流程、强化培训、质量控制等方面。

第七节 高质量发展背景下医院运营管理体系探索
——东莞市人民医院

在高质量发展的背景下，医院运营管理的重要性日益凸显。东莞市人民医院作为广东省高水平医院重点建设单位，通过智慧运营管理平台建设、人力资源优化配置、重点学科建设、精细化科室管理等多项创新举措，探索出一套适应现代医院发展的运营管理体系。

作为东莞地区的龙头公立医院，医院近年来在运营管理方面进行了诸多探索与实践，取得了显著成效。本节基于医院管理学的相关理论，对东莞市人民医院的运营管理模式创新进行详细阐述，分析其在运营管理创新理念、人力资源配置、床位配置、重点学科建设、科室管理等方面的创新经验，为其他医疗机构提供参考。

一、医院运营管理创新理念

（一）智慧医院建设与一体化运维管理

医院以“智慧操作、智能服务、智慧决策”为目标，积极探索智慧医院建设。医院构建了一体化智能运维管理平台，通过资源统一纳管、业务一体监控、作业智能运行和运维大屏可视化展示实现了运维管理的智能化。该平台上线后，医院的IT监控体系更加完善，故障处理效率显著提升，为医院业务运营提供了高效助力。

（二）精细化管理与数据驱动决策

医院运营管理团队通过战略管理理论和方法充分分析医疗市场特点、宏观经济政策、医院经济运行环境等因素，为医院管理者提供数据支持和决策建议。医院还通过精细化管理优化资源配置，提升运营效率，例如在医疗服务全流程中实现移动智慧化改造，缩短了患者的就医时间。

二、人力资源配置创新

（一）人才引进与培养

医院通过创新招才引智新模式，坚持“走出去”与“请进来”相结合，加大人才政策宣传力度，逐步形成“以才引才、以人引人”的良好局面。医院现有员工总数4772人，其中高层次人才占比18.2%，包括享受“国务院政府特殊津贴”专家和多名省级人才。

（二）人才培养与激励机制

医院通过制订人才培养规划，鼓励员工积极参加继续教育和国内外学术交流，近3年共派出500余人次赴国内外知名医疗机构进修学习。同时，医院建立了研究生学位培养点，与高校合作举办在职研究生研修班，助力医务人员提升学历和综合素质。此外，医院通过绩效分配改革，将薪酬与医疗质量、科研成果挂钩，有效激发了医务人员的工作积极性。

三、床位资源和多院区配置优化

医院下辖2个院区和3个门诊部，编制床位3100张，开放床位3100张。医院根据患者需求和学科发展，优化床位配置，例如普济院区开设800张床位，主要服务东城区及周边地区。通过合理配置床位资源，医院提升了医疗服务的可及性和效率。

四、重点学科建设

（一）学科群建设

医院重点推进“3+5”学科登峰行动，即培育神经内科、肿瘤科、呼吸与危重症医学科3个学科争创国家临床重点专科，骨科、神经外科、妇产科、心血管内科和心脏大血管外科5个学科争创广东省高水平临床重点专科。目前，医院已拥有2个国家级临床重点专科和21个省级临床重点专科。

（二）多学科诊疗

医院通过重点学科群建设，横向开展多学科诊疗，提升复杂疾病的诊疗能力。这种模式不仅提升了医疗质量，还优化了患者就医体验，减少了患者在不同科室之间的奔波。

五、科室管理创新

（一）精细化科室管理

医院通过精细化管理，优化科室资源配置，提升科室运营效率。例如，心血管内科率先实现DRG分值付费精细化绩效管理制度，极大地提高了人力资源使用效率。此案例也被评为国家卫生健康委员会医院管理研究所优秀实践案例。此外，医院通过信息化手段实现了科室管理的科学化和标准化。

（二）智慧服务与延伸护理

医院通过信息化手段创新护理服务模式，为出院患者提供在线护理咨询、护理随访、居家护理指导等延续性护理服务。这种模式不仅提升了患者的满意度，还实现了护理服务从医院到家庭的有效衔接。

综上所述，东莞市人民医院在高质量发展背景下，通过智慧医院建设、人力资源优化配置、重点学科建设、精细化科室管理等多项创新举措，探索出了一套科学、高效的运营管理体系。这一体系不仅提升了医院的运营效率和服务质量，还为其他医疗机构提供了可借鉴的经验。未来，医院应继续深化运营管理改革，加强信息化建设，优化资源配置，以实现更高质量的发展。

第四章　医疗质量与安全管理

第一节　医疗质量与安全管理常用工具与方法

医疗质量与安全管理是现代医院管理的核心内容，直接关系到患者的健康与生命安全。随着医疗技术的快速发展和患者需求的不断提高，建立健全科学、高效的医疗质量与安全管理体系显得尤为重要。

现代医疗质量与安全管理广泛采用多种工具和方法，如PDCA循环（戴明环）、六西格玛、6S管理法、全面质量管理、品管圈、根本分析法等。这些工具通过标准化流程、数据驱动的决策和全员参与，帮助医院不断优化服务质量和提升安全水平。

一、PDCA（戴明环）——有效控制管理过程和工作质量的工具

PDCA循环是医疗质量与安全管理中广泛应用的一种持续改进模型，由美国著名的质量管理专家戴明提出，也称为“戴明环”。其包括计划（plan，P）、实施（do，D）、检查（check，C）和处理（action，A）4个相互关联的阶段，核心在于通过系统化的流程识别问题、采取措施、评估效果，并将成功经验标准化，以实现质量的稳步提升。

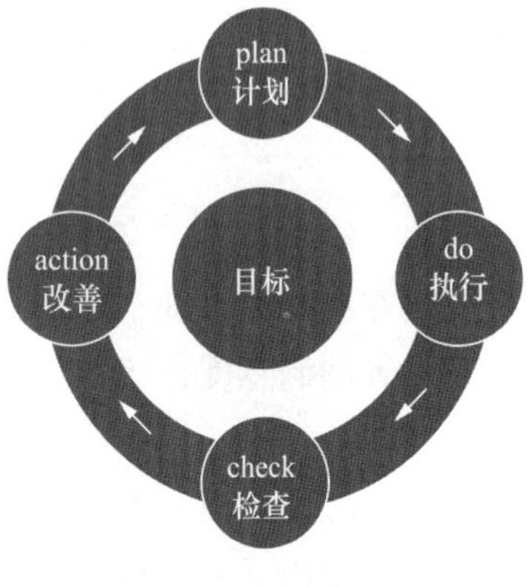

图4-1　PDCA循环实施步骤

（一）PDCA循环实施步骤（图4-1）

1. 计划（P）： 在计划阶段，需要明确目标、分析现状、找出问题，并制定改进措施。例如，在医疗质量管理中，计划阶段可能包括确定需要改进的指标（如病案质量、护理服务质量等），并制订详细的行动计划。

2. 执行（D）： 执行阶段是将计划阶段制定的措施付诸实践的过程。这一阶段需要明确责任分工，确保各项措施得到有效执行。例如，东莞市人民医院在病案质量管理中，通过成立专门的质量管理小组，确保各项改进措施落实到位。

3. 检查（C）： 检查阶段是对实施效果的评估，通过收集数据、对比目标，分析改进措施是否达到预期效果。例如，东莞市人民医院通过定期检查病案质量，评估各项

指标的改善情况，并及时发现问题。

4. 改善（A）： 改善阶段是对检查结果的总结与反馈。对于成功的经验，需要进行标准化并推广；对于未达到预期效果的部分，需要重新分析原因并调整措施。

PDCA循环就是按照以上顺序进行质量管理，并且循环不止地进行下去的科学程序，是全面质量管理所应遵循的科学程序。

此外，PDCA循环作为质量管理的基本方法，在应用的过程中需要搜集大量数据资料，并综合应用各种管理工具、技术和方法（表4-1）。

表4-1 PDCA循环各个步骤的主要工具或方法

阶段	步骤	主要工具或方法
计划阶段	1. 分析现状，找出问题	过程图、直方图、控制图等
	2. 分析各种影响因素或原因	因果图、散点图
	3. 找出主要原因	排列图
	4. 针对主要原因，制订措施计划	对策表、箭条图等
执行阶段	5. 执行、实施计划	回答“5W1H” 为什么制定该措施（Why）？ 达到什么目标（What）？ 在何处执行（Where）？ 由谁负责完成（Who）？ 什么时间完成（When）？ 如何完成（How）？
	6. 检查计划执行结果	直方图、控制图、对策表等
处理阶段	7. 总结成功经验，形成标准化	制定或修改工作规程、检查规程及其他有关规章制度
	8. 找出差距和尚未解决的问题，转入下一个循环	—

（二）PDCA循环在医疗质量管理中的适用范围

PDCA循环在医疗质量管理中的应用广泛，涵盖了病案质量管理、护理服务质量提升、医疗流程优化等多个方面。

1. 病案质量管理： 东莞市人民医院通过PDCA循环对病案质量进行规范化管理。在计划阶段，医院制订了病案质量管理的目标和标准；在实施阶段，通过培训和监督确保措施落实；在检查阶段，定期评估病案质量指标；在处理阶段，总结经验并持续改进。

2. 护理服务质量提升： 在护理领域，PDCA循环被用于提高护理服务质量和患者满意度。例如，在计划阶段确定护理服务中的薄弱环节（如患者身份识别错误、护理操作不规范等），在实施阶段采取针对性措施（如加强培训、优化流程），在检查阶段评估改进效果，并在处理阶段将成功经验标准化。

3. **医疗流程优化：**医院通过PDCA循环优化医疗流程，缩短患者等待时间，提高医疗效率。例如，通过分析患者就诊流程中的瓶颈环节，制定改进措施（如优化预约系统、调整科室布局），并定期评估改进效果。

二、六西格玛——世界先进的质量管理法

六西格玛（6σ）是一种以数据驱动的质量管理方法，旨在通过减少过程变异和缺陷，提高产品和服务的质量。其核心目标是将缺陷率降低到3.4/1 000 000（即6σ水平），从而实现“零缺陷”的管理理念。

（一）六西格玛的核心理念

六西格玛的核心理念包括以下方面。

1. **以患者为中心：**关注客户需求和期望，通过满足客户需求提高满意度。
2. **数据驱动：**基于数据和统计分析识别问题、评估现状并制定改进措施。
3. **持续改进：**通过不断优化流程减少变异，提升整体质量。
4. **团队协作：**强调跨部门合作，共同参与问题解决。

（二）六西格玛的实施步骤

六西格玛在医疗质量管理中主要通过DMAIC方法论实施，包括以下5个步骤。

1. **定义（define，D）：**明确项目目标和范围，识别关键客户需求和问题，如确定需要优化的医疗流程或减少的医疗差错类型。

2. **测量（measure，M）：**收集和分析数据，评估当前流程的性能和变异情况，如测量患者等待时间、药品配发错误率等。

3. **分析（analyze，A）：**使用统计工具（如因果图、帕累托图）分析数据和识别问题根源，如分析手术室利用率低的原因。

4. **改进（improve，I）：**设计并实施改进措施，优化流程，如通过流程再设计缩短患者等待时间。

5. **控制（control，C）：**建立监控机制，确保改进措施的长期有效性，如通过质量审核和持续反馈机制维持改进效果。

（三）六西格玛在医疗质量管理中的适用范围

六西格玛适用于医疗质量管理的多个领域，包括但不限于以下方面。

1. **优化医疗流程**：如缩短患者等待时间、提高手术室利用率和优化药品库存管理。

2. **减少医疗错误**：如降低药品配发错误率、提高诊断准确性和减少术后并发症。

3. **提高患者满意度**：通过优化服务流程、改善患者沟通，提高医疗服务的一致性和可靠性。

4. **医疗资源管理**：如优化医疗设备的使用效率、降低医疗成本。

三、6S管理法

6S管理法是一种起源于日本的现场管理方法，旨在通过规范化的管理手段优化工作环境、提升工作效率和服务品质。6S管理法包括6个核心要素：①整理（seiri，S）：区分必要和不必要的物品，去除不必要的物品，腾出空间；②整顿（seiton，S）：对物品进行分类、标识和定置管理，确保使用方便；③清扫（seiso，S）：对工作场所进行彻底清洁，保持环境整洁；④清洁（seiketsu，S）：维持工作环境的清洁状态，防止污染；⑤素养（shitsuke，S）：培养员工的良好习惯和职业素养，形成规范化的工作习惯；⑥安全（safety，S）：确保工作环境的安全，预防事故的发生。

（一）6S管理法在医疗质量管理中的主要内容

6S管理法在医疗质量管理中主要通过以下方式实现。

1. **优化工作环境**：通过整理和整顿，减少不必要的物品堆积，优化医疗设备和用品的摆放，提升工作效率。

2. **提升医疗安全**：通过清洁和安全措施减少医院感染风险，确保患者和医护人员的安全。

3. **培养员工素养**：通过素养教育提升医护人员的职业道德和规范意识，减少因人为因素导致的医疗差错。

4. **改善就医体验**：通过规范化的管理提升医院的整体形象，改善患者的就医体验。

（二）6S管理法在医疗质量管理中的适用范围

6S管理法在医疗质量管理中具有广泛的应用范围，适用于医院的各个部门和环节。

1. **病房管理**：通过整理和整顿优化病房布局，提升护理效率。

2. **手术室管理**：通过清洁和安全措施减少手术感染风险，确保手术安全。

3. **门诊管理**：通过优化流程和环境提升患者满意度。

4. **药品管理**：通过整顿和清洁确保药品存储与使用安全。

5. **医疗设备管理**：通过整理和清洁延长设备使用寿命，减少故障。

四、全面质量管理——全程追溯的闭环管理工具

全面质量管理（total quality management，TQM）是一种以质量为中心、全员参与为基础的管理理念，旨在通过系统化的管理方法和持续改进的手段提升组织的整体质量水平。在医疗领域，TQM强调以患者为中心，通过全员、全过程、全要素的质量控制满足患者需求，提升医疗服务质量和患者满意度。

（一）全面质量管理在医疗质量管理中的主要内容

1. **全员参与：**TQM要求医院内所有部门和人员（包括医护人员、行政人员、后勤人员等）共同参与质量管理，形成全员共治的质量管理格局。

2. **全过程控制：**TQM强调对医疗服务全过程的质量控制，包括医疗流程的优化、医疗技术的标准化、医疗设备的管理等，确保每个环节都能达到高质量标准。

3. **持续改进：**TQM的核心是持续质量改进，通过PDCA循环不断发现问题、分析原因、采取措施并持续优化。

4. **以患者为中心：**TQM将患者需求作为质量管理的核心目标，通过收集患者反馈、优化服务流程、提升医护人员素质等方式提高患者满意度。

5. **科学化管理：**TQM借助数理统计和管理技术，通过数据驱动的决策支持实现质量的科学化管理。

（二）全面质量管理在医疗质量管理中的适用范围

1. **医院整体管理：**TQM适用于医院的全面质量管理，包括医疗、护理、行政、后勤等各个部门，通过构建四级质控网络（医院质控、职能科室、科室质控、个人质控）实现全员、全过程的质量监控。

2. **医疗流程优化：**TQM可用于优化医疗服务流程，如门诊流程、住院流程、手术流程等，缩短患者等待时间，提升服务效率。

3. **医疗质量提升：**TQM通过持续改进和标准化管理提升医疗质量，减少医疗差错，保障患者安全。

4. **患者满意度提升：**TQM以患者需求为导向，通过优化服务流程、提升医护人员素质等方式提高患者满意度。

5. **医院文化建设：**TQM强调质量文化的建设，通过培训和教育提升全员质量意识，形成良好的质量管理氛围。

五、品管圈——国内广为认可的治疗管理方法

品管圈（quality control circle，QCC）是由工作性质相同、相近或相关的人自愿组

成的小团体，通常6～12人。其通过团队合作和集思广益的方式，应用科学的统计工具和品管手法，解决工作现场、管理、文化等方面的问题。QCC活动强调全员参与、自主改善和持续质量改进，旨在提升工作效率和服务质量。

QCC的思想起源于美国，后在日本得到广泛应用。2004年，清华大学医院管理研究院博士生导师刘庭芳教授首次将QCC引入中国大陆，并在海南省的两家医院开展试点。2009年后，QCC在全国范围内被逐步推广。

2013年10月，“中国医院品管圈联盟”成立，推动了QCC在全国的广泛应用。2016年，QCC被正式写入《医疗质量管理办法》，成为医疗机构开展质量管理的重要工具。截至2022年年底，全国已有8000余家大中型医院、10万个QCC圈组开展活动，超过100万名医务工作者参与。

（一）品管圈在医疗质量管理中的主要内容

1. **团队组建**：QCC活动通常由同一工作场所的人员组成，成员根据工作性质和目标自愿加入，形成一个合作团队。

2. **问题识别与分析**：团队通过头脑风暴、数据收集和分析识别工作中的问题或改进点，常用工具包括因果图（鱼骨图）、柏拉图、查检表等。

3. **目标设定与计划制订**：根据问题分析结果，团队设定明确的改进目标，并制订详细的行动计划。

4. **实施与改进**：团队按照计划实施改进措施，并通过定期会议和检查评估效果。

5. **成果评估与标准化**：改进措施实施后，团队评估其效果，总结经验，并将成功的做法标准化，以确保持续改进。

6. **激励与反馈**：QCC活动注重激励机制，通过物质和精神奖励提升团队成员的积极性和参与感。

（二）品管圈在医疗质量管理中的适用范围

1. **临床医疗**：QCC被广泛应用于临床医疗质量控制，如降低医院感染率、减少术后并发症、提升诊疗效率等。

2. **护理服务**：在护理领域，QCC可用于优化护理流程、提升护理质量、改善患者满意度等。

3. **药学管理**：QCC可用于优化药学服务流程、减少送药差错、提升用药安全等。

4. **医技科室**：医技科室（如检验科、影像科）通过QCC活动优化检查流程，提高诊断准确性。

5. **行政与后勤管理**：QCC也可用于医院行政和后勤管理，如优化物资管理、提升工作效率等。

6. **跨部门协作**：QCC活动可以促进不同部门之间的协作，共同解决医院管理中的复杂问题。

六、根本原因分析法——医疗安全管理必不可少的工具

根本原因分析法（root cause analysis，RCA）是一种回溯性、结构化的问题处理方法，用于分析医疗不良事件的根本原因，从而采取有效的改进措施，防止类似事件再次发生。RCA的核心理念是分析系统层面和流程中的问题，而非追究个人责任，通过系统性改进提升医疗安全。

（一）主要内容

1. **定义问题**：明确需要分析的不良事件，收集相关数据和资料，详细描述事件的发生过程。

2. **组建分析团队**：选择具有相关经验和专业知识的成员，确定团队负责人和分工。

3. **原因分析**：使用因果图、鱼骨图、五个为什么法等工具识别事件的直接原因和根本原因。

4. **制订改进措施**：针对根本原因制定改进措施，明确实施计划和责任人。

5. **实施与评估**：按计划实施改进措施，并定期评估效果，确保措施的有效性和可持续性。

（二）适用范围

1. **警讯事件**：如手术部位错误、药物错误、院内感染等严重不良事件。

2. **高风险事件**：风险评估为一级或二级的事件，即严重程度高或发生频率高的事件。

3. **系统问题事件**：通过决策树判断归因于系统设计或流程缺陷的事件。

4. **具有特殊学习价值的事件**：如特殊药物事件、患者跌倒等。

总之，医疗质量与安全管理不仅是医院管理的核心，更是保障患者安全和提升医疗服务水平的关键。通过不断学习和创新，医院可以在实践中不断完善质量与安全管理体系，为患者提供更优质、更安全的医疗服务。

第二节　医疗质量安全管理制度与持续改进评价实践

国家卫生健康委员会明确指出，医疗质量管理是医疗管理的核心，各级各类医疗机构是医疗质量管理的第一责任主体。为实现医疗质量的持续改进，《医疗质量管理办

法》自2016年11月1日起施行，明确了医疗机构需要建立健全医疗质量管理组织体系，包括院、科两级责任制。医疗机构主要负责人是医疗质量管理的第一责任人。此外，医疗机构需要完善18项医疗质量安全核心制度，如首诊负责制度、三级查房制度、手术安全核查制度等。

国家卫生健康委员会自2021年起连续多年发布《国家医疗质量安全改进目标》，旨在通过目标导向的管理方式科学精准地开展医疗质量安全改进工作。2023年和2024年，国家卫生健康委员会进一步明确了医疗质量安全改进的具体目标和各专业质控工作改进方向，强调优化改进策略，创新工作机制。

近年来，东莞市人民医院在国家有关政策的指导下，结合自身实际情况不断优化医疗质量安全管理制度，并积极探索创新实践，以提升医疗服务质量，保障患者安全。本节主要阐述该院在医疗质量安全管理制度建设与持续改进实践方面的具体创新举措。

一、全面落实国家医疗质量安全核心制度

医院严格按照国家卫生健康委员会发布的《医疗质量安全核心制度要点》要求，全面落实18项核心制度，确保医疗质量安全。

1. **首诊负责制度：**医院明确患者在诊疗过程中不同阶段的责任主体，确保诊疗服务的连续性。首诊医师需要做好医疗记录，保障医疗行为可追溯。

2. **三级查房制度：**医院严格执行科主任领导下的三级医师查房制度，明确各级医师的医疗决策和实施权限，确保工作日每天至少查房2次，非工作日每天至少1次。

3. **会诊制度：**医院规范会诊流程，明确会诊范围和紧急程度，确保机构内急会诊10分钟内到位，普通会诊24小时内完成。

4. **分级护理制度：**医院根据患者病情和自理能力动态调整护理级别，明确特级、一级、二级、三级护理的具体要求。

5. **值班和交接班制度：**医院建立了全院性医疗值班体系，明确值班岗位职责，确保四级手术患者手术当日和急危重患者床旁交班。

6. **疑难病例讨论制度：**医院对疑难病例进行全科讨论，由科主任主持，必要时邀请多学科参与，讨论结果记入病历。

7. **急危重患者抢救制度：**医院建立了抢救资源配置与紧急调配机制，确保急危重患者优先救治，抢救记录需要在6小时内完成。

8. **术前讨论制度：**医院要求所有住院患者手术必须进行术前讨论，术者必须参加，讨论结果记入病历。

9. **死亡病例讨论制度：**医院对死亡病例进行全科讨论，讨论结果记入病历，尸检病例在尸检报告出具后再次讨论。

10. 查对制度：医院在医疗行为和医疗器械、药品等使用中严格执行查对制度，确保患者身份识别准确。

11. 手术安全核查制度：医院在麻醉实施前、手术开始前和患者离开手术室前进行多方核查，确保手术安全。

12. 手术分级管理制度：医院对手术进行分级管理，明确各级手术的审批流程和医师资质。

13. 新技术和新项目准入制度：医院对新技术和新项目进行全流程规范管理，确保安全性和有效性。

14. 危急值报告制度：医院建立了危急值报告流程，确保信息传递及时、准确，关键要素可追溯。

15. 病历管理制度：医院规范病历书写和管理，确保病历资料安全，信息可追溯。

16. 抗菌药物分级管理制度：医院对抗菌药物进行分级管理，明确使用权限和流程。

17. 临床用血审核制度：医院规范临床用血流程，确保用血安全。

18. 信息安全管理制度：医院建立了患者诊疗信息安全管理体系，确保信息安全。

二、医疗质量安全管理的创新举措

医院严格贯彻落实国家卫生健康委员会发布的18项医疗质量安全核心制度，通过信息化手段和精细化管理确保制度的有效执行。

1. 组织架构与职责：医疗质量安全委员会由院长担任主任，全面负责医院的质量与安全管理工作。委员会下设办公室，负责日常工作，包括质量监控、数据分析和改进措施的落实。

2. 建设质量控制中心：医院新增多个医疗质量控制中心，涵盖感染性疾病、肿瘤、呼吸和重症医学等领域，进一步提升区域医疗质量管理水平。

3. 多部门协同与监督：委员会统一领导和协调医院各相关委员会的工作，包括医疗质量与安全管理委员会、病案管理委员会、医学伦理委员会等。各委员会需要定期汇报工作进展，委员会则根据汇报情况提出改进方案，确保质量管理工作的持续推进。

4. 信息化与数据驱动管理：医院利用信息化手段构建质量安全监管反馈平台，对医疗质量进行实时监控和数据分析。通过电子病历、临床路径系统等信息化工具，医院能够及时发现质量问题并采取针对性措施。

5. 核心制度培训与考核：医院每季度举办一期全院人员的核心制度培训和考核，通过行政查房和日常检查，督促医务人员落实核心制度。

6. 医疗安全（不良）事件管理：医院通过每周对临床科室不良事件管理执行情况

的检查落实绩效考评机制，推动科室对典型问题进行根因分析，不断完善医疗质量管理制度。

三、医疗质量安全工作机制的成效

医院通过医疗质量安全委员会的有效运作，取得了显著的成效。

1. 医疗质量持续提升：医院在全面提升医疗质量行动中，通过健全医疗质量管理组织体系强化核心制度落实，医疗质量显著提升。例如，医院新增多个医疗质量控制中心，进一步完善了医疗质量管理体系。

2. 医疗安全事件减少：通过每周对临床科室不良事件管理的检查和绩效考评，医院有效减少了医疗安全（不良）事件的发生。每季度对不良事件进行统计、分析和反馈，进一步完善了医疗质量管理制度。

3. 人才培养与学科发展：医院通过加强医务人员技能培训和核心制度落实，提升了医务人员的业务能力；同时，医院在心血管内科、肿瘤中心等重点学科的建设中，通过人事薪酬制度改革，显著提升了学科综合实力。

四、持续改进优化体系的建立

医院建立了完善的持续改进优化体系，确保医疗质量不断提升。

1. 目标管理与绩效考核：医院将医疗质量、成本控制、诊疗效率等因素纳入绩效考核体系，形成激励与约束相结合的管理机制。通过目标管理，医院明确了各科室的质量改进方向，推动了医疗质量的持续提升。

2. 多学科协作与创新：医院通过多学科协作模式优化了疑难复杂疾病的诊疗流程；同时医院积极探索新技术应用，如硼中子俘获治疗（BNCT）项目，进一步提升了医疗技术水平。

3. 信息化与精细化管理：医院利用信息化手段实现了医疗质量的全流程监控和精细化管理。通过数据分析和反馈机制，医院能够及时发现问题并采取改进措施，确保医疗质量的持续优化。

4. 培训与教育：医院通过定期组织核心制度培训和医疗安全教育提升了医务人员的质量意识和业务能力。此外，医院还通过典型案例分析进一步强化了医务人员的医疗安全意识。

总之，东莞市人民医院在贯彻落实国家医疗质量安全改进目标方面，通过创新服务模式、提升医疗技术水平、优化资源配置、推进智慧医院建设和加强人才队伍建设等多方面的努力，取得了显著的质量改进成果。医院不仅提升了自身的医疗服务能力，还为大湾区医疗融合和区域医疗中心建设贡献了重要力量。

第三节　医疗服务质量管理

医疗服务质量管理是指通过一系列管理手段和方法对医疗服务的要素、过程和结果进行管理与控制，以实现医疗质量的系统改进和持续提升。东莞市人民医院作为广东省高水平医院重点建设单位，近年来在医疗服务质量管理方面采取了一系列创新举措，取得了显著成效。

一、提升医疗服务质量管理的措施

（一）强化党建引领，推动高质量发展

医院通过党建引领将党建工作与业务工作深度融合，形成了“党建＋业务”“党建＋志愿服务”“党建＋人文”等多维度发展模式。医院设立多个党员活动室和党建有声图书馆，营造风清气正的工作环境，为医院高质量发展提供精神动力和思想引领。

（二）推进高水平医院建设，提升医疗服务能力

医院入选“广东省第二期高水平医院重点建设单位名单”后，围绕前沿医疗技术高地、高水平科研平台、高端医学人才团队等建设任务，推动医疗技术水平取得新突破。

医院还积极推动硼中子俘获治疗（BNCT）研究中心建设，该中心将成为国际前沿抗癌技术的重要研究基地。

（三）优化医疗质量管理，保障患者安全

医院严格落实医疗质量安全核心制度，通过行政查房和日常检查，督促医务人员执行相关制度；同时医院每季度对全院人员进行核心制度培训和考核，确保制度落实到位。

医院还建立了医疗安全（不良）事件报告制度，通过每周检查和绩效考评推动科室持续改进医疗质量。

（四）创新医疗服务模式，提升患者就医体验

医院打造“智慧医院”，推出线上预约挂号、分时段就诊、床旁结算、出院带药等便民措施。此外，医院还建立了“互联网医院”，为出院患者提供在线护理咨询、居家护理指导等延续性护理服务。

（五）加强人才队伍建设，提升学科水平

医院通过引进和培养高层次人才推动学科建设。近年来，医院新增博士研究生导师达24名、博士后合作导师17名，多名人才入选东莞市特色人才和高层次卫生健康人才项目。

医院还通过DRG/DIP支付方式改革，优化人事薪酬管理，将薪酬与医疗、科研、教学等绩效指标挂钩，激发医务人员积极性。

（六）推进分级诊疗，促进医疗资源下沉

医院通过医联体建设推动优质医疗资源下沉。例如，东莞水乡紧密型城市医疗集团的成立让水乡片区居民在家门口就能享受到优质的医疗服务。

二、提升医疗服务质量管理的成效

（一）医疗技术水平显著提升

医院在开展的129项新技术和新项目中，17项填补了广东省高水平医院评价指标的技术空白，4项达到国内先进水平，显著提升了疑难复杂疾病的救治能力。例如，心血管介入诊疗技术在国内领先，成功完成多例高龄、高危、高难度的经导管主动脉瓣置换术（TAVR）。此外，医院还填补了地区多项技术空白，如肺结节一体化精准诊疗技术、肝脏肿瘤微波消融介入手术、急诊ECMO技术、干细胞治疗糖尿病足等。

2023年4月，医院牵头开展国内首台自主研发的BNCT治疗研究中心项目，全省首座BNCT研究楼正式落成，该技术有望为恶性肿瘤治疗带来革新。

（二）医疗服务能力显著增强

医院在2022年国家三级公立医院绩效考核中排名118位，首次进入A＋序列。医院肿瘤科还成为东莞综合医院首个成功入选国家临床重点专科建设项目的科室。

（三）患者就医体验大幅改善

医院通过智慧医院建设，优化就医流程，显著缩短了患者排队时间和住院时间。例如，2021年全院平均住院日从2020年的8.45天降至7.63天。此外，医院通过“互联网医院”和延续性护理服务提升了患者的就医满意度。

医院创新推出“上车即入院”模式，确保院前医疗急救指挥调度中心、救护车辆及医院之间信息的互联互通，提升了胸痛、卒中患者抢救的成功率。

（四）科研创新能力显著提升

医院近年来获得国家自然科学基金项目45项、中国博士后科学基金面上项目25项，还发表多篇高分SCI论文，获得多项发明专利，科研创新能力显著增强。

（五）瞄准大湾区医疗高地，增强区域辐射带动能力

2015年7月东莞市人民医院与谢岗医院建立东莞市首个紧密型医联体，其后分别与区域5家医疗机构合作建立医联体；2024年1月与水乡片区多家单位一起共建东莞水乡紧密型城市医疗集团，让群众在家门口就可享受三甲医院的医疗服务。此外，医院还通过对口支援帮扶，将优质医疗技术和医院管理经验送到西藏、新疆、云南、贵州、广东韶关等地。

2024年1月启用的港澳居民健康服务中心为港澳同胞和国际人士提供港式全科与专科结合的医疗服务，打造一站式就医新体验。

（六）医疗质量管理成效显著

通过落实医疗质量安全核心制度，医院医疗安全（不良）事件发生率显著降低。此外，医院还通过DRG/DIP支付方式改革实现了医疗服务质量和经济效益的双提升。

第四节　医疗数据安全治理

医疗数据是指包括在疾病防治、健康管理、医疗管理、医学研究等过程中产生的各种数据，如患者的个人信息、病历记录、药物购买与使用情况及设备数据、系统记录等，这些数据可能来源于与医疗健康相关的医院信息系统、电子病历系统等信息系统及临床治疗、药物销售等活动。

由于医院的信息系统包含了大量的患者个人隐私和医疗数据，为应对新形势下的数据安全挑战，东莞市人民医院以《数据安全法》《个人信息保护法》《医疗卫生机构网络安全管理办法》等法规为指引，遵循“以数据为中心”的设计原则，将数据安全作为抓手，通过健全管理机制，从资产梳理、风险筛查、分类分级、标签化管理、制度优化等形成贯穿全院的安全防护机制，确保数据处理活动合法合规，为患者营造安全的就诊环境。

一、资产梳理

（一）数据资产盘点

医院对全院数据资产进行全面梳理，涵盖电子病历、影像数据、检验检查结果、

财务数据等各类信息。通过与信息系统的深度对接，医院建立了详细的数据资产台账，明确了数据的来源、存储位置、数据资产分类分级、使用频率和业务关联性。

1. 数据资产的识别与分类

（1）数据资产识别：全面梳理医院信息系统中存储、处理和传输的所有数据资产，包括患者的个人信息、医疗记录、影像数据、检验检查结果、财务数据等。

（2）数据分类分级：根据数据的敏感性、重要性和使用场景对数据进行分类分级管理。例如，患者个人信息和医疗记录属于高敏感数据，需要重点保护。然后构建数据资产目录，其是医院数据资源的“地图”。通过盘点和分类数据资产，医院可以形成全院统一的数据资产管理。

2. 数据来源与存储

（1）数据来源：医院数据主要源于各个信息系统，如医院信息系统（HIS）、电子病历系统（EMR）、实验室信息系统（LIS）、影像归档和通信系统（PACS）等。

（2）数据存储：需要确保安全性和可靠性，同时满足法规要求。例如，患者隐私数据需要进行加密或脱敏处理。

3. 数据质量与合规性

（1）数据质量评估：检查数据的准确性、完整性和一致性，确保数据可用于临床、管理和科研等场景。

（2）合规性检查：确保数据管理符合《数据安全法》《个人信息保护法》等相关法律法规，避免数据泄露和滥用。

（二）业务逻辑梳理

医院的业务需求是数据治理的核心出发点，医院将数据资产与业务流程紧密结合，实现数据与业务逻辑的映射。通过绘制业务流程图和数据流向图，医院可以清晰地了解数据在不同业务环节中的产生、存储和使用情况，精准定位数据的使用场景和风险点。

（三）安全风险评估

在资产梳理基础上，医院定期开展数据安全风险评估。通过技术手段和人工审核相结合的方式识别数据在存储、传输、使用等环节的潜在风险，并形成风险评估报告。

二、风险筛查

（一）实时监测与告警

医院引入先进的数据安全监测平台，对数据的访问、使用和传输进行实时监控。通过设置安全阈值，平台能够及时发现异常行为并触发告警机制。例如，当检测到未经授权的访问尝试或数据异常传输时，系统会立即通知安全管理人员。

（二）定期漏洞扫描

医院定期对信息系统进行漏洞扫描，及时发现并修复潜在的安全漏洞；同时结合外部安全专家的渗透测试进一步验证系统的安全性。

（三）应急响应机制

医院建立了完善的应急响应机制，设立专门的应急响应小组，定期对医院工作人员进行数据安全意识和技能培训，提升应急响应能力。一旦发生数据安全事件，小组能够迅速启动应急预案，进行事件调查、损失评估和数据恢复处理。

三、分类分级

（一）医疗数据分类分级标准

医院参照国家标准和行业规范，结合医院实际情况，制定了详细的数据分类分级标准。数据根据敏感程度、重要性和使用场景被分为核心敏感数据、高敏感数据和一般敏感数据。

1. 核心敏感数据：是指对国家安全、公共利益或个人隐私具有极高影响的数据，通常需要最高级别的保护。核心数据的特征包括以下方面。①涉及1000万人及以上个人信息或100万人及以上敏感个人信息；②对国家医疗战略、公共卫生安全有重大影响的数据；③包括但不限于患者的基因信息、重大传染病数据、国家级医疗资源数据等。

2. 高敏感数据：是指对个人隐私、医疗安全或业务运营有重要影响的数据，需要严格保护。其特征包括以下方面。①涉及100万人及以上个人信息或10万人及以上敏感个人信息；②包括个人的医疗诊断记录、检验检查报告、用药记录、病历信息等；③涉及医疗支付信息，如医保账户、支付记录等；④涉及个人生物识别信息，如基因、指纹、虹膜等。

3. 一般敏感数据：是指对个人隐私或业务运营有一定影响，但风险相对较低的数据。其特征包括以下方面。①涉及较少人数的个人信息，但可能对个人隐私有一定影响；②包括个人的基本健康信息如身高、体重、血型等，但与疾病诊断无关。③涉及医疗机构的基本信息，如医院名称、地址、科室设置等。

（二）敏感数据安全保护措施

基于分类分级结果，医院为不同级别的数据制定了差异化的安全措施。例如，核心敏感数据（如患者身份信息、病历记录）采用加密存储、访问控制、数据脱敏和安全审计等多重保护措施；高敏感数据（如治疗方案、药物过敏史）则通过数据脱敏和细粒度权限管理进行保护。

（三）动态调整机制

医院根据业务发展和技术变化定期调整数据分类分级标准和安全措施。例如，随着新的医疗技术应用和数据类型的增加，医院及时更新分类标准，确保数据安全管理的时效性和有效性。

四、标签化管理

（一）数据标签体系

医院引入标签化管理机制，为数据资产添加多维度标签。标签内容包括数据类型、敏感级别、使用权限、业务归属等，通过标签实现数据与安全策略的双向映射。

（二）精细化策略配置

利用标签化管理，医院能够针对不同数据类型和使用场景进行快速配置和调整安全策略。例如，对于高敏感数据，系统自动限制其访问范围，并要求多因素认证。

（三）数据全生命周期管理

标签化管理贯穿数据的全生命周期，从数据采集、存储、使用到销毁，确保每一步的安全措施都能精准落实。通过这种方式，医院实现了数据安全管理的精细化和动态化。

五、制度优化

（一）数据安全管理制度

医院建立了完善的数据安全管理制度，涵盖数据采集、存储、传输、使用、共享和销毁等全生命周期。制度明确各部门和岗位的职责，确保数据安全管理责任到人。

（二）权限管理与审批流程

医院制定了严格的权限管理制度，遵循最小权限原则。根据员工的职责和需求，为其分配必要的数据访问权限，并通过多级审批机制确保权限调整的合规性。

（三）定期审查与更新

医院每年对数据安全管理制度进行审查和更新，确保其适应技术发展和业务变化；

同时，结合实际运行情况，定期开展数据安全培训和演练，提升全员的安全意识。

（四）合规性保障

医院严格遵守国家法律法规和行业规范，如《医疗卫生机构网络安全管理办法》，确保数据处理活动合法合规。通过内部审计和外部监督，医院不断提升数据安全管理水平。

总之，东莞市人民医院通过资产梳理、风险筛查、分类分级、标签化管理和制度优化等一系列措施，构建了科学高效的数据治理体系。这些举措不仅提升了医院数据的安全性和可用性，还为智慧医院建设提供了有力支撑。

第五节　医疗废物处置与绿色医院建设

医院承载医疗救治服务、公共卫生教育、疾病预防控制、疫情灾害救援等重要任务，同时也是产生废弃物品类较多、能耗较大的场所。如何开展医疗废物的无害化处置和建设节能降耗的绿色医院，对于医院高质量发展尤为重要。

一、医疗废物的分类与管理

医院产生的废弃物包括医疗废物、污水、生活垃圾及输液瓶（袋）等可回收物，其中医疗废物管理是做好各类废弃物分类管理的核心要素。医疗废物全生命周期管理涉及源头产生、分类收集、内部运送、院内暂存、院外收运、集中处置等不同流程。东莞市人民医院通过多年的综合治理，医疗废物的处置工作取得明显成效。

（一）医疗废物的分类

按照《医疗废物分类目录》，医疗废物可分为五大类，分别为感染性废物、病理性废物、损伤性废物、药物性废物和化学性废物。

1. **感染性废物**：是指携带病原微生物，具有引发感染性疾病危险的医疗废物。常见组分或废物包括被患者血液、体液、排泄物等污染的除锐器以外的废物；使用后废弃的一次性使用医疗器械，如注射器、输液器、透析器等；病原微生物实验室废弃的病原体培养基、标本、菌种和毒种保存液及其容器。

2. **病理性废物**：是指诊疗过程中产生的人体废弃物和医学实验动物尸体等。常见组分或废物包括手术及其他诊疗过程中产生的废弃人体组织、器官等；医学实验动物的组织、尸体；病理切片后废弃的人体组织、病理蜡块等。

3. **损伤性废物**：是指能够刺伤或者割伤人体的废弃的医用锐器。常见组分或废物包括医用针头、缝合针等；各类医用锐器，如解剖刀、手术刀、备皮刀、手术锯等；玻璃试管、玻璃安瓿等。

4. **药物性废物**：是指过期、被淘汰、变质或被污染的废弃药品。常见组分或废物包括废弃的一般性药品；废弃的细胞毒性药物和遗传毒性药物，如致癌性药物、可疑致癌性药物、免疫抑制剂等；废弃的疫苗、血液制品等。

5. **化学性废物**：是指具有毒性、腐蚀性、易燃易爆性的废弃的化学物品。常见组分或废物包括实验室废弃的化学试剂；化学消毒剂；汞血压计、汞温度计等。

此外，废弃的麻醉、精神、放射性、毒性等药品及其相关废物的分类与处置，按照国家其他有关法律、法规、标准和规定专门处置。

（二）医疗废物的处置流程

1. **全流程信息化管理**：医院引入了先进的医疗废物智慧收运管理系统，实现了从源头产生、分类收集、暂存、运输到处置的全流程信息化管理。通过手持PDA设备和智能称重系统，工作人员能够快速记录医疗废物的详细信息，如产生科室及废物种类、重量等，并实时上传至管理系统。这种信息化管理模式不仅提高了数据的准确性和及时性，还实现了医疗废物的全程溯源和闭环管理。

2. **严格的分类与封装流程**：医院严格按照国家医疗废物分类标准对废物进行精准分类。在发热门诊等高风险区域，所有垃圾均被视为医疗废物，包括患者的生活垃圾。废弃物采用双层封装，里层先进行灭活消毒，再拧成鹅颈结式封存；外层同样采用鹅颈结式封存并固定，确保废弃物和气体不会泄漏。封装后的废弃物还需要注明详细信息并张贴条形码，以便后续管理和追溯。

3. **规范的暂存与运输管理**：医疗废物在医院内暂存时间不超过24小时，暂存地点设置在医院的一角，便于转运车辆快速对接。运输过程中，专用的医疗废物转运车全程密闭，避免泄漏和二次污染。转运车配备GPS定位系统，实时监控运输路线，确保安全运输。

4. **高效的无害化处置**：医院的医疗废物由市医疗废物处理中心统一处理。该中心采用高温连续热解气化工艺，焚烧炉温度可达1100℃，确保废弃物完全无害化处理。焚烧过程中产生的废气物经过除酸、活性炭吸附、布袋除尘等工艺净化处理后达标排放，同时配备自动在线监测系统，确保排放符合环保要求。

5. **疫情防控期间的应急处置**：在新冠疫情防控期间，医院进一步强化了医疗废物的管理措施。发热门诊和隔离点产生的废弃物全部纳入医疗废物管理，严格规范分类、消毒、封装和运输流程。疫情期间，医院实现了涉疫医疗废物100%安全处置。

（三）医院污水的处理

医院污水需要经过严格的消毒处理，达到国家排放标准后方可排放；同时，对于含病原微生物的污水，需要专门场所消毒灭菌才可排放。此外，医院还会定期监测医院周边环境、水源和污水管道，确保符合环保要求。

（四）生活垃圾的分类与处理

医院生活垃圾分为可回收垃圾、厨余垃圾、其他垃圾和有害垃圾。对于可回收垃圾，医院加强对废纸、塑料、金属等可回收物的回收利用，提高资源化利用率。对于厨余垃圾，采用安全袋装收集、桶装储存，禁止乱倒乱放，在24小时内交外部专门单位收运和进行无害化处理，并定期在关键位置喷洒药水防止蚊蝇滋生。对于有害垃圾，则单独收集并妥善处理。

二、以绿色医院建设促进医院高质量发展

绿色医院是指在医院规划、建设、运营中充分考虑环境保护和资源节约的因素，使医院的活动对环境的影响尽可能减小，同时提供优质的医疗服务。在医院建筑的全生命周期内及保证医疗流程的前提下，为患者和医护工作者提供健康、实用、高效的使用空间，与自然和谐共生的医院建筑。绿色医院建设是推动医院可持续发展、提升医疗服务质量和环境保护水平的重要举措。

创建绿色医院过程中应遵循的原则：①资源节约。合理利用水、能源等资源，降低能耗。②环境保护。减少废弃物排放和污染物产生，保护生态环境。③健康促进。提供环境健康与美感，为员工创造舒适的工作环境，为患者提供愉悦的诊疗和康复环境。

（一）绿色医院建设的措施与手段

1. 绿色建筑设计与施工：医院在建筑设计方面实现了洁污分流和医患分流，减少了交叉感染的风险；优化了医疗资源的布局，提升了医疗服务的效率。

在新院区项目建设中注重绿色施工，采用低噪声混凝土振捣装置，相较于常规装置可降低约30%的噪声。此外，医院在施工现场装配了全线喷淋系统，并使用太阳能扬尘监测装置，确保空气质量达标。

在核技术利用项目中，医院采取了严格的辐射防护措施，并通过了省级环保部门的验收，确保辐射工作人员和公众的剂量约束值符合安全标准。

此外，医院红楼院区采用园林式绿化，树木林立、鲜花绽放、草坪葱郁，并建有人工湖供患者休憩，整个院区环境优美，体现了以人为本的设计理念。

2. 资源节约与循环利用：医院在新院区建设过程中积极推行资源节约措施，建筑垃圾回收再利用率达到了65%，节约成本超过370万元。医院建立节能管理制度，病房及门诊楼等重要场所配备高效节能型设备，如节能灯具、二级能效净化空调机组等。在绿色办公方面，推广无纸化办公，减少一次性塑料制品的使用。

3. 医疗服务优化：医院通过建立医联体和紧密型医疗集团，优化医疗资源配置，为患者提供绿色转诊通道。例如，与多家基层医院建立了双向转诊机制，确保患者从就诊、住院到康复的连贯性；而全面实施检验检查互通互认工作，避免了重复检查，节省了时间和资源。

4. 环境保护与可持续发展：医院在建设过程中注重环境保护，采用自动化基坑监测技术实时监测基坑水平位移、沉降等指标，保障施工安全。此外，医院还通过绿色技术创新，推动绿色可持续发展。

5. 智慧医疗与信息化建设：医院积极推进"互联网＋医疗健康"应用场景，优化就医流程，提供预约诊疗、远程医疗、多学科诊疗等服务。这些措施不仅提高了医疗服务效率，还减少了患者在就医过程中的碳足迹。

6. 医院文化与精神文明建设：医院注重绿色文化建设，通过宣传和培训提升医务人员和患者的环保意识；同时，医院还积极开展精神文明建设活动，营造良好的医德医风。

（二）绿色医院建设优化思路

绿色医院建设是一项系统性、长期性的工作，需要从技术创新、管理优化、资源配置、信息化管理等多个方面入手，以实现资源节约、环境友好和高质量发展的目标。

1. 在制度建设方面，未来应建立绿色医院建设评价体系，完善绿色医院监测和评估机制，不断提高绿色医院的环境质量和绿色服务水平。

2. 在智能化管理方面，未来将适时引入AI机器人技术与设备，探索机器人在预约、问诊、缴费、打单等诊疗环节中的应用，结合AI技术提升临床科室和后勤管理的智能化水平。

3. 在节能减排方面，未来在市发展和改革委员会和卫生健康委员会支持下，分期启动屋面光伏、节能设备升级改造项目，以降低碳排放。

通过这些措施，东莞市人民医院在绿色医院建设方面取得了显著成效，为患者提供了更加安全、舒适、环保的就医环境。

第六节　东莞市人民医院品管圈实践案例

品管圈是东莞市人民医院广泛应用的核心质量管理工具之一。东莞市人民医院在品管圈实践中综合应用了品管圈、PDCA循环、7S精益化管理、六西格玛等多种工具和技术，形成了全员参与、科学管理的医疗质量管理体系。这些措施不仅提升了医院的服务质量和管理水平，还为患者提供了更安全、高效的医疗服务。

一、东莞市人民医院品管圈工作模式

医院的品管圈工作采用经典的PDCA循环模式，结合7S精益化管理理念，通过多学科团队合作，系统性地解决了科室管理中的实际问题。其工作模式主要包括以下几个环节。

1. **主题选定**：通过团队讨论，结合科室实际情况，确定需要解决的问题。
2. **现状把握**：通过调查、数据分析等方式明确问题现状和关键影响因素。
3. **目标设定**：结合科室能力和文献资料，设定具体、可衡量的目标。
4. **对策拟定与实施**：制定针对性的改进措施，并在实际工作中执行。
5. **效果确认**：通过数据对比和现场检查，验证改进措施的效果。
6. **标准化与推广**：将成功的经验固化为标准流程，并在院内外推广。
7. **检讨与改进**：总结经验教训，为下一轮品管圈活动提供参考。

二、品管圈主要内容

以神经外科病房管理的品管圈实践经验展开，具体内容包括以下几个方面。

1. **病房环境管理**：改善病房环境的整洁度、安全性，提升患者就医体验。
2. **物品与设备管理**：优化物品摆放、设备维护和库房管理，减少浪费和安全隐患。
3. **药品管理**：规范药品的存放和使用流程，确保药品安全。
4. **人员素养提升**：通过培训和文化建设，提高医护人员的专业素养和服务意识。
5. **创新与节约**：采用创新方法，如二维码信息化管理、物资可视化等，节约成本，提升效率。

三、品管圈主要措施

1. **7S精益化管理**：通过整理、整顿、清扫、清洁、素养、安全和节约7个方面，全面优化神经外科病房管理。
2. **多学科团队合作**：组建由护理、医师、药学、设备管理等多学科人员组成的品管圈团队，发挥各自专业优势。
3. **信息化管理**：引入二维码等信息化手段，优化设备和物资管理流程。
4. **可视化与标准化**：对物品、药品、设备等进行可视化管理，制定标准化操作流程。
5. **持续改进机制**：建立定期检查、反馈和改进机制，确保管理效果的持续性。
6. **文化建设**：推广“五心”服务理念，营造温馨、安全的工作环境，提升患者和员工满意度。

四、品管圈成果

1. **管理达标率显著提升：**神经外科病房管理达标率从79%提升至98%，远超设定的95%目标。

2. **成本节约：**通过创新改造，节约了大量装修和设备更换费用，总计节约成本125 338元。

3. **环境改善：**病房环境更加整洁、安全、舒适，提升了患者和医护人员的满意度。

4. **团队能力提升：**品管圈成员在责任感、团队凝聚力、沟通能力和问题解决能力等方面均显著提升。

5. **经验推广：**成功经验在全院推广，帮助其他科室进行7S改造，并获得广泛认可。

6. **荣誉与奖项：**在2023年10月8日举办的广东省第六届品管圈大赛中，东莞市人民医院表现突出，共获得多个奖项，其中普济院区神经外科的“同心圈”荣获三级医院综合组一等奖，“护脑圈”荣获三级医院综合组二等奖，“质控圈”荣获三级医院护理质量组三等奖。

综上所述，东莞市人民医院通过品管圈工作模式，结合7S精益化管理理念，成功解决了神经外科病房管理中的多项问题，显著提升了管理效率和质量，同时节约了大量成本。这一模式不仅优化了病房环境，还提升了团队协作能力和员工素养，为医院管理提供了可复制、可推广的实践经验。

第五章　医院人力资源管理

第一节　医院人力资源管理概述

现代医院规范化管理体系是以人力资源管理为核心、为基础，而人力资源是医院最重要、最宝贵的资源，是医院长盛不衰的坚强后盾，也是医院兴旺发达的根本。

一、医院人力资源管理的概念、分类及特点

（一）医院人力资源管理的概念

医院的人力资源是指医院里具有一定学历、技术职称，或在某一方面具有专长的专业技术人员、管理人员和后勤人员等。

医院人力资源管理就是为了更好地完成医院的各项任务而充分发挥大力作用的管理活动，是人力资源有效开发、合理配置、充分利用和科学管理的制度、法令、程序和方法的总和。医院人力资源管理贯穿于医院人力资源活动的全过程，内容包括人力资源的预测与规划、工作分析与设计，人力资源的维护与成本核算，人员的甄选录用、合理配置使用，还包括对人员的智力开发、教育培训，调动员工的工作积极性，提高员工的科学文化素质和思想道德觉悟等。

（二）医院人力资源管理的分类

根据工作性质，医院的岗位可分为卫生技术人员、工程技术人员、行政管理人员、工勤人员等“职组”，其中卫生技术人员是医院人力资源的主体；根据具体的工作内容，又可分为医疗、护理、药剂、医技等若干“职系”。各“职组”或“职系”的岗位按照责任的大小、工作的难易及对员工的受教育程度和工作经验的要求，又可分为初级、中级、高级等“职级”，不同“职级”的职位有住院医师、主治医师、副主任医师、主任医师等。

1. 卫生技术人员：我国卫生技术人员按照业务性质可以分为5类。

（1）医疗防疫人员：包含中医西医、卫生防疫、妇幼保健、职业病预防等专业，其专业技术职务有主任医师、副主任医师、主治医师、医师、医士、卫生防疫员和妇幼保健员。

（2）药剂人员：主要包括中药、西药两个专业，其专业技术职务有主任药师、副主任药师、主管药师、药师、药剂师、药剂员。

（3）护理人员：主要包括主任护师、副主任护师、主管护师、护师、护士和护理员。

（4）康复人员：专业技术职务有康复主任医师、康复副主任医师、康复主治医师、康复医师（士）、理疗学医师（士）和言语治疗师（士）。

（5）其他技术人员：主要包括检验、理疗、放射、病理、口腔、特诊、核医学诊断、营养、生物制品生产等，其专业技术职务有主任技师、副主任技师、主管技师、技师、技士和见习员。

2. 工程技术人员： 随着医院高技术的应用和现代化建设的发展，工程技术人员在医院的地位也越来越重要，主要包括医疗设备工程、电子生物医学工程、计算机技术与软件等，其专业技术职务有高级工程师、工程师、助理工程师、技术员等。

3. 工勤人员： 医院中的工勤人员根据其岗位技能主要分为技术工人和普通工人。技术工人为具有明确任职技术条件、具备相应专业技术水平的专业技术工人，并评定专业的技术等级；而普通工人则不需要具备专业技术条件，如护工、清洁工、搬运工等。

4. 行政、政工人员： 主要包括卫生行政管理人员、政工人员、后勤管理人员、财务人员、图书档案人员和其他职能部门人员等。

（三）医院人力资源管理的特点

医院人力资源管理因其公共医疗卫生服务机构的定位、核心资源知识型员工的高度专业化和技术化特征等，具有以下特点。

1. 管理理念人本化： 以人为中心，将人作为一种重要资源加以开发、利用和管理，注重开发人的潜力、激发人的活力，根据员工个体不同特点实行个性化管理，通过挖掘人的潜能、提升团队精神和集中不同个体优点实现医院目标的最优化。

2. 管理模式开放化： 适应知识经济时代全球化、知识化、信息化的发展趋势，引入心理学经济学、管理学、行为学、社会学等多学科理论及相关知识，拓宽思路，改进管理模式，使人力资源管理趋于规范和完善，最大限度地发挥人力资源的效用，为医院发展提供强有力的智力支持和人才保证。

3. 管理过程动态化： 医院员工大部分属于知识型员工，接受新知识、新观点的能力强，思想意识在不断地发生变化，只有实行动态管理才能适应这些变化，并随着时代的发展而发展。医院根据医院目标和个人发展状况，重点为员工做好职业生涯规划设计，不断培训，不断进行横向及纵向的岗位或职位合理调整，量才使用、人尽其才，从而达到留住人才的目的。

4. 管理方式人性化： 采取人性化管理，考虑人的情感、自尊与价值，以人为本，多激励、少惩罚，多表扬、少批评，多授权、少命令，发挥每个人的特长，体现每个人的价值。

5. 管理策略战略化：不仅注重近期或当前具体事宜的解决，更注重人力资源的整体预测、计划与开发，根据医院的长远目标制定人力资源管理战略。

6. 管理体制创新化：变传统人事管理的按部就班、照章办事、被动反应为主动开发，根据医院的现状与未来，有计划、有目标地开展工作，注重管理创新。

二、我国医院人力资源管理的发展历史、现状及挑战

我国公立医院人力资源管理的发展可追溯到中华人民共和国成立，分为社会主义革命和建设时期、改革探索时期、深化改革时期、转折发展的新时期。

（一）发展历史

1. 社会主义革命和建设时期（1949—1978年）

中华人民共和国成立前，美国、英国和德国的教会医院管理模式是我国医院沿袭的主要模式。中华人民共和国成立后，我国政府对于医疗机构的改革主要分为两种，即将一部分军队医院转为地方医院，将一部分国外教会和慈善机构所建立的医疗机构依照苏联管理模式改造。在计划经济时期，政府的过度干预及“平均主义”特点导致公立医院发展缓慢。实行终身制和收入平均分配制虽然保证了公益性，但影响了医务工作者的工作积极性。

2. 改革探索时期（1978—1993年）

改革开放初期，政府针对公立医院人力资源管理现状，通过加强经济管理、建立健全制度、实行岗位责任制等一系列改革，使公立医院在用人和管理方面获得了一定的经验，一定程度地提高了医务工作者的工作积极性，但在医院内部的人力资源配置方面仍然缺乏科学的原则。

1978年原卫生部发布的《综合医院组织编制原则（试行草案）》首次规定了医院应配备的各类岗位人力资源编制数量，主要基于医院编制床位数。按照医院病床数量配备卫生人员，病床与工作人员根据各医院的规模和担负的任务，按1 ：（1.3～1.7）比例配备；同时，对承担的科研和教学任务增编5%～7%，对医学院校附属医院和教学医院增编12%～15%，对承担的对口支援、保障性任务等院外任务按10%核增。此法诞生于改革开放初期，对医院规模作出了科学规划，部分医院甚至沿用至今。但是该《草案》与现代医院发展及人民群众的健康需求已不相适应，改革势在必行。

3. 深化改革时期（1993—2000年）

20世纪末，公立医院开始进入市场化改革。随着市场经济体制的逐步建立，医院人力资源管理开始向现代化转型，医院获得了更多自主权，包括自主招聘、自主确定工资结构等；部分医院开始引入现代人力资源管理理念，如岗位管理、绩效管理、培训与发展等。

此时，政府对公立医院过度放权，卫生部门除保留相关资格准入和人事分配权外，一切均由公立医院自行管理。由于缺乏监督，导致公立医院在发展过程中出现“看病难、看病贵”等诸多问题，造成公立医院渐渐与其公益性使命背道而驰。

4. 转折发展的新时期（2000年至今）

2000年，中共中央组织部、原人事部、原卫生部联合发布了《关于深化卫生事业单位人事制度改革的实施意见》，标志着我国公立医院开始了人力资源管理的科学化、制度化的进程。其具体内容包括以下两点。

（1）改革卫生管理体制：实行区域卫生规划，优化人力资源配置。按照业务需要和工作量控制总数，优化结构，提高员工素质，实行并完善院长负责制。

（2）改革用人制度：实行全员聘用制、竞争机制、多种领导人员选拔任用管理制度和新员工公开招聘制度，遵循公开、择优、平等的原则，按需设岗；加强聘后管理、改革分配机制，使公立医院在核定范围、制订人员工资分配方案时形成了具有激励的、不同档次的岗位工资制度。在薪酬激励机制方面，坚持重实际、重贡献；在人力资源运行方面，坚持原则性、兼顾灵活性，提高内部人力资源的运行效率。同时建立和应用人才流动机制、市场机制，调整卫生领域结构人才，探索新型研究技术。

（二）现状及挑战

我国医院人力资源管理现状呈现出多元化和现代化的特点。公立医院在编制管理、岗位设置、绩效考核等方面不断深化改革，逐步引入现代管理理念，提升管理效率和服务质量；民营医院则更加注重市场机制和绩效导向，通过灵活的薪酬福利体系和人才激励措施吸引高素质人才。目前，我国大型综合性医院也面临以下挑战。

1. 岗位设置缺乏政策指导

国家现行公立医院编制标准文件是1978年原卫生部出台的《综合医院组织编制原则（试行草案）》，至今全国再没有统一的卫生人力资源岗位设置相关政策出台。

2. 编制短缺

聘用人员数量大大超过在编人员，未纳入岗位设置。部分医院在人力资源管理方面仍缺乏规范，管理流程不完善，导致管理效率低下。

3. 人才结构和布局不尽合理

人才发展体制的机制障碍尚未消除，人才资源开发投入不足，高层次创新型人才匮乏，人才评价体系不合理、激励机制单一，人力资源管理队伍欠缺专业化，基层医院和偏远地区医院人才短缺和流失问题突出。

综上所述，医院人力资源管理是医院管理的核心环节之一，不仅关系医院的运营效率和服务质量，还直接影响员工的工作积极性和忠诚度。通过科学合理的人力资源管理，医院可以更好地实现其战略目标，同时为员工提供良好的职业发展环境，为患者提供优质的医疗服务。

第二节 医院人力资源管理的基本原则、主要目标和工作内容

医院人力资源管理是医院管理的核心环节之一，其科学性和有效性直接关系到医院的运营效率和服务质量。东莞市人民医院作为区域医疗中心，在人力资源管理方面积累了丰富经验，本节从基本原则、主要目标和工作内容3个方面对医院人力资源管理进行系统阐述。

一、医院人力资源管理的基本原则

医院人力资源管理的基本原则是确保医院人力资源管理活动科学、高效、公平、合理，并与医院的战略发展目标相一致。其具体包括以下方面。

（一）以人为本

以人为本是医院人力资源管理的核心理念，要求将员工视为医院的核心资源，尊重其价值和需求，关注职业发展和个人成长。医院应为员工提供良好的工作环境、参与管理的机会及持续学习和发展的平台，从而增强员工的归属感和责任感，激发其工作积极性。医院应定期开展员工满意度调查，根据反馈优化工作环境和管理流程；同时设立员工职业发展培训机制，为员工提供个性化的职业规划指导。

（二）公平公正

公平公正是人力资源管理的基本要求，贯穿于招聘、晋升、绩效评估和薪酬分配等各个环节。医院应确保管理过程透明、标准统一，避免任何形式的歧视和偏袒，以维护员工的工作积极性和团队的凝聚力。医院还建立了完善的申诉机制，保障员工的合法权益，并通过信息化系统实现绩效评估的客观性和透明性。

（三）战略导向

人力资源管理应紧密结合医院的战略目标，通过合理规划、优化人员结构和培养关键人才为医院的长期发展提供支持。医院需要根据战略规划制订相应的人力资源规划，确保人力资源与医院业务需求相匹配。近年来，医院通过精准的人力资源规划和专项资金投入成功支持了多个重点学科的建设与发展。

（四）激励与约束并重

激励与约束是人力资源管理的重要手段。医院应通过合理的激励机制，如薪酬福

利、职业发展机会等，激发员工的工作积极性和创造力。医院设立了科学的绩效奖金制度，根据员工的工作表现发放奖金，激励员工提升工作效率和服务质量；同时，实施严格的绩效考核，对表现欠佳的员工进行培训和指导。

（五）动态优化

医院人力资源管理应根据医院发展需求、外部环境变化及员工自身发展需求灵活调整人力资源配置。医院需要定期进行人力资源盘点，优化人员结构，鼓励员工持续学习和进行自我提升，以适应新的工作要求。此外，医院还通过内部培训和外部进修帮助员工提升专业技能，满足医院发展的需求。

（六）团队协作

医疗服务是一个复杂的系统工程，需要多学科、多部门的协作。医院人力资源管理应注重团队建设，通过培训和团队建设活动增强员工的协作能力。医院通过多学科诊疗模式打破部门壁垒，优化医疗服务流程，提升患者就医体验。

（七）合法合规

医院人力资源管理必须严格遵守国家的法律法规和政策要求，确保管理活动的合法性。医院应依法签订劳动合同，保障员工的合法权益，合理安排工作时间和休息休假，严格执行薪酬、福利、社保等相关政策。医院设立了专门的法律事务部门，确保人力资源管理的合法合规，并定期开展法律法规培训，提升管理人员的法律意识。

二、医院人力资源管理的主要目标

医院人力资源管理的目标是通过科学合理的管理，实现医院的战略目标，同时满足员工的职业发展需求。其具体目标包括以下方面。

（一）优化人力资源配置

根据医院的战略规划和业务需求合理配置人力资源，确保人员结构科学、岗位设置合理，以提高人力资源的利用效率。近年来，医院通过优化人员结构，重点培育神经病学、肿瘤病学、呼吸与危重症医学3个学科创建国家临床重点专科和医学中心，推进胸痛中心、卒中中心、创伤中心、危重孕产妇救治中心、危重儿童和新生儿救治中心的“五大中心”建设。

（二）提升员工素质和能力

通过系统的培训与发展计划提升员工的专业技能和综合素质，培养符合医院战略需求的高素质人才队伍。

（三）提高员工满意度和忠诚度

通过良好的工作环境、公平的薪酬福利体系和职业发展机会提高员工的工作满意度和忠诚度，减少人才流失。

（四）营造良好的工作氛围

通过团队建设、文化建设等活动营造积极向上、团结协作的工作氛围，增强医院的凝聚力和向心力。

（五）支持医院战略目标的实现

通过科学的人力资源管理为医院的医疗服务、科研创新、教学培训等业务活动提供有力的人才支持，推动医院的可持续发展。

三、医院人力资源管理的工作内容

为了实现上述目标，医院人力资源管理的主要工作内容如下。

（一）人力资源规划

根据医院的战略目标和发展需求，预测未来的人力资源需求和供给情况，制订相应的人力资源计划，包括人员数量、岗位设置、技能要求等方面的规划。例如，根据医院的扩张计划或新科室的开设，提前规划所需医护人员的数量和专业背景。

（二）招聘与选拔

通过各种渠道吸引和筛选合适的人员，以满足医院的人力资源需求。招聘渠道包括校园招聘、社会招聘、内部推荐、招聘网站、人才市场等。选拔流程通常包括简历筛选、笔试、面试、背景调查、试工等环节，以确保招聘到的人员具备专业技能和职业道德。

（三）培训与发展

通过系统的培训和职业发展规划帮助员工提升专业技能和综合素质，促进其职业成长。医院常用培训有以下4类。①入职培训：帮助新员工了解医院文化、规章制度和工作流程；②专业技能培训：针对医护人员的专业知识和技能进行培训，如手术技能、护理操作、医疗设备使用等；③管理培训：为有潜力的员工提供管理知识和领导力培训，培养后备管理人才；④职业发展规划：为员工提供明确的职业发展路径，鼓励其不断提升自我。

（四）绩效管理

通过设定明确的工作目标，对员工的工作表现进行评估和反馈，以提高工作绩效。其主要内容包括绩效指标设定、绩效评估和绩效反馈与改进。①绩效指标设定：根据岗位职责和医院目标制定科学合理的绩效指标，如医疗质量、服务态度、工作效率等。②绩效评估：定期对员工的工作表现进行评估，通常采用360度评估、上级评估、自我评估等多种方式。绩效反馈与改进：及时向员工反馈绩效评估结果，并帮助其制订改进计划。

（五）薪酬福利管理

设计和实施合理的薪酬福利体系以吸引和留住优秀人才，主要内容包括薪酬体系和福利设计。①薪酬体系设计。根据市场行情和医院的经济状况制定具有竞争力的薪酬结构，包括基本工资、绩效工资、奖金等。②福利设计。提供包括社会保险、住房补贴、带薪休假、员工健康计划等福利，以增强员工的归属感和满意度。

（六）员工关系管理

通过有效的沟通和管理建立和谐的员工关系，营造良好的工作氛围，主要内容包括建立畅通的沟通渠道、员工关怀和劳动关系管理等。畅通的沟通渠道方面，主要是组织员工座谈会、意见箱、定期沟通会议等，及时了解员工的需求和问题；员工关怀方面，主要是通过工会和人力部门关注员工的工作压力和生活困难情况，提供必要的支持和帮助，如心理咨询、困难补助等；劳动关系管理方面，主要是依法处理劳动合同签订、续签、解除等事务，避免劳动纠纷。

（七）人才储备与梯队建设

通过培养和储备后备人才确保医院在关键岗位始终有合适的人选，主要内容包括人才储备和学科梯队建设。人才储备方面，建立人才库，储备具有潜力的后备人才；人才梯队建设方面，根据医院的发展需求培养不同层级的人才梯队，包括技术骨干、管理人才等。

（八）医院文化的塑造

通过塑造积极向上的医院文化增强员工的凝聚力和归属感，主要内容包括价值观培养和文化建设。价值观培养方面，倡导以患者为中心、敬业奉献、团队合作等价值观；文化建设方面，通过举办文化活动、表彰优秀员工等方式营造良好的文化氛围。

综上所述，东莞市人民医院在人力资源管理中的成功经验为其他医院提供了有益的借鉴。通过科学合理的管理，医院不仅提升了运营效率和服务质量，还实现了与员工的共同发展，为医院的可持续发展奠定了坚实的基础。

第三节　医院人力资源配置

医院人力资源的合理配置、完善的整体结构是保证医院进行各种医疗服务、科研、教育等活动的基础，也是医院可持续发展的重要目标。其合理程度直接影响医院医疗服务队伍的整体工作效率，与医疗技术的发展、医疗质量的保证及医院的运营成本密切相关，尤其是医院卫生技术人员的合理配置，更是最大限度发挥医院职能的前提条件。

东莞市人民医院作为区域医疗中心，在人力资源配置方面积累了丰富的经验。医院始终坚持以合理配置、完善结构为基础，以功能、任务和卫生服务需求为导向，通过科学的规划和管理确保医院在医疗、科研、教育等各项活动中高效运行，为医院的可持续发展提供了坚实的人才保障。

一、人力资源配置的基本原则

东莞市人民医院在人力资源配置中严格遵循以下基本原则。

（一）按功能需要设岗原则

医院的岗位设置应以功能需求为导向，因事设岗，按岗定人，避免因人设岗。医院根据功能定位和业务需求科学设置岗位，明确岗位职责和任职要求，确保每个岗位都能为医院的整体目标贡献力量。

（二）优化结构原则

医院应建立健全的相关制度，促进人员整体结构的优化，使能者上、庸者下，各展所长，各得其所。医院通过定期的人力资源盘点和绩效评估优化人员结构，提升团队整体效能。例如，医院通过内部竞聘和岗位调整，将优秀人才配置到关键岗位，确保人岗匹配。

（三）比例合理原则

医院各部门之间及各职类、职种、职级之间相互制约和依赖，客观上要求有合理的比例关系和结构。根据医院的业务规模和学科发展需求，合理配置医护人员、医技人员、行政管理人员和后勤保障人员的比例，确保各部门协同高效运行。例如，医院在重点学科建设中优先保障医护人员和医技人员的配置，同时适当增加科研和管理岗位，以支持学科的全面发展。

（四）动态发展和人员流动原则

人力资源配置在工作量不发生大变化的情况下应保持相对稳定，但合理的人力资源配置必须在人员流动中实现。通过建立科学的人员流动机制，合理控制流动率，确保人才队伍的稳定性和活力。例如，医院通过内部轮岗、进修学习、挂职锻炼等方式促进人员的合理流动和能力提升。

（五）医院宏观管理原则

医院应建立合理的人力资源配置标准，进行优化组合，形成强大的团队合力，充分发挥和利用人力资源的效能。通过科学的宏观管理优化人力资源配置，提升医院整体运营效率。例如，医院通过信息化系统对人力资源进行动态管理，实时掌握人员配置情况，及时调整优化。

二、定岗定编的主要原则

东莞市人民医院在定岗定编中严格遵循以下原则。

（一）尊重现实原则

定岗定编应充分考虑医院的实际情况，包括现有人员结构、业务规模、设备条件等。在定岗定编时，结合医院的实际需求和发展规划，科学合理地设置岗位和编制。

（二）工作需要原则

岗位和编制的设置应以工作需求为导向，确保每个岗位都能为医院的业务发展提供支持。医院根据功能定位和业务需求科学设置岗位，明确岗位职责和任职要求。

（三）精简高效原则

医院应通过优化岗位设置和人员配置及第三方劳务派遣模式提高工作效率，避免冗员。通过科学的岗位分析和流程优化精简岗位设置，提升工作效率。例如，医院通过信息化建设减少重复性工作，优化人员配置；通过第三方劳务派遣安排科研辅助岗和文员岗。

（四）结构合理原则

医院的岗位设置应形成合理的层级结构和专业结构，确保各部门协同高效运行。根据医院的业务规模和学科发展需求合理配置医护人员、医技人员、行政管理人员和后勤保障人员的比例，确保各部门协同高效运行。

（五）定性与定量相结合原则

定岗定编应结合定性分析和定量分析，确保岗位设置和人员配置的科学性与合理性。医院通过岗位分析、工作量评估等方法，科学确定岗位数量和人员编制。

（六）动态调整原则

医院的岗位设置和人员编制应根据业务发展和外部环境变化进行动态调整。通过定期的人力资源盘点和绩效评估及时调整岗位设置和人员编制，确保人力资源配置的适应性和灵活性。

三、人力资源预测及配置方法

以下是4种常用的人力资源配置方法，这些方法各有特点，适用于不同的场景和需求。

（一）工作负荷法

工作负荷法是通过分析各岗位的工作量和工作强度，确定岗位所需人员数量的方法。其应用步骤如下。

1. **工作量评估：**统计各岗位的实际工作量（如门诊量、住院患者数等）。
2. **标准工作量设定：**根据行业标准或历史数据设定每个岗位的标准工作量。
3. **人员配置计算：**用实际工作量除以标准工作量得出所需人员数量。
4. **优势：**科学性强，操作简便，数据来源明确。

（二）业务分析法

业务分析法是通过分析医院的业务流程和岗位职责确定各岗位所需人员数量的方法。其应用步骤如下。

1. **业务流程梳理：**全面梳理医院的各项业务流程，明确各岗位的职责和工作内容。
2. **岗位分析：**分析每个岗位的工作内容、工作强度和技能要求。
3. **人员配置：**结合医院的业务规模和发展需求确定各岗位的人员数量。
4. **优势：**全面性、针对性强，确保各岗位人员配置全面覆盖业务需求。

（三）作业时间分析法

作业时间分析法是通过分析各岗位的工作时间和作业流程确定岗位所需人员数量

的方法。其应用步骤如下。

1. **作业时间测量**：通过实地观察和时间记录测量各岗位的实际作业时间。
2. **标准时间设定**：根据测量结果设定每个岗位的标准作业时间。
3. **人员配置计算**：根据实际工作量和标准作业时间计算所需人员数量。
4. **优势**：精准性高，可根据实际作业时间动态调整人员配置。

（四）弹性调配法

弹性调配法是根据医院业务量的变化和实际需求动态调整人员配置的方法。其应用步骤如下。

1. **业务量监测**：实时监测各科室的业务量变化（如门诊量、住院患者数等）。
2. **弹性岗位设置**：根据业务量变化设置弹性岗位和人员。
3. **动态调配**：根据业务量波动灵活调配人员，确保高效运行。
4. **优势**：灵活性、适应性强，避免人员冗余和不足，提高资源利用效率。

东莞市人民医院通过以上方法形成了科学、系统、灵活的人力资源配置体系。这些方法各有优势、相互补充，确保了医院在医疗服务、科研、教学等各项活动中的高效运行，为医院的可持续发展提供了坚实的人才保障。

四、东莞市人民医院的人力资源配置实践经验

截至2024年年底，在岗员工4772名，其中正高职称225名、副高职称639名；博士125名，硕士725名。医院设有多个院区和科室，定编床位3100张，实际开放床位3100张。东莞市人民医院通过高层次人才引进、编制外人员招聘、岗位需求规划、薪酬绩效管理及学术交流等多种方式优化了人力资源配置。

（一）科学规划，精准配置

医院根据战略目标和业务需求科学制定人力资源规划，精准配置人力资源；通过岗位分析、工作量评估等方法科学确定岗位数量和人员编制，确保人岗匹配。

此外，东莞市人民医院高度重视高层次人才的引进，设立了人才引进专项基金，为引进人才提供科研启动资金和生活补贴。医院通过“高层次人才引进计划”，每年从国内外知名高校和医疗机构引进博士、硕士等高层次人才；医院还积极申请设立博士后科研工作站，以吸引高水平科研人才，进一步推动医院科研能力的发展。

（二）优化结构，提升效能

医院通过定期的人力资源盘点和绩效评估优化人员结构，提升团队整体效能；根据医疗需求和学科发展对不同岗位的人才进行了明确的需求规划。①重症医学、小儿

外科、病理科、麻醉科等紧缺专业：医院特别强调对研究生学历及以上学历人才的需求，尤其是博士优先。②护理岗位：护理岗位需求较大，例如急诊护理、重症护理等方向。③医技和科研岗位：医院还注重医技人员和科研人才的引进，例如影像、超声、病理等专业人才。

（三）动态管理，强化绩效

医院在薪酬待遇方面执行公立医院薪酬制度改革方案，并结合医院绩效考核工作实施方案，确保员工待遇与岗位贡献相匹配。此外，医院还通过内部轮岗、进修学习、挂职锻炼等方式建立科学的人员流动机制，合理控制流动率，确保人才队伍的稳定性和活力。

综上所述，东莞市人民医院在人力资源配置方面积累了丰富的经验，通过科学规划、优化结构和动态管理，确保医院在医疗、科研、教育等各项活动中高效运行，为医院的可持续发展提供了坚实的人才保障。医院的成功经验为其他医疗机构提供了有益的借鉴，尤其是在合理配置人力资源、优化人员结构、促进人员流动等方面，值得推广和应用。

第四节　医院人力资源管理中的人文关怀

职业倦怠是指个体因工作时间过长、工作量过大、工作强度过高所产生的一种疲惫不堪的状态，属于一种心理疲劳。由于工作性质、工作对象、工作环境等特性，医护人员长时间处于紧张的工作状态，已成为职业倦怠的高发人群。

相关调查研究显示，我国主要三级公立医院中2/3的医师感觉工作负荷过重，容易产生职业倦怠感，严重影响医护人员身心健康和医疗质量安全。如何有效缓解医护人员的压力，提升其工作满意度和职业归属感，成为医院人力资源管理的重要课题方向。

东莞市人民医院心内科在实践中高度重视人文关怀，通过一系列创新举措有效缓解了医护人员的职业倦怠感，提升了团队凝聚力和工作积极性。

一、心内科医师职业倦怠感现状分析

心内科作为医院的重点科室之一，不仅在医疗技术和服务质量方面取得了显著成就，更在人文关怀和团队建设方面积累了丰富经验。通过一系列创新举措，心内科有效缓解了医师的职业倦怠感，提升了团队凝聚力和工作积极性，成为医院文化建设的标杆科室。

心内科医师的工作强度大、责任重，且需要应对高风险的医疗环境和复杂多变的

病情，这使得心内科医师成为职业倦怠的高发群体之一。心内科的问卷调研结果显示，心内科医师职业倦怠感主要与以下因素有关。

（一）高强度工作与时间压力

心内科医生常需要应对突发的急诊手术和重症患者的抢救，工作时间长、加班频繁，导致身心疲惫。长期的高强度工作使得部分医师出现职业倦怠感。

（二）心理压力大

心内科患者病情复杂且多为危重症，医师需要面对较高的医疗风险和患者家属的高期望，这使得心内科医师承受较大的心理压力。长期的心理压力容易导致职业倦怠。

（三）职业成就感下降

尽管心内科医师在工作中挽救了许多患者的生命，但由于工作强度大、压力高，部分医师的职业成就感逐渐下降，对工作失去热情。

（四）职业发展受限

心内科医师需要不断学习和掌握新的医疗技术和知识，但高强度的工作使得其难以抽出时间进行自我提升，导致职业发展受限，进一步加剧了职业倦怠感。

二、医院人文关怀的主要措施

东莞市人民医院针对上述问题，采取了一系列人文关怀措施，以缓解医师的职业倦怠感，提升工作满意度和职业归属感。

（一）心理健康支持

1．设立心理咨询中心：医院设立专门的心理咨询室，为医师提供免费的心理咨询服务，帮助其缓解心理压力，调整心态。

2．心理健康培训：定期组织心理健康讲座和培训，邀请专业心理专家讲解应对压力的方法和技巧，提升医师的心理调适能力。

3．心理减压活动：科室定期进行团队建设，组织瑜伽、冥想、户外拓展等减压活动，帮助医师放松身心，缓解工作压力。

（二）工作环境优化

1．合理安排工作时间：优化排班制度，减少加班频率，确保医师有足够的休息时间。例如，实行弹性工作制，允许医师根据工作量灵活调整工作时间。

2. 改善工作条件：为心内科医师提供舒适的休息室和工作环境，改善办公环境。

3. 减少行政事务负担：优化医院的行政流程，减少医师的非医疗性事务负担，使其能够专注于医疗服务工作。

（三）职业发展支持

1. 个性化职业规划：为心内科医师提供个性化的职业发展规划，帮助其明确职业目标，制定发展路径；通过定期的职业发展评估，为医师提供晋升和转岗机会。

2. 多样化培训体系：建立完善的培训体系，涵盖专业技能培训、管理培训、学术交流等；通过内部培训和外部进修提升医师的专业能力和综合素质。

3. 科研与教学支持：鼓励心内科医师参与科研和教学活动，医院设立专项科研基金，支持心内科医师开展科研项目，提升其职业成就感。

（四）团队凝聚力提升

1. 跨部门团队建设：医院定期组织跨部门的团队建设活动，如户外拓展、学术交流会等，增强医师之间的沟通与协作能力，打破部门壁垒。

2. 文化活动与表彰：通过举办医师节、“最美医护”评选、科室文化节等活动，表彰在医疗、护理、科研等方面表现突出的心内科医师，增强其职业荣誉感。

3. 员工关怀基金：设立员工关怀基金，为遇到生活困难的医师提供经济支持和帮助，解决其后顾之忧。

三、人文关怀的成果

通过一系列人文关怀措施的实施，东莞市人民医院心内科在缓解医师职业倦怠感方面取得了显著成效。

（一）职业倦怠感显著降低

心内科医师的工作热情和积极性显著提升，职业倦怠感明显减轻。通过心理健康支持和工作环境优化，医师的身心压力得到有效缓解。

（二）员工满意度大幅提升

医院的员工满意度调查显示，心内科医师对工作环境、职业发展、薪酬福利等方面的满意度逐年提高，整体满意度提升超过30%。

（三）工作效率和服务质量提升

人文关怀措施的落实提升了心内科医师的工作积极性和创造力，医院的运营效率和服务质量显著提升，患者满意度也相应提高。

（四）团队凝聚力增强

通过文化建设与团队凝聚力提升，心内科营造了团结协作、积极向上的工作氛围，增强了科室的凝聚力和向心力。

（五）职业发展机会增加

医院为心内科医师提供了更多的职业发展机会，包括晋升、培训和科研项目支持，进一步提升了医师的职业成就感和归属感。

综上所述，东莞市人民医院心内科通过心理健康支持、工作环境优化、职业发展支持和团队凝聚力提升等多维度的人文关怀措施，有效缓解了医师的职业倦怠感，提升了工作满意度和职业归属感。实践证明，人文关怀不仅是缓解医护人员职业倦怠的重要手段，更是推动医院高质量发展的关键因素。心内科在人文关怀和团队建设方面的成功经验为其他医疗机构提供了有益的借鉴，也为医院文化建设树立了新的标杆。

第六章 医院感染管理与医院应急管理

第一节 医院感染管理概述

医院感染管理是指各级卫生行政部门、医疗机构及医务人员针对诊疗活动中存在的医院感染、医源性感染及相关的危险因素进行预防、诊断和控制的活动。

医院感染管理伴随着医院的建立与发展而相依并存，由于大量抗生素使用、先进医疗仪器和治疗手段的广泛应用，引起耐药菌株增多、菌群失调，增加了消毒灭菌的难度，致使医院感染已成为当前医疗实践的严重障碍之一，不但增加了患者的痛苦，而且直接影响医疗效果，造成了严重的经济损失。

一、医院感染的定义与分类

我国2006年颁布的《医院感染管理办法》指出，医院感染是指住院患者在医院内获得的感染，包括在住院期间发生的感染和在医院内获得出院后发生的感染，但不包括入院前已开始或者入院时已处于潜伏期的感染。医院工作人员在医院内获得的感染也属医院感染。

医院感染的发生必须具备3个环节，即感染源、传播途径和易感宿主，又称为感染链，只有当3个环节都存在时才能构成医院感染。

医院感染的分类方法有很多，如根据病原体来源不同将医院感染分为内源性感染和外源性感染；根据发生医院感染对象不同分为医务人员医院感染和住院患者医院感染；根据医院感染发生部位不同分为不同部位医院感染，如呼吸系统感染、泌尿系统感染、手术部位感染、血液系统感染，不同部位的医院感染还可以进一步细分。

1. 根据病原体来源不同分：

（1）内源性医院感染：亦称为自身感染，是指病原体存在于患者自身体内，由于移位或菌群失调而使患者发生感染。患者自身的常居菌或暂居菌引起感染一般有下列5种情况。

① 寄居部位的改变：如大肠埃希菌由肠道进入泌尿道，或手术时通过切口进入腹腔、血流等。

② 宿主的局部或全身免疫功能下降：局部者如行扁桃体摘除术时，寄居在口咽部的甲型链球菌可经血流使原有心瓣膜病者引起亚急性细菌性心内膜炎。应用大量肾上

腺糖皮质激素、抗肿瘤药物、放射治疗等可造成机体免疫功能降低，部分正常菌群可引起自身感染，甚至导致败血症而死亡。

③ 菌群失调：是机体某个部位正常菌群中各菌群间的比例发生较大幅度变化并超出正常范围的现象，由此导致的一系列临床表现。

④ 二重感染：即在抗感染治疗过程中出现的新的感染。在进行抗菌治疗时，由于敏感细菌被抑制或杀灭，未被抑制的细菌或耐药菌趁机大量繁殖而致病。引起二重感染的细菌以金黄色葡萄球菌、革兰阴性杆菌和白念珠菌等为多见，临床表现为消化道感染（鹅口疮、肠炎等）、肺炎、泌尿系统感染或败血症等。若发生严重感染，除停用原来抗生素外，对检材培养过程中优势菌须进行药敏试验，以选用合适药物。同时要采取扶植正常菌群措施。

⑤ 潜在感染再活化。

（2）外源性医院感染：是指患者在医院环境内遭受医院内非自身存在的各自病原体侵袭而发生的感染。外源性感染包括以下方面。

① 交叉感染：是指患者之间或患者与医护人员之间通过咳嗽、交谈特别是经手等方式密切接触而发生的直接感染，或通过生活用品等物质而发生的间接感染。

② 环境感染：是指在医院环境内因吸入污染的空气或接触到受污染的医院内设施而获得的感染。

2. 按感染部位分：全身各器官、各部位都可能发生医院感染，可分为呼吸系统医院感染、手术部位医院感染、泌尿系统医院感染、血液系统医院感染、皮肤软组织医院感染等。

3. 按病原体分：可将医院感染分为细菌感染、病毒感染、真菌感染、支原体感染、衣原体感染及原虫感染等，其中细菌感染最常见。每一类感染又可根据病原体的具体名称分类，如柯萨奇病毒感染、铜绿假单胞菌感染、金黄色葡萄球菌感染等。

二、医院感染的诊断原则

医院感染的诊断主要依据患者的临床表现、实验室检查结果和医院感染的流行病学资料。流行病学资料在医院感染流行或暴发时意义更大，特别是发生传染病医院感染（如埃博拉病毒病等）时。

（一）属于医院感染的情况

根据我国原卫生部《医院感染诊断标准（试行）》和美国疾病预防控制中心医院感染的诊断标准，以下属于医院感染的7种情况。

1. 无明确潜伏期的感染：规定入院48小时后发生的感染为医院感染。

2. 有明确潜伏期的感染：自入院时起超过平均潜伏期后发生的感染为医院感染。

3. 本次感染直接与上次住院有关：即患者在上次住院期间或出院后不久获得的感染，在本次住院期间发作。

4. 在原有感染基础上出现其他部位新的感染：在原有感染基础上出现其他部位新的感染（除外脓毒血症迁徙灶），或在原感染已知病原体基础上又分离出新的病原体，排除污染和原来的混合感染的感染。例如，患者原本有呼吸道感染，后来又出现了泌尿系统感染。

5. 新生儿在分娩过程中和产后获得的感染。

6. 由于诊疗措施激活的潜在感染：如结核分枝杆菌、单纯疱疹病毒等在患者体内潜伏，因医院内的诊疗措施而被激活。

7. 医护人员在医院工作期间获得的感染：包括医护人员在医院内因接触患者、污染的环境或医疗设备等而感染的疾病。

（二）不属于医院感染的情况

1. 皮肤黏膜开放性伤口只有细菌定植而无炎症表现。

2. 新生儿经胎盘获得的感染（出生48小时内发病），如单纯疱疹、弓形体病、水痘等。

3. 由于物理化学因素刺激而产生的炎性反应。

4. 患者原有的慢性感染在医院内急性发作。

5. 感染病灶自然扩散。

此外，我国原卫生部2001年颁布的《医院感染诊断标准（试行）》要求医院感染按临床诊断报告，力求做出病原学诊断。

三、我国医院感染管理的现状

我国有组织地开展医院感染管理起源于20世纪80年代初期，1986年原卫生部与世界卫生组织合作举办了第一次全国医院感染研讨会，同年组建了医院感染监控管理培训基地和医院感染监测控制系统，定期进行全国医院感染横断面调查与专项调查。经过多年实践，形成了医院感染现患率调查、重点科室重点部位目标性监测及暴发流行监测相结合的新体系，在法规政策、组织管理、人才队伍建设、防控技术领域和国际合作交流5个方面都成绩斐然。

目前，我国医院感染管理采用三级组织管理体系，即医院感染管理委员会、医院感染管理科和科室医院感染管理监控小组。2006年，《医院感染管理办法》对医院感染管理的组织管理、预防与控制、人员培训监督管理、罚则等方面规定进行了完善。近年来，我国已在医院感染管理和控制方面做出了很多努力，2020年创造了4.2万援鄂抗击新冠疫情医务人员零感染的记录，这是中国强大整合资源及行政管理能力的最好体现。

医院感染的有效预防和控制很大程度依赖于监督管理和协调干预，包括全面和有针对性的监测、抗菌药物管理计划、一系列感染控制措施、教育和培训等。组织管理方面，成立了上至国家层面的感染管理质控中心，下至覆盖到地市级乃至部分县级层面感染质控中心，组织架构正在织密网底；标准规范方面，近年来密集颁布了数十项医院感染相关规范，特别是《医院感染管理医疗质量控制指标（2024年版）》的正式发布，为各级质控组织和医疗机构提供了统一的管理目标和评价标准；学科建设成果方面，采用循证的思维开展感染控制和科学防控已获得普遍认可，防控措施被有效落实，医院感染的发病率逐年下降，特别是多学科诊疗的感染查房管理模式显著降低了多药耐药菌的感染率；新技术应用方面，物联网技术、人工智能及新型消毒技术等新质生产力的应用全方位提升了感染防控的效率与质量。此外，医院感染管理专职人员数量和信息化监测能力有所提升。

但是我国医院感染管理也面临诸多挑战，如人口老龄化和免疫功能低下人群增加，导致医院感染病例增加；抗菌药物的不合理使用和多种易感因素的增加，多药耐药菌和泛耐药菌问题仍然比较严重；新型冠状病毒、人感染高致病性禽流感病毒、猴痘病毒、诺如病毒、艰难梭菌等多种新发传染病及卷土重来的结核病等经典传染病为医院感染管理工作增加了诸多未知变数；部分医院感染管理人员配备不到位，医院感染管理组织机构空转，医院感染监测不到位，难以适应严峻的医疗安全形势要求。

综上所述，我国医院感染控制工作经过多年发展，进步巨大且具备鲜明的中国特色，但仍面临诸多困境和挑战。随着国家层面高度重视健全医院感染控制体系，应注重专业人才培养，加快建设医院感染控制专业队伍，积极推广大数据平台和信息化建设，快步向科学和精准的感染控制目标进一步迈进。

第二节　医院感染的预防和控制

近年来，东莞市人民医院作为东莞市医院感染管理质量控制中心，通过建立完善的医院感染管理制度、组织和人才等建设，加强监测管理、开展医护人员培训和患者教育等多方面工作，有效降低了医院感染的发生率，提高了医疗服务质量，保障了患者和医护人员的安全。

一、医院感染组织建设与制度建设

（一）构建医院管理三级质控网络

东莞市人民医院作为东莞市医院感染管理质量控制中心的挂靠单位，建立了覆盖全市的“市-片区-医疗机构”三级院感质控网络。

1. 市级层面：由医院感染管理质量控制中心牵头，统筹制定全市院感标准，如《东莞市医院感染管理质控指标体系建设方案（2023年版）》，明确核心指标（如手卫生依从率≥90%、多药耐药菌检出率≤10%、手术部位感染率≤1.5%）。

2. 片区管理：将全市划分为6大医疗片区，每个片区设立专职院感督导员，定期组织交叉检查，推动基层医疗机构（如社区卫生服务中心）的感控能力提升。2023年通过片区督导，某社区卫生服务中心的手卫生依从率从65%提升至85%，多药耐药菌感染事件下降40%。

3. 医院内部：东莞市人民医院按照感染控制分级管理组织体系为三级管理，分别是医院感染管理委员会、医院感染管理办公室和临床科室医院感染防控管理小组，形成“横向到边、纵向到底”的责任链条。医院感染管理委员会主要职责是指导医院感染监测工作，对医院感染发生状况进行调查、统计分析，并向医院感染管理委员会报告。医院感染管理办公室主要职责是负责制订医院感染管理学科发展中长期规划、医院感染防控工作计划并组织实施，持续优化医院感染管理制度流程。医院感染管理小组主要由不同科室科主任、护士长、感控医生、感控护士等组成，负责具体工作的执行和管理。

感染管理涉及的相关职能部门包括但不限于医务、药学、护理、信息科、总务后勤、设备、质控及科教等管理部门；涉及的临床技术科室包括全部临床学科、专业，并覆盖各学科、专业所设立的门（急）诊、病区和检查治疗区域等。

（二）感控制度建设与责任落实

东莞市人民医院的医院感染管理制度是一套全面的感染预防与控制体系，旨在通过组织制度、质量要求、应急预案等多方面措施确保医疗安全和有效防控医院感染。该体系涵盖了从组织架构到具体操作流程的各个方面，包括但不限于感染管理委员会的设立、感染监测、风险评估、环境卫生管理、医疗废物处理、医务人员培训及特定科室如手术室和血液透析室的特殊管理措施。此外，还包括了对多药耐药菌的特别关注和防控，以及对医院感染暴发的应急响应机制。通过这些措施，医院力求在保障患者和医务人员安全的同时，提升医院整体的感染防控能力。

1. 责任书签订：每年年初，临床科室主任与院感科签订《医院感染防控目标责任书》，明确科室感染率、抗菌药物使用强度等考核目标，未达标者扣除年度绩效的3%～5%。

2. 专项督导机制：由院感科、护理部、后勤部组成联合督导组，每月对ICU、手术室、血液透析室等重点科室进行突击检查，检查内容包括以下方面。①手卫生设施配置（如每床配备速干手消毒剂）；②消毒记录完整性（如紫外线灯使用时长累计是否达标）；③医疗废物分类准确性（感染性废物与损伤性废物分装率≥95%）。

3. 问题整改闭环：针对督导发现的问题（如手术器械清洗不彻底），通过医院OA

系统下发整改通知单，要求科室48小时内反馈整改措施，并纳入下一轮检查重点。

二、重点环节防控措施

（一）基础感控管理

1. 手卫生管理： 推行世界卫生组织“五个手卫生时刻”，全院配备含醇类速干手消毒剂，每季度开展依从性监测（目标值90%）。

2. 消毒灭菌： 手术器械采用压力蒸汽灭菌（耐高温）或低温等离子体灭菌（精密器械），环境表面每日使用含氯消毒剂（500mg/L）擦拭2次。

（二）高风险区域管理

1. ICU感控： 实施呼吸机相关肺炎集束化干预措施，包括床头抬高30°、每日口腔护理、及时拔管等，呼吸机相关肺炎发生率控制在≤5‰。

2. 手术室管理： 采用层流净化系统（空气洁净度≤10CFU/m³），严格执行手术器械追溯制度，确保灭菌合格率100%。

三、抗菌药物与耐药菌管理

（一）抗菌药物科学化管理

1. 多学科诊疗团队： 建立多学科诊疗团队（感染科、药学、微生物室），对碳青霉烯类等高级别抗菌药物实施审批制度，降低不合理使用率。

2. 耐药菌主动筛查： ICU、血液科等高危科室患者入院时进行抗甲氯西林金黄色葡萄球菌、CRE鼻拭子/肛拭子检测，阳性者立即隔离。

（二）耐药菌传播阻断

单间隔离：对多药耐药菌感染者实行“单间隔离＋专用设备”，医护人员执行接触隔离措施（手套、隔离衣），医疗废物双层密封处理。

四、应急管理与能力建设

（一）突发公共卫生事件响应

1. 制订应急预案： 制订《医院感染暴发应急预案》，明确分级响应机制（如Ⅰ级响应需要24小时内上报省市卫生健康委员会），并定期开展模拟演练。

2. 新冠疫情期间措施： 启用发热门诊“三区两通道”，配置负压病房，实现疑似病例闭环转运。

（二）人员培训与科研创新

1. 人员培训：每年举办“医院感染控制能力进阶培训班”，邀请省级专家授课，覆盖专职人员300余人次。

2. 科研创新：近5年承担院感相关科研项目220项，研发智能化监测系统（如AI预警感染暴发、物联网追溯消毒流程），获市级以上科技奖25项。

五、信息化与质量改进

（一）数字化监测平台

1. 国家监测网：接入国家医院感染监测网，实时上传数据，利用AI分析感染风险趋势（如手术部位感染预警模型），辅助临床决策。

2. 电子化监测：推行电子化手卫生监测系统，通过传感器自动记录医护人员手卫生执行情况，生成整改报告。

（二）持续改进机制

每季度召开院感质量分析会，发布《院感质量简报》，针对薄弱环节（如血透导管相关感染）制订PDCA循环改进计划。

综上所述，东莞市人民医院通过完善组织架构、强化技术防控、创新信息化手段及多级协作机制构建了“预防-监测-应急-改进”全链条感染管理体系，为区域医疗安全与高质量发展提供了标杆经验。

第三节　病房、手术室、ICU等重点区域感染管理

医院重点区域的感染管理是医院感染控制体系中的核心环节，其管理质量直接影响患者安全与医疗质量。本节基于国内外最新指南与实践经验，系统阐述普通病房、手术室、ICU等高危区域的感染防控策略与技术规范。

一、普通病房感染管理

普通病房作为患者住院期间的主要活动区域，具有人员流动性大、环境接触面广的特点。其感染防控需要从环境清洁与病毒、探视与人员管理及患者教育与行为干预3

个方面协同推进。

（一）环境清洁与消毒

病房环境清洁需要遵循“分区、分级、分频次”原则。每日需要对高频接触表面（如床栏、呼叫器、门把手）进行两次消毒处理，采用含有效氯500mg/L的消毒液或复合双链季铵盐类消毒剂擦拭，并通过ATP生物荧光检测法评估清洁质量，合格标准为相对光单位（relative light unit，RLU）≤200。针对多药耐药菌感染患者，需要在出院或转科后实施终末消毒，使用过氧化氢雾化设备对空气及物体表面进行彻底消杀，确保杀灭率≥99.9%。

（二）探视与人员管理

为降低交叉感染风险，普通病房需要严格执行探视制度。每日探视时间控制在2小时内，探视人数每床不超过2名，探视者需要佩戴口罩并使用速干手消毒剂。对于免疫功能低下患者（如化疗、移植术后），实施保护性隔离，限制探视并设置独立卫浴设施。

（三）患者教育与行为干预

通过标准化宣教材料（如视频、手册）向患者普及手卫生、咳嗽礼仪及个人物品消毒知识。针对长期卧床患者，护理人员需要每2小时协助其翻身并检查皮肤状况，预防压疮及继发感染。2023年数据显示，东莞市人民医院通过上述措施使普通病房医院感染率下降至1.2%，低于全国平均水平（1.8%）。

二、手术室感染管理

手术室感染防控涵盖空气净化、手术器械灭菌和人员行为与手术团队管理三大维度，需要通过多环节协同实现“零感染”目标。

（一）空气净化与层流系统管理

百级层流手术室空气洁净度需要维持≤10CFU/m³，每日术前30分钟开启层流系统，术中保持正压状态（压差5Pa）。每月委托第三方检测机构对送风口进行尘埃粒子计数及浮游菌采样，结果需要符合《洁净手术部建筑技术规范》（GB 50333—2013）。连台手术间隔时间不少于30分钟，用于环境清洁与空气自净。

（二）手术器械全流程灭菌

耐高温器械（如手术钳、持针器）采用预真空压力蒸汽灭菌（温度134℃、压力

205.8kPa、时间4分钟）；不耐热器械（如电刀头、塑料制品）使用低温过氧化氢等离子体灭菌（循环时间55分钟，浓度6mg/L）。所有灭菌包内置化学指示卡，外贴信息追溯码，实现“清洗-灭菌-使用”全过程信息化管理。2023年东莞市人民医院手术器械灭菌合格率达100%，未发生器械相关感染事件。

（三）人员行为与手术团队管理

严格限制术中人员流动，每台手术参与人数不超过6名，参观人员需要经院感科审批并在指定区域观摩。手术团队成员术前需要执行外科手消毒（刷手时间≥3分钟，使用氯己定-醇类手消毒剂），术中手套破损或污染时立即更换。研究证实，通过规范人员行为可使手术部位感染发生率降低37%。

三、ICU感染管理

ICU是医院感染的高危区域，患者通常患有严重的基础疾病，免疫力低下，且需要多种侵入性操作和设备支持。因此，ICU的感染管理至关重要，需要从多个方面采取综合措施，以有效预防和控制医院感染。

（一）设备与操作感染控制

呼吸机管路、血液净化导管、泌尿道管路等侵入性装置需要严格执行“每日评估、及时撤除”原则。呼吸机外部管路每24小时更换一次，内部管路采用高温高压灭菌；纤维支气管镜等精密器械须经高水平消毒（如邻苯二甲醛浸泡12分钟）后方可重复使用。研究显示，通过规范设备管理，ICU呼吸机相关肺炎发生率从8.5‰降至4.3‰（东莞市人民医院2023年数据）。

（二）集束化干预策略

针对呼吸机相关肺炎、导管相关血流感染等常见感染类型，实施循证医学支持的干预组合。例如，呼吸机相关肺炎预防措施包括床头抬高30°～45°、每日4次氯己定口腔护理、声门下分泌物持续引流及镇静药物每日中断评估；导管相关血流感染防控则强调最大化无菌屏障（铺无菌大单、穿戴无菌手术衣/手套）、超声引导下穿刺及每日导管必要性评估。

（三）环境与微生物监测

ICU需要每周对空气、物体表面及医务人员手部进行微生物采样。空气洁净度需要符合《医院消毒卫生标准》（GB 15982—2012），沉降菌浓度≤4CFU/（皿·30min）；物体表面细菌菌落总数≤5CFU/cm^2。对于多药耐药菌感染患者，需要实施接触隔离措施，单间安置或同种病原体集中管理，诊疗设备专人专用，医疗废物采用双层黄色垃圾袋密封处理。

四、血液透析室与新生儿病房专项管理

（一）血液透析室感染控制措施

实施分区分级管理，乙型肝炎病毒（HBV）、丙型肝炎病毒（HCV）及梅毒感染者专用透析机，严禁混用。反渗水系统每月进行细菌培养（标准≤100CFU/mL）及内毒素检测（≤0.25EU/mL），每季度对透析液入口、出口采样监测。

（二）新生儿病房防控要点

暖箱每日清洁消毒，水箱用水采用无菌蒸馏水并每周更换；接触新生儿前需要严格执行手卫生，听诊器、体温计等物品专人专用。对早产儿及低体重儿实施“母乳喂养优先”策略，降低坏死性小肠结肠炎等感染风险。

综上所述，东莞市人民医院在普通病房、手术室、ICU等重点区域的感染管理中，通过严格的环境管理、患者管理、医护人员管理和设备管理有效降低了感染发生率，保障了患者和医护人员的健康安全。这些措施不仅符合国家和省级的感染管理要求，还结合了医院自身的实践经验，形成了高标准、系统化和创新性的感染管理体系。

第四节　多药耐药菌感染预防、监测与控制

在现代医疗环境中，多药耐药菌感染预防、监测与控制是预防医院感染、保障患者安全的关键环节。东莞市人民医院在抗菌药物管理和多药耐药菌监测及控制方面积累了丰富的经验，通过一系列科学、系统的措施，有效降低了抗菌药物的不合理使用率和多药耐药菌的传播风险，为患者提供了更加安全、高效的医疗服务。

一、我国医院常见多药耐药菌现状

多药耐药菌主要是指对临床使用的三类或三类以上抗菌药物同时呈现耐药的细菌。

2021年全国细菌耐药监测报告数据显示，2021年收集的总细菌数为3 743 027株，其中革兰阴性菌占主导地位，占总离株的71.1%，与2020年持平。菌株主要来源于痰标本、尿标本和血标本。革兰阳性菌分离率排名前5位的是金黄色葡萄球菌、屎肠球

菌、粪肠球菌、表皮葡萄球菌和肺炎链球菌。革兰阴性菌分离率排名前5位的是大肠埃希菌、肺炎克雷伯菌、铜绿假单胞菌、鲍曼不动杆菌和阴沟肠杆菌。

目前，东莞市人民医院纳入目标防控的多药耐药菌包括但不限于耐甲氧西林金黄色葡萄球菌、耐万古霉素肠球菌、产超广谱β-内酰胺酶细菌、耐碳青霉烯类肠杆菌科细菌、耐碳青霉烯类鲍曼不动杆菌和耐碳青霉烯类铜绿假单胞菌等。东莞市人民医院作为南方地区重要的三级甲等医院，近年来在多药耐药菌监测中发现以下特点。

（一）主要耐药菌种分布

革兰阴性菌占主导地位（83.74%），其中以大肠埃希菌、肺炎克雷伯菌、铜绿假单胞菌和鲍曼不动杆菌为主。

革兰阳性菌中，耐甲氧西林金黄色葡萄球菌和肠球菌属（如粪肠球菌）的检出率较高。

碳青霉烯类耐药肠杆菌（CRE）的检出率呈上升趋势，尤其在ICU中占比显著。

（二）感染科室分布

ICU是多药耐药菌感染的高发区域，占全院检出菌总数的40%以上，主要与侵入性操作（如机械通气、中心静脉置管）及患者免疫功能低下有关。呼吸科、泌尿外科和普通外科的感染率次之，与呼吸道、泌尿道及术后切口感染密切相关。

（三）耐药机制与传播途径

产超广谱β-内酰胺酶菌株在大肠埃希菌和肺炎克雷伯菌中占比超过60%，显著影响头孢类药物的疗效。

院内传播途径以接触传播为主，医护人员手卫生依从性不足、环境消毒不彻底是重要风险因素。

二、抗菌药物管理

（一）抗菌药物科学化管理

1. **多学科诊疗团队：**东莞市人民医院建立了由感染科、药学、微生物室等多学科组成的抗菌药物管理团队，负责抗菌药物的合理使用和耐药菌的监测与控制。

2. **审批制度：**对碳青霉烯类等高级别抗菌药物实施严格的审批制度，确保抗菌药物的使用符合临床指征，限制级抗菌药物使用率明显下降。

2023年引入PDCA循环管理后，手卫生依从性从62%提升至78%，ICU多药耐药菌感染率下降15%。

（二）抗菌药物使用监测

1. 实时监测：接入国家医院感染监测网，实时上传抗菌药物使用数据，利用AI分析抗菌药物使用趋势，辅助临床决策。

2. 定期分析：每季度召开抗菌药物使用分析会，发布《抗菌药物使用简报》，针对不合理使用情况进行整改。

监测数据显示，医院碳青霉烯类、三代头孢菌素和氟喹诺酮类药物的使用量居前，与肠杆菌细菌耐药率呈正相关。氨苄西林对大肠埃希菌的耐药率高达80%，提示需要限制其经验性使用。

（三）抗菌药物合理使用培训

既往医院不合理用药问题相对严重，主要表现为送检率不足和联合用药不规范两方面。因此，医院应加强抗菌药物合理使用培训和定期考核，提升医务人员的合理用药意识。

1. 培训：每年举办“抗菌药物合理使用培训班”，邀请省级专家授课，覆盖专职人员300余人次。

2. 考核：定期对医护人员进行抗菌药物合理使用培训，包括理论知识和操作技能，确保所有人员掌握抗菌药物合理使用的基本知识和技术。

三、多药耐药菌监测及控制

（一）多药耐药菌主动筛查

1. 高危科室筛查：ICU、血液科等高危科室患者入院时进行耐甲氯西林金黄色葡萄球菌、CRE鼻拭子/肛拭子检测，阳性者立即隔离。

2. 定期监测：每月对全院患者进行多药耐药菌筛查，及时发现潜在的耐药菌感染。

3. 多药耐药菌传播阻断

（1）单间隔离：对多药耐药菌感染者实行“单间隔离＋专用设备”，医护人员执行接触隔离措施（手套、隔离衣），医疗废物双层密封处理。

（2）环境消毒：对多药耐药菌感染患者的病房进行每日2次的环境消毒，使用含氯消毒剂（1000mg/L）擦拭所有表面。

（二）多药耐药菌监测与反馈

1. 快速监测：医院引进多台自动化微生物鉴定系统，实现快速菌种鉴定及药敏分析；同时，针对碳青霉烯酶基因（如*blaKPC*、*blaNDM*）进行PCR检测，早期识别高危耐药菌。对万古霉素、替考拉宁等药物进行血药浓度监测，优化给药方案。

2. 定期反馈： 每季度召开多药耐药菌感染分析会，发布《多重耐药菌感染简报》，针对薄弱环节制订PDCA循环改进计划。

3. 多部门协作机制： 医院感染管理科、药剂科、微生物实验室及临床科室联合成立“耐药菌防控小组”，每月召开联席会议。通过信息化系统实时预警耐药菌感染病例，实现隔离措施24小时内落实医院感控措施。

综上所述，东莞市人民医院通过完善监测体系、强化多部门协作和规范抗菌药物使用，有效遏制了多药耐药菌的传播。然而，耐药菌的进化与传播仍是长期挑战，需要持续优化防控策略并推动科研转化。

第五节　公共卫生事件中的医院应急管理

公共卫生事件的突发性与复杂性对医疗机构应急管理体系提出了严峻挑战。东莞市人民医院作为区域医疗中心，以《东莞市人民医院突发公共事件医疗卫生应急救援工作方案》等制度为核心框架，构建了“全链条响应、多部门协同、标准化操作”的应急管理模式。

一、医院应急管理组织架构

（一）三级指挥体系

1. 决策层： 医院应急工作领导小组由院长担任组长，负责统筹全局决策与资源调配。

2. 执行层： 医疗应急救援小组下设5个专项救治小组（外科创伤、外科烧伤、内儿科、突发传染病、院前急救），组长由核心专家担任，成员覆盖30余个科室。

3. 专案层： 针对特定事件（如核事故、重大中毒）成立专案救治小组，动态调整人员配置。

（二）部门职责细化

1. 医务科： 主刀人员调配、多学科诊疗及信息上报，确保救治流程无缝衔接。

2. 护理部： 统筹护理资源，建立“急诊-专科”护理支援梯队。

3. 保卫科： 负责救治区域安保，优化患者转运通道。

4. 总务科与设备科： 保障水电供应与急救设备（如呼吸机、除颤仪）的即时可用性，设备完好率要求达到100%。

二、应急响应流程优化

（一）事件触发与启动

1. 院内触发：接收3名及以上群体性伤患后，科室须在5分钟内上报医务科，医务科同步启动应急响应。

2. 外部指令响应：接到上级行政部门通知后，医疗应急救援小组10分钟内完成集结，院前急救小组3分钟内出车。

（二）院前与院内救治衔接

1. 院前急救标准化：救护车配备负压担架、便携式呼吸机等设备，随车医护人员实施二级防护。通过信息化系统实时共享患者生命体征，急诊科提前清空抢救室并备齐物资。

2. 院内分级救治：①一级响应（急诊科）。按“红黄绿”分区管理，红区（危重）患者优先进入绿色通道，30分钟内完成CT检查。②二级响应（专科协作）。ICU预留2张过渡床位，外科、麻醉科人员15分钟内到岗。③三级响应（手术保障）。手术室启用备用手术间，麻醉科确保30分钟内开展急诊手术。

（三）信息管理强化统筹

1. 动态上报机制：首次报告须在事件发生后1小时内提交，内容包括患者数量、伤情分级及资源需求。

2. 数据闭环管理：收治科室每日填写《突发公共事件患者情况汇报表》，重点记录治疗方案与预后评估，通过OA系统实时更新。

三、应急制度保障体系

（一）标准化操作规范

1. 急诊绿色通道：覆盖6大类21种急症（如急性心肌梗死、颅脑损伤），实行“先救治后付费”。检验科、放射科设立“急诊专用窗口”，血常规、凝血功能等关键项目2小时内出具报告。

2. 人员调配制度：医务科建立“三级备勤梯队”（一线值班、二线备勤、三线支援），要求院内人员10分钟、院外人员20分钟到岗。外科创伤小组需要在接到指令后15分钟内携带急救包到达急诊科。

（二）资源储备与调配

1. 物资动态管理： 药学部储备抗生素、解毒剂等7大类急救药品，每月盘点并更新。防护用品按“科室基数＋中央仓库”双轨配置，N95口罩、防护服库存量分别不低于1000只和200套。

2. 床位弹性扩容： 各临床专科预留10%床位作为应急储备，重症患者优先入住过渡病房。疫情期间，呼吸科可快速转换为隔离病区，48小时内扩容至50张床位。

四、专项应急预案深化

传染病防控全流程

1. 分级响应： ①一级防控（常规）。发热门诊实施预检分诊，疑似病例单间隔离。②二级防控（聚集性疫情）。启用负压病房，确诊患者转运至定点医院。③三级防控（大规模暴发）。全院进入封闭管理，非急诊手术暂停。

2. 转运安全： 使用负压救护车，严格执行“一车一消毒”，转运后车辆需要静置30分钟方可再次使用。

五、持续改进与成效

（一）质控与督导机制

1. 病例回溯分析： 医疗应急救援小组每季度对死亡病例开展原因分析，并形成死亡病例回溯分析报告。

2. 多部门联合检查： 医务科、护理部每月抽查急救设备完好率与药品有效期，整改率达100%。

（二）演练与培训

1. 场景化演练： 定期开展“大规模交通事故”“传染病暴发”等8类演练，参与人员超2000人次，响应时间平均缩短18%。

2. 技能标准化： 全员通过“高级生命支持”“创伤救治”认证，急救操作合格率提升至99.5%。

综上所述，东莞市人民医院通过制度化、标准化、动态化的应急管理体系实现了公共卫生事件中的高效响应与精准救治。未来需要进一步融合人工智能与物联网技术，构建“智慧应急平台”，提升资源调度与决策支持能力，为粤港澳大湾区公共卫生安全树立标杆。

第六节　重大公共卫生事件和突发疫情应急处理预案与救援

东莞市人民医院作为东莞市的大型三级甲等综合性医院，在应对突发重大公共卫生事件和突发疫情等紧急情况时建立了一套完善的应急管理体系。通过科学的医院应急管理体系构建、高效的应急资源配置与管理、严格的监测与预警机制和及时的应急响应与处置等，有效保障了医院的正常运行和患者的健康安全。

一、医院应急管理体系的构建

（一）应急预案的制订

1. **综合预案：**制订了《医院感染暴发应急预案》《突发公共卫生事件应急条例》《传染病暴发应急处置预案》等综合预案，明确了不同级别紧急事件的响应机制和处理流程。

2. **专项预案：**针对不同类型的紧急事件，如传染病疫情、群体性不明原因疾病、群体性食物中毒、重大交通伤等，制订了专项应急预案，确保在不同情况下都能迅速、有效地应对。

（二）组织架构与职责

1. **应急指挥中心：**成立医院应急指挥中心，由医院领导、相关职能部门负责人和临床科室主任组成，负责统一指挥和协调应急管理工作。

2. **应急工作小组：**设立医疗救治组、感染控制组、物资保障组、信息宣传组等多个工作小组，明确各小组的职责和工作流程。

二、应急资源的配置与管理

（一）人力资源

1. **应急队伍：**组建了一支由医护人员、行政人员和后勤保障人员组成的应急队伍，定期进行培训和演练，确保在应急状态下能够迅速投入工作。

2. **人员调配：**根据紧急事件的类型和严重程度合理调配医院内部的人力资源，确保各关键岗位有足够的人员支持。

（二）物资资源

1. 应急物资储备： 建立了应急物资储备库，储备了充足的防护用品、消毒用品、医疗设备和药品等应急物资。

2. 物资调配与补充： 在应急状态下能够迅速调配和补充应急物资，确保应急工作的顺利进行。

三、监测与预警机制

（一）监测系统

1. 实时监测： 接入国家医院感染监测网，实时上传数据，利用AI分析感染风险趋势，辅助临床决策。

2. 定期分析： 每季度召开院感质量分析会，发布《院感质量简报》，针对薄弱环节制订PDCA循环改进计划。

（二）预警机制

1. 分级预警： 根据紧急事件的严重程度，设立不同的预警级别，如Ⅰ、Ⅱ、Ⅲ极等，明确各预警级别的响应措施。

2. 预警信息发布： 通过医院内部的信息化系统及时发布预警信息，确保各部门和人员能够迅速采取行动。

四、应急响应与处置

（一）应急响应流程

1. 快速响应： 在接到紧急事件报告后，应急指挥中心迅速启动应急预案，各工作小组按照职责分工迅速开展工作。

2. 信息报告： 按照规定的时间和程序，及时向上级卫生行政部门报告事件的进展情况。

（二）现场处置

1. 医疗救治： 医疗救治组迅速对患者进行救治，确保患者得到及时、有效的治疗。

2. 感染控制： 感染控制组迅速采取措施，控制感染源，切断传播途径，防止疫情扩散。

3. **物资保障**：物资保障组迅速调配应急物资，确保应急工作的顺利进行。

五、信息管理与宣传

1. **信息发布**：通过医院内部的信息化系统及时发布预警信息，确保各部门和人员能够迅速采取行动。

2. **及时报告**：按照规定的时间和程序，及时向上级卫生行政部门报告事件的进展情况。

3. **舆情控制**：信息宣传组负责舆情控制，配合政府部门及时发布权威信息，稳定社会情绪。

六、应急救援具体实践案例

案例一：COVID-19疫情期间的应急管理

2020年，COVID-19疫情暴发，东莞市人民医院迅速启动应急预案，全力应对疫情。医院启用发热门诊“三区两通道”，配置负压病房，实现疑似病例闭环转运；加强医护人员的防护培训，确保医护人员的安全；合理调配医疗资源，确保患者的救治需求。通过上述措施，东莞市人民医院在疫情期间实现了“零感染、零死亡”的目标，为疫情防控做出了重要贡献。

案例二：群体性交通伤的应急管理

2023年，东莞市发生一起重大交通事故，涉及多名伤者。医院迅速启动《群体性交通伤应急预案》，医疗救治组迅速对伤者进行分类救治，确保伤者得到及时、有效的治疗；物资保障组迅速调配应急物资，确保应急工作的顺利进行；信息宣传组及时发布信息，稳定社会情绪。通过及时有效的应急响应，成功救治了所有伤者，保障了社会的稳定和安全。

综上所述，东莞市人民医院通过建立完善的应急管理体系，科学配置应急资源，建立健全监测与预警机制，及时有效地进行应急响应与处置，成功应对了多次突发重大公共卫生事件和群体性交通伤，保障了医院的正常运行和患者的健康安全。这些经验不仅为医院自身的发展提供了宝贵的借鉴，也为其他医疗机构应对紧急事件提供了有益的参考。

第七章　医院品牌与舆情危机管理

第一节　医院形象与品牌运营管理

在医疗行业竞争日益激烈的背景下，医院形象与品牌运营管理已成为提升医院核心竞争力的关键要素之一。品牌不仅是医院社会公信力的体现，更是患者选择医疗服务的重要依据。东莞市人民医院作为一家拥有130多年历史的百年名院，其品牌形象的塑造和传播一直是医院发展的重要组成部分。医院以“红楼精神”为灵魂，通过文化传承、技术创新与数字化变革，从历史符号到迈向粤港澳大湾区医疗高地，将医院的品牌形象深植人心。

一、医院品牌的内涵与战略定位：从“红楼建筑”到“红楼精神”

（一）医院品牌的历史基因

东莞市人民医院始建于清光绪十四年，即公元1888年，其前身为德国巴色传道会来莞所创办的“中华基督教礼贤会普济医院”（图7-1），是我国建立最早的西医院之一。经过130多年的积淀，现已发展成为集医疗、教学、科研及预防保健为一体的大型综合性三级甲等医院。

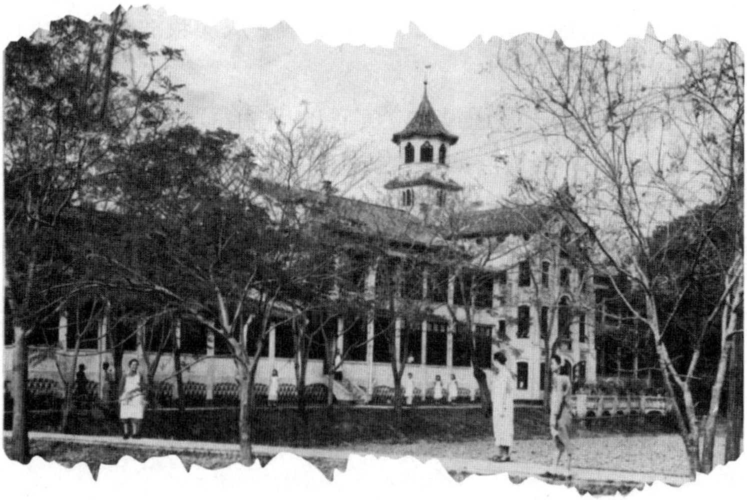

图7-1　中华基督教礼贤会普济医院

当年的医院以西式钟楼风格为主，采用红砖砌墙、绿色瓦面，非常别致，因此被大家称作“红楼”。医院也因其红色外墙和钟楼而被称为“红楼医院”。在抗日战争和解放战争时期，普济医院曾抢救过许多东江纵队战士的生命，成为莞邑人民心中的英雄医院。尽管现在原建筑已不复存在，但“红楼”作为品牌符号，承载了医院“自强不息，仁爱博精”的核心精神，以及深厚的历史记忆和情感寄托。

（二）医院品牌战略定位的升级

近年来，东莞市人民医院以“高水平医院建设”为目标，结合粤港澳大湾区医疗中心定位，推动品牌战略与城市发展深度融合。2021年入选广东省高水平医院第二期重点建设单位后，医院通过“登峰计划”三年行动方案，在3年内投入约3.13亿元，全面提升了医院综合实力和服务能力。

二、品牌视觉形象的重塑

医院形象是医院通过自身的行为向公众展示其本质特征，进而给公众留下的关于医院整体性的印象。具体而言，“形”主要是医院形象的外在表现，比如院容、院貌、设备、员工仪表、病房等医院环境，影响着社会对医院的直观印象；而“象”代表着医院精神、患者口碑、员工素质、精神风貌、医院社会责任感、行业地位、诊疗水平、科研实力等无形的内在印象。此外，具有医院个性特点的院旗、院徽、院歌及标志性建筑等是医院形象的集中体现。

东莞市人民医院通过以下几个方面塑造其独特的医院形象。

（一）视觉识别系统

医院设计了一套独特的视觉识别系统，包括院徽、院旗、院歌等，以展示医院的专业形象。近年来，东莞市人民医院通过多种方式将“红楼精神”融入医院文化建设中，例如在急救中心大楼的设计中融入红墙、尖顶等元素，通过红墙钟楼设计重现历史符号，并融合直升机停机坪、地铁接驳等现代功能，实现视觉识别与文化实用价值的统一（图7-2）。

此外，医院院史馆也是“红楼精神”传承的重要载体。院史馆不仅展示了医院130多年的历史发展轨迹，还通过丰富的文物和资料让患者和员工深刻感受到医院的文化底蕴和历史积淀。

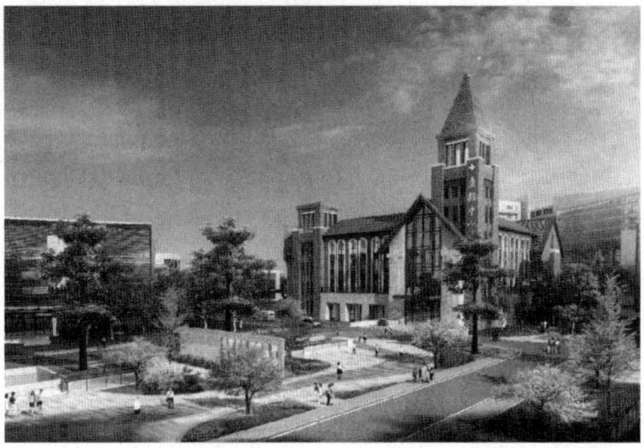

图7-2 急救中心（新红楼）效果图

（二）服务品质

医院提供高品质的医疗服务，关注患者需求，让患者感受到医院的关爱和责任感。医院通过优化服务流程提高医护人员的专业技能，改善医护人员的服务态度，确保患者得到及时、有效、温馨的医疗服务。

（三）医院环境

“万江院区”更名为“红楼院区”，旨在延续“红楼精神”，同时提升各院区的服务能力和管理水平，为患者提供了良好的就医环境。

（四）社会口碑

医院积极参与社会公益活动，提高社会知名度，树立良好的社会形象；通过举办各类公益活动、健康讲座等积极参与疫情防控和公共卫生事件处置，增强公众对医院的信任和认可。

三、品牌传播策略的多元化

品牌运营是医院提升公信力和吸引患者的重要手段。在品牌传播方面，东莞市人民医院采取了多种策略进行品牌运营。

（一）品牌理念传达

医院明确自身的品牌理念，并将其融入日常运营和患者服务中。医院的“自强不息，仁爱博精”的院训体现了医院的专业素养、关爱文化和社会责任感。

（二）品牌传播策略

医院通过多种渠道和方式实施品牌传播策略。例如，通过院史馆、院庆活动及线上线下宣传渠道将医院的品牌故事和文化理念传递给公众。此外，医院还注重利用新媒体平台，如微信公众号、小红书、抖音等，发布科普知识、健康资讯等内容，提升品牌知名度和美誉度。

（三）患者体验与服务优化

医院不断优化服务流程，提高医护人员的专业技能，确保患者得到及时、有效、温馨的医疗服务。医院建立多渠道和多形式的患者反馈机制，及时收集和处理患者意见与建议，不断改进和提升服务质量。

（四）与行业协会、媒体合作

医院与行业协会、国家级媒体等建立合作关系，整合资源，发挥各方优势，共同推动医院品牌的发展。

医院文化是医院品牌形象的重要组成部分。东莞市人民医院通过多种方式构建和传播医院文化，提升员工凝聚力和患者满意度。

综上所述，东莞市人民医院通过传承和弘扬红楼精神，成功地塑造了独特的医院形象和强大的品牌运营体系。医院通过优化服务流程、提升医疗质量、参与社会公益活动等手段不断提升自身的品牌形象和公信力。红楼精神的传承和弘扬不仅为医院的发展提供了强大的精神动力，更为医院在广东省高水平医院建设和粤港澳大湾区区域医疗中心的建设中奠定了坚实的基础。

第二节　全媒体时代的医院形象与品牌管理

在全媒体时代，信息传播的渠道和方式发生了深刻变化，医院形象与品牌管理面临着新的机遇和挑战。东莞市人民医院通过全媒体渠道内容传播、积极参与活动展示形象及主流媒体宣传亮点工作等策略成功地提升了自身的品牌影响力和市场竞争力，为其他医院品牌运营提供了宝贵的经验借鉴。

一、全媒体时代医院形象与品牌管理的重要性

全媒体时代，信息传播的渠道和方式发生了深刻变化，医院形象与品牌管理面临着新的机遇和挑战。医院需要通过多渠道、多形式的内容传播，积极参与各类活动，以及借助主流媒体的影响力，全面提升自身的品牌形象和市场竞争力。

（一）提升医院知名度和美誉度

通过多渠道的内容传播和活动参与，医院可以将自身的医疗技术、服务特色、文化内涵等信息传递给更广泛的受众，从而提高医院的知名度和美誉度。

（二）增强患者信任度

医院通过发布权威的医疗信息、展示真实的患者故事等增强患者对医院的信任度，促进医患关系的和谐发展。

（三）塑造行业标杆形象

医院在医疗技术创新、服务模式改革等方面的亮点工作经由主流媒体的广泛报道，

能够对其他医疗机构起到良好的示范和引领作用。

二、东莞市人民医院品牌建设策略与实践

（一）构建全媒体传播矩阵

东莞市人民医院通过多种渠道进行内容传播，全方位展示医院的医疗技术、服务特色和文化内涵。

1. 院报《红楼》：每月定期出版发行，内容丰富且独具深度，从医院行风建设、文明服务、经营管理、技术创新等多个关键方面进行全面报道，成为医院对外宣传的重要窗口。

2. 微信服务号：医院拥有“东莞市人民医院”微信公众号和“东莞红楼”订阅号，其中“东莞市人民医院”微信公众号坐拥115万关注用户。医院巧妙应用该服务号，精心发布多种类型的优质内容，如科普知识、健康资讯、专家介绍及患者故事等。

3. 微信视频号：以其直观生动、形象有趣的视频内容呈现形式为医院宣传工作注入了新的活力。医院充分利用视频号这一平台发布形式多样、内容丰富的视频，如健康科普视频、医院文化宣传视频及专家访谈视频等。

4. 官网：作为医院的官方网络门户，是全面展示医院各类信息的关键窗口。医院在官网上精心发布医院概况、科室介绍、医疗设备、医疗服务项目、科研成果等丰富翔实的信息，为患者提供全面、准确、权威的就医参考指南。

5.《红楼医声》短视频：2021年11月30日正式上线的健康科普短视频栏目“红楼医声”以动画为主要表现形式，配合东莞市人民医院医护人员专业的讲解，致力于普及科学健康知识，提高公众健康素养。

（二）打造优质内容，对外积极展示品牌形象

东莞市人民医院积极参与各类活动，展示医院的医疗技术、服务特色和文化内涵。

1. 参与科普视频制作与主题活动：医院积极投身于市卫生健康局组织的科普视频《说医不二》的制作工作，通过医务人员的专业讲解，将专业的医学知识以轻松幽默、通俗易懂的方式传播给广大公众。

2. 参加“健康中国”影像展：医院精心推出微电影《医者患心》《不见》等佳作，并积极参加“健康中国”影像展。这些微电影通过讲述医务人员的真实故事，生动展现了其日常工作中的艰辛付出、面对困难时的坚持与担当及对患者无微不至的无私关爱。

（三）占领主流媒体宣传阵地，提升品牌美誉度

东莞市人民医院的一系列亮点工作和重大成就频繁登上主流媒体平台，极大地提升了医院的知名度和美誉度。

1. 亮点成就登上主流媒体：医院在医疗技术创新领域取得的重大突破，如成功开展某项高难度手术、研发出新型治疗技术等；在医疗服务模式改革方面的成功经验，如推行一站式服务、优化就医流程等；在应对突发公共卫生事件中的出色表现，如在疫情防控期间的高效防控措施、医疗救治工作等亮点工作，经由主流媒体的广泛报道，能够迅速传播开来，吸引社会各界的高度关注。

2. 宣传作品获奖增添品牌亮色：医院报送的宣传作品在“健康中国”影像大展和第七届“广东医生”摄影大赛中屡获佳绩。这些获奖作品不仅是医院宣传工作丰硕成果的体现，更是医院品牌形象的重要展示窗口。

东莞市人民医院的品牌建设策略体现了全媒体时代下医院品牌传播的新趋势：其成功经验表明多渠道传播是关键，通过院报、微信公众号、视频号等多种渠道，实现品牌传播的全覆盖；内容创新是核心，结合医院特色和公众需求，创新宣传形式，提高传播效果；文化内涵是基础，通过弘扬“红楼精神”等文化内涵，增强医院的品牌认同感和社会责任感；加强互动性提升信任度，通过新媒体平台与公众互动，拉近医患距离，提升公众信任度。

综上所述，在全媒体时代，医院应抓住机遇，充分利用多种传播渠道和手段积极参与各类活动及借助主流媒体的影响力全面提升自身的品牌形象和市场竞争力。

第三节　医院舆情管理与信任危机公关

医院舆情是指公众对医院及其医疗服务、管理、人员等方面的评价、意见和反馈，具有传播速度快、覆盖面广、影响力强等特点。

在信息爆炸的全媒体时代，医院作为公共健康服务的核心载体，所面对的舆情复杂性早已超越传统意义上的“患者投诉”，演变为牵动社会敏感神经的复杂舆论场。每当医疗纠纷、收费争议、医疗腐败或管理漏洞等事件发生时，公众的焦虑与质疑往往通过微博热搜、短视频平台、微信群等渠道急速扩散，形成“病毒式传播”。这种传播不仅裹挟着碎片化信息与情绪化表达，更可能因信息不对称演变为对医院品牌乃至医疗体系的信任危机。因此，舆情管理是医院管理的重要组成部分之一，其核心目标是维护医院声誉、提升服务质量、改善医患关系，并有效应对信任危机事件。

一、医院舆情的特点

（一）高敏感性与社会共情

医院舆情多涉及生命健康、医患矛盾、医疗伦理等核心民生议题，天然具有高关注度与情绪共鸣性。例如，医疗行业人士对仿制药质量的质疑可能迅速引发公众对

"国产仿制药疗效与质量安全"的集体焦虑，甚至上升为对新医改政策的质疑。

（二）传播路径碎片化与病毒裂变性

在短视频平台（如抖音、快手）和社交媒体（微博、微信）主导的传播环境下，信息呈现"去中心化"特征。碎片化信息易被误读或断章取义，甚至一段掐头去尾的诊疗视频、一张未经核实的收费单据、一个移花接木的聊天截图，可能通过算法推荐形成几何级传播，真相在传播过程中被不断解构与重构。

（三）信任危机连锁反应

医疗行业专业性较强，公众对医院存在"高期待、低容忍"心理。一旦发生负面事件（如腐败、医疗事故、乱收费等），公众易产生"以偏概全"的认知偏差，可能迅速演变为信任危机，从个案质疑演变为对医院整体公信力的否定，甚至波及整个医疗体系。

例如，2022年西安市长安医院遭遇"天价急救车"舆情事件。患者家属张先生通过医院外的"转运小卡片"联系了一辆"救护车"，将患者从医院转运回家，路程不足5公里，收费高达1.77万元。该事件引发了广泛关注和讨论。经西安急救中心调查，此事件并非医院或120急救中心给患者联系的急救车，系患者家属自行联系的非法经营"黑救护车"，虽经解释，但该事件对医院和120急救中心的诸多负面影响迟迟未能消除。

二、医院舆情应对的挑战

（一）技术黑产与信息污染

AI深度伪造技术可生成虚假医疗纠纷视频，自媒体"标题党"故意歪曲事实引流，传统辟谣手段难以应对技术化、组织化的谣言产业链。

（二）公众情绪管理难度升级

舆情事件中，患者家属、围观网民、媒体、自媒体等多方利益诉求交织，理性沟通空间被情绪化表达挤压。例如，2022年浦东120急救中心医护人员"拒借除颤仪"事件中，片面视频引发全网道德审判，事实经上海浦东新区卫生健康委员会澄清后仍无法完全消除公众负面印象。

（三）多平台协同治理困境

舆情可能同时在微博、短视频、微信群、微信公众号等渠道平台发酵，但医院缺乏跨平台监测与联动处置能力。此外，部分平台为追求流量放任争议性内容传播，加剧信息失真。

（四）制度僵化与资源错配

公立医院普遍存在舆情管理权责不清、响应流程冗长等问题。很多公立医院没有专门的舆情管理团队，舆情多由宣传科、院办/党办等兼职处理，遇到舆情危机事件需要层层上报至医院领导及上级主管部门，往往错过“黄金4小时”的舆情响应期；而部分民营医院则过度依赖删帖、公关，忽视根本问题整改。

三、当前医院舆情应对机制的不足

（一）预警机制滞后

多数公立医院依赖人工监测舆情，缺乏AI大数据分析和全网舆情监测能力，无法提前识别潜在的舆情风险。

（二）危机应对流程僵化

1. 口径不统一：多数医院缺乏新闻发言人，科室、行政、宣传部门各自发声，导致回应前后矛盾。

2. 形式主义回应：部分医院回应舆情时声明模板化（如“高度重视、严肃处理”），缺乏事实细节与情感共鸣，加剧公众不信任。

（三）主动沟通缺位

一些医院习惯“被动辟谣”，而非主动公开信息，被媒体或自媒体曝光后往往陷入被动，引发公众信任危机。

（四）第三方协作薄弱

医院与警方、媒体、行业协会的联动多停留在纸面协议，实际处置中难以快速调动资源。

四、医院舆情管理：从“危机灭火”到“信任基建”

医院舆情管理的终极目标并非“消灭负面声音”，而是构建可持续的公众信任体系。这一转型需要突破传统“头痛医头”的短期思维，转而通过技术、制度与价值的系统性重构将舆情风险化解能力转化为医院核心竞争力的组成部分。

（一）技术赋能：打造智能化的“舆情中枢”

1. 全链路监测预警系统：医院整合医院信息系统、患者满意度调查、社交媒体账号（微信公众号、视频号、抖音、小红书等平台）用户评论、投诉平台等信息源，利用自然语言处理（NLP）技术＋AI大语言模型平台预警舆情情绪倾向与风险信号。

2. 智能决策辅助工具：医院建立分级响应策略数据库，针对医疗事故、服务态度、腐败指控等高频场景自动生成声明框架与证据调取清单。

3. 反制技术黑产的“防火墙”：对诊疗记录、监控视频、医患沟通录音等关键证据实时上传区块链，确保数据不可篡改。

（二）制度重构：建立敏捷响应的“治理骨架”

1. 分级响应与授权机制：按传播范围、情感烈度、社会影响等维度，将舆情划分为Ⅰ级（全网热搜）、Ⅱ级（区域热议）、Ⅲ级（局部投诉），对应不同的处置权限与资源调配方案。例如，上海市某医院规定Ⅲ级事件可由宣传科直接回应，Ⅱ级事件需要医疗副院长决策，Ⅰ级事件必须启动多部门联席应急小组。

2. 跨域协同治理网络：建立政医媒联动平台，与卫生健康委员会、网信办、主流媒体建立数据共享与联合通报机制。例如，杭州市卫生健康委员会牵头成立“医疗舆情联防联盟”，实现医院－政府－平台间的谣言同步驳斥与限流。此外，医院还应建设第三方背书体系，预设法律顾问、医学会、患者权益组织的合作响应流程。

3. 闭环问责与修复机制：建立舆情事件回溯档案，区分“外部谣言攻击”与“内部管理过失”，对后者实施“问题整改－责任人处理－制度修订”的闭环管理。

（三）价值重塑：播种信任的“社会资本”

1. 透明化运营的“日常承诺”：通过小程序向患者实时推送检查进度、用药清单、费用明细，压缩诊疗过程的信息黑箱。

2. 医患共情沟通的“温度革命”：培训医师用“故事化表达”替代专业术语，在门诊病历中增加患者主观感受记录。

3. 科普IP化运营：打造医院和医师个人科普账号矩阵，通过持续输出权威内容积累公众信任储备。

综上所述，医院舆情管理本质上是一场“信任基建”的长周期品牌工程。其要求医院管理者以“社会企业”的思维将技术硬实力、制度柔韧性与价值感召力熔铸为三位一体的防御体系。当医院不再疲于应对一波又一波的舆情海啸，而是筑起基于透明、共情与责任的价值堤坝时，医患关系的真正春天或许就此到来。

第四节　医院品牌宣传与文化建设实践

东莞市人民医院近年来在品牌宣传与文化建设方面成绩斐然，通过多维度的创新实践和人才培养，有效提升了医院的品牌影响力与社会美誉度。

一、品牌塑造：从技术创新到人文关怀的全维度创新

（一）医疗技术创新打造粤港澳大湾区区域医疗中心

根据“登峰计划”三年行动方案，医院通过持续提高医疗服务水平，打造粤港澳大湾区区域医疗中心。

1．建设专科联盟，冲刺国家重点专科：2023年，肿瘤科入选东莞市公立医院首个“国家临床重点专科”能力建设项目。此外，医院通过与英国伦敦圣托马斯医院卒中专家合作共建，打造东莞市神经病学中心；心内科与广东省人民医院心血管病研究所合作共建，打造东莞市心血管病临床诊治中心。专科联盟建设方面，肿瘤科与中山大学肿瘤防治中心建立肿瘤联盟，重点打造东莞市肿瘤研究所；与广州呼吸疾病研究所建立联盟，打造东莞市呼吸系统疾病临床诊治中心；与南方医科大学附属医院和广州医科大学附属第一医院建设专科联盟，促进医院肾内科、消化内科、放射科和胸外科的学科提升。

目前，国家胸痛中心、国家房颤中心、国家房颤中心示范基地、国家心衰中心、国家高级卒中中心、国家高级认知中心（建设单位）、CAAE二级癫痫中心、国家级高血压达标中心、急性上消化道出血救治快速通道四星救治基地、国家药物临床试验机构、Ⅰ期临床试验中心、国家标准化代谢性疾病管理中心、广东省肿瘤诊疗建设示范单位、广东省胸痛中心示范基地、广东省第一批市级心血管病防治中心、广东省二级创伤救治中心建设单位，以及多个国家级、省级、市级培训基地和东莞市医疗质量控制中心先后落户医院。

2．建立中心实验室和多个研究所：医院投入近9000万元，推进东莞市公立医院生物医药中心实验室建设，是三年行动计划中花费资金最多的项目。同时，在市中心实验室的建设基础上引入知名的基因组学研发机构，充分利用医院附近80余亩土地，建立东莞市精准医学研究院。医院推进建设肾脏病研究所，搭建高水平肾科研究平台，提高专科整体水平，创建国家重点专科。2023年，东莞市人民医院成功引进钟南山院士团队，并在东莞市卫生健康局直接领导下成立了东莞市呼吸和重症医学研究所，瞄准国内外呼吸病学研究的前沿课题，解决我国主要呼吸系统疾病的关键问题，为全市呼吸系统疾病的防治提供技术支撑体系、创新平台和学术交流平台。

3．构建“上天入地”的急救通道：针对目前急救能力不足的情况，东莞市人民医院将投入6300万元建设能承接直升飞机停放的急救中心大楼，配合TOD发展项目通过地下通道连接，构建“上天入地”的便捷急救通道；建设东莞市应急抢救快速移动单元，打造东莞市急危重症救治技术高地，提高全市应急水平。

4．推进硼中子俘获治疗（BNCT）项目：医院牵头开展国内首台自主研发BNCT大型医疗设备的临床转化和应用研究，2023年4月，全省首座BNCT大楼正式在医院

落成，同年10月通过ISO 15 189医学实验室现场评审，是医院实验室管理水平与技术能力走向规范化、国际化、标准化的重要标志。2024年12月27日，东莞市人民医院成功获批“恶性肿瘤硼中子俘获治疗技术与应用广东省工程研究中心”，并依托这一平台及肿瘤科国家临床重点专科建设项目，推动BNCT技术的临床转化和应用，不仅是东莞市医疗技术发展的重要里程碑，也是我国在高水平医院建设和精准医学领域的重要探索。

（二）服务品牌重构就医体验

1. 成立床位管理中心，统筹床位，跨区收治：为解决患者住院难的问题，医院特别成立了床位管理中心，对床位进行集中安排及调配，提供预约入院服务。在专科满床的情况下，则可采取“跨区收治”模式。预约入院实施后，医院床位使用率显著提升，患者候床时间大幅缩短，如消化内科、肛肠科的候床时间便从以往的10～20天缩短至1～3天。

2. 入出院一站式服务：以往患者办理入出院需要多次排队，而现在通过资源整合，实现了住院业务“一窗通办”，一个窗口就能完成入院登记、社保登记、缴纳押金等业务；同时，引入了智能叫号系统，患者只需要坐着等待便可一次性完成住院业务办理。医院微信服务平台还上线了“出院结算”服务，患者在床边就能完成出院结算，实现医保报销，并能线上查收发票、结算清单、病历复印等。一站式服务实施后，入院办理在繁忙时段的等待时间从原来的30分钟缩短至10分钟；患者办理出院也无须再来回奔波，实现了“零等候、零跑腿”。

3. 日间手术预入院流程优化：原来日间手术预入院患者需要在门诊、床位管理中心、专科病房之间来回奔波才能完成相关预入院业务。流程优化后，目前预入院患者可直接在床位管理中心完成住院押金缴纳、抽血检验检查、院前检查宣教等，实现了“让患者只跑一趟”的目标，大大地提升了服务效率。

4. 东莞市人民医院互联网医院一条龙服务：目前，东莞市人民医院互联网医院已有36个学科43个亚专科上线，复诊、续方、缴费、送药，互联网医院全搞定。此外，互联网医院还通过多个平台提供面向社会群众的预约、分诊、支付等一条龙服务。

（三）打造医务社工公益品牌，传递医者温度

东莞市人民医院医务社工办通过专业的社会工作服务：向社会和广大患者传递医者的仁心温度。在患者救助方面，2022年医院设立“东莞市慈善会红楼仁爱慈善基金”，致力于帮助家庭经济困难患者。2024年全年援助81人，约100万元，其中仁爱基金救助约31万元，流浪乞讨人员救助约29万元，希望之光救助约3万元，其他社会资源约37万元。

在人文关怀服务方面，医务社工办联合临床医护人员，结合科室患者需求定期开

展人文关怀服务，有效缓解了患者的负面情绪，营造了温馨的科室氛围，助力人文医院建设。2024年全年提供一对一咨询及个案管理服务约2200人次，开展86场次，服务5300余人次。

在健康科普宣教方面，医务社工办统筹全院志愿服务管理及义诊备案工作，组建东莞市人民医院志愿服务队伍，发展多元化的志愿服务，积极协同院办公室、党委办公室、院团委等部门，高效整合医疗资源，紧密结合周边社区的需求，定期组建志愿服务队深入基层进行健康宣教服务，全年共计开展155场服务，服务群众8619人次。同时医务社工积极链接外部资源，持续开展志愿者门诊导诊服务，累计组织408场导诊活动，志愿者参与服务人数共2613人次，服务群众119 376人次，服务时数达7935.89小时。

二、党建引领与文化品牌建设

东莞市人民医院通过党建引领，打造了“百年红楼”文化品牌。医院以“党建+文明创建”为引领，积极探索发挥党支部战斗堡垒和党员先锋模范作用的新思路、新路径。通过分类搭建党员先锋服务队、志愿服务门诊、为民服务岗等平台，深入开展延时服务、节假日服务、健康义诊服务等系列活动，推出一批便民利民服务设施，引导党员立足岗位比贡献、创先争优促发展。

此外，医院通过升级文化长廊，设立“最美红楼人”“善行义举榜”专栏，每季度开展“道德讲堂”活动，办好《红楼》报、医院网站、微信公众号、南方号等，集中展示了医护救死扶伤的崇高职业精神。通过多措并举选树典型，一批医护人员获得了全国卫生计生系统先进工作者、全国抗击新冠疫情先进个人、广东省三八红旗集体、中国好人、广东省医师奖、广东好人、南粤建功立业女能手等荣誉称号。

东莞市人民医院通过多层次、多角度、多维度打造党建新阵地，形成了具有生命力的党建文化体系。医院共设立了多个党员活动室和图书馆（墙），院内的党建公园与文化长廊、院史馆构成了医院文化的“红三角”。这些文化阵地不仅为党员提供了学习和交流的平台，也为医院的文化建设提供了有力支撑。

三、人才战略：锻造文化宣传铁军的培育密码

在文化宣传骨干培养方面，东莞市人民医院通过多种方式提升文化宣传骨干的业务能力。医院定期组织业务培训活动，邀请行业媒体交流授课，分享前沿知识和实践经验；同时还注重实践锻炼，给文化宣传骨干分配具体的宣传任务，让其在实践中积累经验。此外，医院还建立了完善的激励机制，对表现优秀的文化宣传骨干给予表彰和奖励，激发其工作积极性。

例如，医院通过广东省博士后创新实践基地引进多名博士后，在开展肿瘤靶向治

疗、智能医疗设备研发等课题时，同步承担科研成果的科普转化任务。2024年10月，东莞市人民医院成功获得“东莞市肿瘤防治与硼中子俘获治疗科普活动”立项，成为东莞市科普专项资助项目。

此外，医院积极建立宣传培训机制，针对院领导层开设媒体沟通策略课程，中层干部主修危机公关与舆情管理，科室通讯员则接受新闻写作、短视频制作等实战培训，鼓励医务人员积极参与科普比赛。例如，2020年9月，周颖药师荣获“第二届药健康科普中国行广东省总决赛”一等奖。2023年11月，感染管理办公室刘厚荣、梁宝方、黎明珊共同创作的作品《你可能洗手都白洗了！》荣获广东省第二届健康科普大赛视频类三等奖。

综上所述，医院品牌建设绝非简单的广告投放，而是医疗技术、服务创新、文化积淀与人才储备的系统工程。未来，东莞市人民医院将继续以高水平医院建设为目标，深化品牌内涵与文化外延，通过科技赋能、人才驱动和资源整合，打造兼具人文关怀与医疗实力的区域医疗中心形象。

第八章　医院信息系统建设与管理

第一节　医院信息系统的构成与发展历程

医院信息系统是指利用计算机软硬件技术、网络通信技术等现代化手段对医院及其所属各部门的人流、物流、财流进行综合管理，对在医疗活动各阶段中产生的数据进行采集、存储、处理、提取、传输、汇总、加工而生成各种信息，从而为医院的整体运行提供全面的、自动化的管理及各种服务的信息系统。

作为现代医院管理工作的重要基础设施与支撑环境，医院信息系统对提高医疗服务质量、工作效率和管理水平可产生积极的作用，并能为医院带来一定的经济效益和社会效益。随着信息技术的蓬勃发展，国内越来越多的医院正加速建设信息化平台，以提高医院的服务水平与核心竞争力。

一、医院信息系统的构成

医院信息系统是一个综合性的信息系统，包括医疗、教育、科研、财务、会计、审计、统计、病案、人事、药品、医保、物资、设备等。各子系统既相互关联，又各成体系，功能规范编排格式统一，可以分为以下4类。

（一）医院管理信息系统（hospital management information system，HMIS）

医院管理信息系统主要涉及医院人、财、物方面的管理，支持医院的行政管理与事务处理，以提高医院管理效率。其包括人事管理系统、财务管理系统、后勤管理系统、药库管理系统、医疗设备管理系统、门诊和手术及住院预约系统等。

（二）临床信息系统（clinical information system，CIS）

临床信息系统主要以患者为中心，以医护人员和医技科室为服务对象，涉及医院医疗业务方面的信息处理，以提高医护人员的工作效率及医疗质量。其包括门诊、急诊、住院管理系统，病案管理系统，医疗统计查询系统，血库管理系统等。

临床信息系统是医院信息系统的核心，其主要子系统包括以下方面。

1．电子病历系统（electronic medical record，EMR）：是指医院内全面记录关于患者的健康状态、检查结果、治疗过程、诊断结果等信息的电子化系统。

2. 医师工作站系统（doctor workstation system，DWS）：是指协助临床医师获取信息、处理信息的系统，以电子病历为中心，支持医院建立电子病历库，为医师提供高效的电子病历和电处方管理平台，并为病历统计分析提供有效的手段。医师工作站可以分为门诊医师工作站和住院医师工作站两种形式。

3. 护理信息系统（nursing information system，NIS）：是指利用计算机软硬件技术、网络通信技术帮助护士对患者信息进行采集、管理，为患者提供全方位护理服务的信息系统。NIS一般包括临床护理子系统和护理管理子系统。临床护理子系统主要完成护士工作的业务处理。由于各科室的护理业务工作的特殊性，临床护理子系统由通用的护士工作站和增加部分特殊功能的临床专科护士工作站组成，如急诊科NIS等。

4. 检验信息系统（laboratory imformation system，LIS）：指应用计算机网络和信息技术、实时处理、传输、查询并提供分析及诊断信息的管理系统，包括临床检验系统、微生物检验系统、试剂管理系统、实验室辅助管理系统等。

5. 医学图管理系统（picture archiving and communications system，PACS）：是指医学图像存储与传输的数字化处理系统，是应用数字成像技术、计算机技术和网络技术对医学图像进行存储、传输、检索、显示、打印而设计的综合信息系统。PACS主要分为医学图像获取、大容量数据存储、图像显示和处理、数据库管理和传输图像的网络5个部分。

6. 放射科信息系统（radiology information system，RIS）：是指利用计算机技术对放射学科室管理的数据信息，包括图片、影像信息，实现输入、处理、传输、输出自动化的计算机软件系统，与PACS系统共同构成医学影像学的信息化环境。RIS是基于医院影像科室工作流程的任务执行过程管理的计算机信息系统，其基本功能包括患者登记、检查预约、患者跟踪、报告生成、账单计费、文字处理、数据分析、医疗档案、综合管理、接口功能、系统管理、胶片管理，还可以在此基础上实现远程医疗。PACS与RIS和HIS的融合程度已经成为衡量医院信息化程度的重要内容。

7. 临床决策支持系统（clinical decision support system，CDSS）：是指用人工智能技术对临床医疗工作予以辅助支持的信息系统。临床医师可以通过输入患者信息来等待系统输出针对具体病例的建议，从而做出恰当的诊疗决策。CDSS的建立有利于为疾病的诊断和治疗提供科学的决策，提高医疗卫生质量和效率。随着大数据分析技术应用于临床，CDSS更为智能化。例如，可以使用图像分析和识别技术识别医疗影像（X线、CT、MRI）数据，或者挖掘医学文献数据建立医疗专家数据库，从而给医师提出诊疗建议。此外，CDSS还可以使医疗流程中大部分的工作流向护理人员和助理医师，使医师从耗时过长的简单咨询工作中解脱出来，从而提高治疗效率。

8. 其他常见的医院临床信息系统：如手术麻醉监护系统、ICU监护信息系统、心电信息系统、脑电信息系统、血透中心管理系统、超声系统、肺功能系统、内镜系统、静脉药物配制信息系统、院内感染管理系统、抗菌药物管理系统等。随着医学的发展和信息技术的不断革新，新的子系统还将不断产生。

（三）决策支持系统（decision-making support system，DSS）

决策支持系统主要包括有关医疗业务质量等方面的处理，如医疗质量评价系统、医疗质量控制系统等。

二、我国医院信息系统的发展历程

我国医院信息系统的发展经历了从简单的财务管理系统、挂号收费系统到涵盖医疗业务全流程的综合信息系统的发展过程。早期的医院信息系统主要集中在提高医院的行政管理效率，如财务结算、药品管理等。随着医疗需求的不断增长和信息技术的进步，逐渐向临床信息系统拓展，包括电子病历、医嘱管理、检验/影像信息系统等，实现了医疗数据的电子化记录和共享。近年来，智慧医院建设成为发展的重点，强调通过物联网、5G、人工智能等技术的应用提升医疗服务的智能化水平和患者体验。

（一）起步阶段（20世纪70年代末至80年代中期）

医院信息系统始于20世纪80年代初，最初以单机系统为主，如北京协和医院在1984年引入药库管理和病案首页管理系统，这是中国医疗信息化的重要里程碑。此阶段主要集中在基础信息系统的建立，如收费管理系统和药品管理系统的应用。

（二）探索阶段（20世纪90年代初至90年代末）

1993年，原国家计划委员会下达了“八五”科技攻关课题《医院综合信息系统研究》，标志着我国医院信息系统进入一体化管理系统的探索阶段。1995年，中国医院信息系统（CHIS）问世，这是我国医院信息系统发展的一个重要里程碑，推动了医院管理从部门级向全院级的转变。

1998年《全国卫生信息化发展规划纲要（2003—2010年）》发布，从国家层面系统规划了我国医院信息系统建设的目标和方向。

（三）快速发展阶段（2000—2010年）

2000年后，随着互联网技术的普及，医院信息系统进入快速发展期，临床信息系统（如电子病历系统、PACS影像系统等）开始逐步推广。2004年，《中华人民共和国电子签名法》的实施为电子病历等信息化应用提供了法律保障。此外，乌镇互联网医院的上线也为互联网＋医疗迈出了宝贵的探索步伐。

（四）深化发展阶段（2010—2020年）

新医改政策的实施进一步推动了医院信息系统创新与建设的步伐。政府加大了对信息化建设的支持力度，如2014年发布的《全国医院信息系统建设标准与规范（试行）》。技术创新如云计算、大数据、人工智能等技术逐渐融入医院管理，提升了医疗服务质量和效率。医院信息系统逐步向智慧医院方向迈进，重点发展电子病历、远程医疗、移动医疗等服务。

（五）智慧医院阶段（2020年至今）

随着5G、人工智能等新技术的应用，医院信息系统建设进入了智慧化转型的新阶段。在我国医疗领域，智慧医院主要涵盖三大领域，即面向医务人员的“智慧医疗”、面向患者的“智慧服务”和面向管理者的“智慧管理”。目前，电子病历互联互通、AI智能诊断、互联网医院全流程服务等已经成为现实。

综上所述，在行业政策、市场需求、新技术应用等诸多因素的驱动下，我国医疗信息系统的发展正如同一场蓬勃兴起的浪潮，势不可挡。医院信息系统产品在这股浪潮中不断推陈出新，日益丰富，功能愈发专业，智能化程度逐步提升，正全方位地重塑医疗服务与管理的生态格局。未来，随着信息技术的持续突破与应用的不断深化，我国医疗信息系统必将以更加强劲的势头为智慧医院转型发展注入源源不断的动力，助力医疗服务迈向更加高效、精准、人性化的全新高度，为人民群众的健康福祉构筑起坚实而智能的信息保障。

第二节　医院信息系统建设规划与实践

东莞市人民医院自2009年起，从临床、科研、教学全方位多角度不断推进高效、互联互通的信息化建设。近年来，医院信息系统规划与建设再次升级，朝着“智慧操作、智能服务、智慧决策”的“智慧医院”战略目标进军。

一、医院信息系统建设的基本原则和思路

“十四五”期间，东莞市医疗卫生发展规划的重点之一是发展智慧医疗和优质医疗资源均衡布局，结合国家对粤港澳大湾区的发展定位，顺应互联网＋医疗、云计算、物联网、大数据、AI等新技术发展趋势。东莞市人民医院大力推动医院信息系统建设，加快远程医疗中心、大数据和智慧医院建设，提升现代化医疗管理水平。

（一）医院信息系统建设的基本原则

1. 坚持统筹规划：依据智慧医院的中长远建设目标，统筹规划和分步实施各院区与科室的核心业务需求，以完善升级医院管理和临床信息系统功能、打好智慧医院建设网络基础为重点，稳步实效地推进医院信息系统建设。

2. 坚持标准先行：在医院信息系统每个环节的系统实施前，必须先完成管理流程的标准化、信息编码的标准化、基础数据的标准化，确定好系统的接口标准，以打破信息孤岛，确保各信息系统之间信息数据的互联互通。

3. 坚持软硬并重：坚持软硬件并重投入，合理部署应用系统和基础硬件设施，加大信息化集成平台和配套管理体系的建设，帮助医院实现流程优化重塑，加速医联体和远程医疗中心建设，促使优质资源更为公平，降低医院管理成本。

4. 坚持以人为本：重视改善患者就医体验，打通线上线下一站式便捷就诊服务，借助互联网医院建设开通挂号预约、电子住院证、移动支付、慢病门诊、视频问诊、床边结算等线上功能，实现“让信息多跑路，让患者少跑路”。通过药品配送、健康宣教、用药提醒等延伸患者服务链条，全面提升患者满意度。

5. 坚持信息安全：强化与新一代信息技术发展相适应、满足信息化发展实际需要的信息安全基础设施，确保重要信息系统安全可靠，着力提升医院信息安全保障能力。

（二）医院信息系统建设的基本思路

1. 明确智慧医院建设的阶段性目标：东莞市人民医院始终朝着“智慧操作、智能服务、智慧决策”的“智慧医院”战略目标而努力。具体而言，阶段性目标包括建设远程医疗中心，上联广东省卫生健康委员会远程医疗平台，下联市内各二、三级医院和社卫中心；建设医院数据中心（CDR），并构建医院大数据分析平台；推动智慧医院建设，完善智能化后勤服务支持系统。

2. 制度保障信息化建设投入的可持续性：通过高水平医院发展三年规划和医院信息系统重点建设项目规划，充分保障各项信息化建设资金和运维经费，确保各个信息化建设项目顺利实施，支撑医院中长期信息化建设。

3. 加强医院信息系统的全程管理：在各个信息化项目建设过程中，严格遵循软件工程项目管理规范，积极开展重要里程碑的“评估和整改”，保障信息化建设项目质量；积极开展项目建设的满意度管理，定期走访全院业务科室，了解业务科室的信息化诉求，通过信息化手段优化医疗服务流程，提高医疗服务的便捷性和可及性；同时利用数据驱动的决策支持，提升医院的管理效率和医疗服务质量。

4. 加强建设专业信息化队伍：研究型医院的信息化项目建设的规划、认证、建设研发及运行维护，后续优化改进，都需要一批既懂IT技术又熟悉医院业务流程的复合型人才支撑。医院每年投入大量的经费用于培养和吸收一批信息化运维和管理专业人员，并积极组织信息化培训学习班，不断强化信息科团队的管理和专业性。

二、东莞市人民医院信息系统建设实践与成果

（一）通过国家电子病历5级评审

2021年，东莞市人民医院成立电子病历分级评审专项工作小组，在院党委领导下，由医务科总协调、信息科总牵头，全院员工积极参与，严格对标电子病历评审标准，优化整改，持续提升，实现了医疗、护理、检验、检查、手术、治疗等全流程的信息互联互通，使医院信息系统建设水平得到了质的提升。2023年7月31日，东莞市人民医院顺利通过国家电子病历应用水平分级评价5级评审，成为东莞市首家顺利通过电子病历5级评审的三级甲等综合性医院。

（二）互联网医院入选“互联网＋医疗健康”示范医院

东莞市人民医院的互联网医院自2020年1月正式上线以来，通过持续升级和优化，取得了显著的发展成果。2022年，东莞市人民医院被列为广东省第二批“互联网＋医疗健康”示范医院建设单位。截至2023年12月，东莞市人民医院互联网医院已上线323名医师，服务范围涵盖20多个临床科室。在功能优化与用户体验提升方面，互联网医院不断优化操作界面，使患者能够更清晰地找到所需服务，提升了整体使用体验。例如，通过微信小程序或公众号，患者可以方便地进行线上挂号、问诊、缴费和医保结算等操作。互联网医院推出了多种便民功能，包括护理咨询、个性化体检咨询、慢病续方、送药上门等服务。此外，还新增了心血管内科专科诊疗咨询板块，为患者提供更加全面的线上医疗服务。

（三）专业信息管理系统部署齐全

1. **教学专业管理系统：**引入了科教、规培、考试等专业管理系统，提高了医院在教学、培训和考试等方面的管理效率和质量，为医院的人才培养提供了有力保障。

2. **临床药物试验管理系统：**建成了全面覆盖临床药物试验Ⅰ、Ⅱ、Ⅲ期的管理系统，提升了医院在临床药物试验方面的管理水平和效率，为医院的科研工作提供了有力支持。

3. **医务、护理和门诊移动输液管理系统：**建成了新的医务管理系统、护理管理系统和门诊移动输液管理系统，提升了医院在医务管理、护理服务和门诊输液等方面的效率和质量，为患者提供了更加优质的医疗服务。

4. **知识库应用：**引入了最新的合理用药、费用核查及医保控费、DRGS管理知识库等，为医院的医疗决策提供了科学依据，提高了医疗资源的利用效率，降低了医疗成本。

5. 智慧运维平台建设：为应对医疗业务的快速发展和IT系统的复杂性，东莞市人民医院与嘉为蓝鲸合作，构建了一体化智能运维管理平台。该平台实现了告警事件的统一管理、关联分析、故障定位诊断和自动化处理，覆盖了十余个业务系统和近两百个主机，提升了IT运维的效率和安全性。

6. 远程医疗中心：东莞市人民医院通过建立远程医疗协作网，与多家医院合作开展远程会诊、远程教育和远程手术指导等项目。例如，与谢岗医院、石碣医院、光华医院等多家医疗机构联合，以及铜仁市人民医院神经内科远程疑难病讨论会诊、林芝巴宜区人民医院影像图片远程会诊等推动优质医疗资源下沉，提升了基层医疗服务能力。

7. 数字化院区建设：数字化院区建设是东莞市人民医院在高水平医院建设中的重要组成部分，旨在通过5G、大数据、人工智能等新兴技术提升医疗服务质量和效率。目前，数字化院区一期项目已于2024年9月启动并进入实施阶段，二期项目也已完成立项和招标工作。也成立了医疗大数据中心，统筹医院数据库（湖）的建设。

此外，东莞市人民医院还成立了5G远程超声医学中心，利用"瑞影云++"远程超声系统为基层医院及偏远地区提供远程超声诊断服务，有效缓解了基层医疗机构在超声诊断方面的痛点。

综上所述，东莞市人民医院在医院信息系统的规划与建设方面取得了显著成效，不仅提升了医疗服务质量，还为区域医疗合作和智慧医院建设奠定了坚实基础。未来，东莞市人民医院将继续深化信息化建设，以患者为中心，推进多院区数据流通共享和融合协同；同时，医院计划进一步完善智慧医院和数字化院区建设，为患者提供更全面、便捷和智能的医疗服务。

第三节 基于电子病历评级的结构化电子病历建设

电子病历（electronic medical record，EMR）也称计算机化的病案系统或称基于计算机的患者记录（computer-based patient record，CPR），是指医务人员在医疗活动过程中使用医疗机构信息系统生成的文字、符号、图表、图形、数据、影像等数字化信息，并能实现存储、管理、传输和重现的医疗记录，是病历的一种记录形式。

一、电子病历分级标准及评审要求

2018年12月，国家卫生健康委员会发布《电子病历系统应用水平分级评价管理办法（试行）》，按照国家统一标准对医院的整体电子病历应用水平进行科学评价，并引导医疗机构积极开展以电子病历为核心的信息化建设；同时，评价级别从原来8个调整为9个，电子病历系统应用水平分级评价工作也由此有了新标准。该《管理办法》按照9个等级（0～8级表8-1）进行评价，表8-1为每个级别所代表的具体标准。

表8-1 电子病历分贝标准

等级	内容	基本项目数（项）	选择项目数（项）	最低总评分（分）
0级	未形成电子病历系统	—	—	—
1级	独立医疗信息系统建立	5	20/32	28
2级	医疗信息部门内部交换	10	15/27	55
3级	部门间数据交换	14	12/25	85
4级	全院信息共享，初级医疗决策支持	16	10/23	110
5级	统一数据管理，中级医疗决策支持	20	6/19	140
6级	全流程医疗数据闭环管理，高级医疗决策支持	21	5/18	170
7级	医疗安全质量管控，区域医疗信息共享	22	4/17	190
8级	健康信息整合，医疗安全质量持续提升	22	4/17	220

注：选择项目中“20/32”表示32个选择项目中需要至少20个项目达标。

限于篇幅，本节仅介绍5级评审的相关标准和要求。5级评审的标准是统一数据管理，中级医疗决策支持，具体要求如下。

（一）局部要求

各部门能够利用全院统一的集成信息和知识库提供临床诊疗规范、合理用药、临床路径等统一的知识库，为本部门提供集成展示、决策支持的功能。

（二）整体要求

1. 全院各系统数据能够按统一的医疗数据管理机制进行信息集成，并提供跨部门集成展示工具。

2. 具有完备的数据采集智能化工具，支持病历、报告等的结构化、智能化书写。

3. 基于集成的患者信息，利用知识库实现决策支持服务，并能够为医疗管理和临床科研工作提供数据挖掘功能。

二、东莞人民医院电子病历5级建设案例

2023年7月31日，东莞市人民医院顺利通过国家电子病历5级评审，成为东莞市首家顺利通过电子病历5级评审的三级甲等综合性医院。

电子病历5级的重点建设内容围绕着数据的标准化建设构建主数据管理系统，完善相关信息系统应用，包括患者360视图、病历质控、临床数据中心等（图8-1）。

以下是对东莞市人民医院电子病历建设案例的详细介绍。

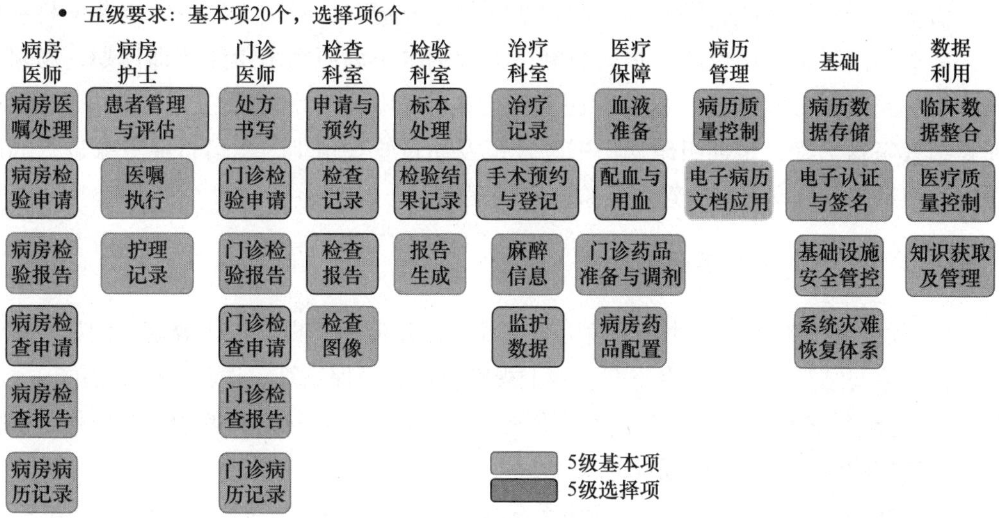

图8-1 电子病历5级标准化建设

（一）系统建设情况

1. 成立专项工作小组，加强组织领导：东莞市人民医院成立了电子病历系统应用水平分级评价工作领导小组，成员由医务、护理、门诊、药剂、医保、财务、医技、信息等重点业务部门组成，对照电子病历系统5级建设标准，制订电子病历系统应用水平分级评价工作实施方案。经过近2年的努力，先后通过了系统初评、自主申报、实证材料上报、省级初审、国家评审等流程的考验。

2. 对照评审标准完善电子病历系统功能：医院根据电子病历5级评审标准，逐项完善20个基本项和6个选择项的功能模块。医院以HIS系统为基础、以电子病历为核心，全面优化门诊、住院、LIS、PACS、病历质控、临床路径等系统，形成了诊疗业务一体化、线上线下一体化及临床重要业务流程闭环管理。

3. 数据质量提升：为提升数据质量，电子病历系统采用了结构化的病历模板和实时质控功能，规范了病历书写流程和内容要求，提高了病历的质量和完整性；同时，系统引入电子病历数据质量监测机制，对录入数据进行质量控制，重点关注数据的完整性、准确性和及时性。此外，完善数据字典的同步更新机制，保证各系统间数据的一致性和规范性。

4. 加强知识库建设：构建涵盖疾病诊断、治疗方案、药物使用等知识库，引入了最新的合理用药、费用核查及医保控费、DRGS管理知识库等，为中级医疗决策支持提供数据基础。

（二）人员培训和强化督导整改

在电子病历5级评审建设过程中，医院对标电子病历系统应用水平评价高级别医院，借鉴电子病历系统建设经验，制定详细的整改清单。专项工作小组定期下科室指导，针对不同科室和岗位的医护人员制订详细的电子病历系统操作培训计划，确保其熟练掌握系统的使用方法；同时，医院建立电子病历应用常态化推进工作长效机制，加大绩效考核力度，定期组织病历书写规范及质量管理培训，邀请行业专家进行病历质量管理讲座，分享先进的管理经验和实践案例。

（三）流程优化与系统集成

1. **优化医疗流程**：通过电子病历系统优化医疗流程，提高工作效率，例如实现移动支付、诊间结算、自助报告查询、线上视频就诊、医保结算、送药上门等功能。

2. **打破科室壁垒**：打破临床各科室之间的壁垒，加强科室间的沟通与协作，确保信息化流程建设各环节能够联动起来。

3. **加强系统集成**：实现电子病历系统与其他系统的集成，如HIS、LIS、PACS等，确保数据的互联互通。电子病历系统涵盖了门诊、住院、急诊等多个医疗环节，并与医院的其他信息系统如检验系统、影像系统等进行了集成对接。通过电子病历系统，医师可以方便地查看患者的历史就诊记录、检查检验结果等信息，提高诊疗效率和准确性；同时患者也可以通过自助服务终端或手机App等方式查询自己的病历信息和就诊记录等内容。

（四）建设成效与经验总结

经过两年的努力，东莞市人民医院顺利通过了国家电子病历应用水平分级评价5级评审，成为东莞市首家通过该评审的三级甲等综合性医院。通过电子病历系统的建设和应用，医院信息化建设水平得到了质的提升，实现了医疗、护理、检验、检查、手术、治疗等全流程的信息互联互通。通过优化就医流程，患者就医更加便捷，满意度显著提升；同时，电子病历系统的升级提高了诊疗效率和准确性水平，减少了医疗差错和重复劳动现象的发生。

电子病历建设作为医院信息化建设的核心内容之一，在提高医疗服务质量和效率方面发挥着重要作用。然而，在实际建设和应用过程中也面临着一些挑战和问题需要克服和解决。

1. **系统集成难度**：医院内部往往存在多个信息系统，如何实现电子病历系统与其他系统的无缝集成是一个挑战。不同系统的接口标准不一致、数据格式不统一等问题需要解决，以确保数据的准确传输和共享。

2. **医师使用习惯**：部分医师可能对电子病历系统的操作不熟练或存在抵触情绪，需要加强培训和引导，提高医师对电子病历的接受度和使用效率。

3. **数据安全与隐私保护**：电子病历包含患者大量敏感信息，如何确保数据的安全存储、传输和访问控制是至关重要的。需要加强网络安全防护，防止数据泄露和恶意攻击。

综上所述，电子病历5级评审对医院信息化建设提出了更高要求，促使医院优化信息系统架构，加强数据质量管理，提升临床决策支持能力。未来，东莞市人民医院医院将以5级电子病历评审通过作为新起点，继续大力推进智慧医院建设，围绕患者就医体验、医疗质量和精细化管理为目标，助力医院高质量发展。

第四节　基于物联网、5G、人工智能的智慧医院建设与智慧医疗运营实践

2019年，国家卫生健康委员会首次提出智慧医院的定义，其是指通过大数据、人工智能、物联网等技术手段形成信息化智能管理模式，提升就医体验，为患者提供更高质量的医疗服务，包含智慧医疗、智慧管理和智慧服务3个层面。

当前，在我国智慧医院建设的范围主要包括智慧医疗、智慧管理和智慧服务三大领域。面向医院管理的智慧管理包含财务、成本控制、物资、药事等多方面的内容，帮助医院进行精细化的运营管理；面向患者的智慧服务包括院内的挂号一体机，智能导诊、医院导航、AI问诊，院外的远程诊疗、在线预约、健康管理等，为患者提供更加便捷高效的就医体验；面向医务人员的智慧医疗主要以电子病历为核心，加之影像、检验等其他系统，实现互联互通的信息系统建设。

当前，随着5G、云计算、物联网、大数据、人工智能等新技术的兴起，我国医院建设快速从信息化朝着数字化、智能化转型发展，帮助医院进行远程医疗、AI辅助诊断、大数据分析、病案质控等工作，从而提高医疗服务的效率和质量，提升医疗体验，降低医疗成本，改善医疗生态环境，促进医疗行业的创新和发展。本节重点阐述基于物联网、5G、人工智能的智慧医院建设与智慧医疗运营实践。

一、智慧医疗

（一）人工智能在智慧医院中的应用

1．智能辅助诊断：东莞市人民医院引入了数坤AI智能辅助诊断系统，其利用先进的人工智能算法和大数据分析技术，旨在提高医疗诊断的准确性和效率，辅助医师更好地进行疾病诊断和治疗决策。数坤AI智能辅助诊断系统是一款基于人工智能技术的医疗辅助诊断工具，涵盖了科研平台、冠心病AI、脑卒中AI、肺癌AI等多个方面，通过对大量影像数据的学习和分析能够更准确地识别病变特征并提供相应的诊断和治疗建议等辅助决策信息，帮助医师提高诊断准确性和效率水平，减少误诊和漏诊现象的发生，为患者提供更加精准安全的医疗服务体验。其具体应用场景如下。

（1）冠心病AI：优化整体流程，实现血管重建、初写报告、审核报告等功能的自

动化。通过对冠脉CTA影像的智能分析能够快速生成冠脉血管的三维重建图像，清晰显示血管狭窄程度、斑块位置等信息。例如，在传统工作流中，冠脉CT检查后医师需要花费大量时间进行图像后处理和报告撰写，而冠脉AI工作流可以在1分钟内完成血管重建，30分钟内生成初步报告，大大缩短了诊断时间，提高了工作效率。冠心病AI提供斑块定量分析，包括斑块CT值、长度、体积等参数，以及斑块平均密度、低密度斑块占比等信息，为冠心病的诊断和治疗提供更精确的数据支持。

（2）脑卒中AI：出血性脑卒中智能分析系统可快速进行脑出血分类及定量，检测动脉瘤并提供多参数测值，用于术前指导和破裂风险评估。例如，在急性脑卒中患者就诊时，系统可以快速分析脑CT影像，准确判断出血类型和出血量，为医师制订治疗方案提供关键信息。头颈CT智能辅助诊断系统自动进行头颈血管后处理及诊断，进行动脉瘤初筛；ASPECTS智能分析系统识别早期缺血征象；脑灌注智能分析系统生成灌注参数图及Mismatch图，计算梗死核心及低灌注区体积，帮助医师判断病情严重程度和选择合适的治疗方法。

（3）肺癌AI：通过对影像数据的深度学习，肺癌AI系统可以快速准确地检测出病灶的位置、大小和形态等信息，实现全胸诊断，对肺部结节进行精准检测和分析。例如，在肺部CT检查中，肺癌AI系统可以检测出直径较小的结节，并对结节的形态、密度等特征进行分析，判断结节的良恶性风险；提供结节的详细信息如位置、大小、形态、密度等，并提供随访指南，辅助医师进行诊断和治疗决策。

人工智能临床辅助决策应用效果与价值：

• 提高诊断准确性：人工智能系统通过对大量影像数据的学习和分析能够更准确地识别病变特征，减少人为因素导致的误诊和漏诊。例如，在肺癌诊断中，AI系统可以检测出一些早期微小肺癌结节，而这些结节可能在传统阅片过程中被忽视，提高了早期肺癌的诊断率。

• 提升医疗效率：显著缩短了诊断时间，使患者能够更快地得到诊断结果和治疗。如冠心病AI工作流中快速的血管重建和报告生成节省了医师的时间，让患者可以更快地进入治疗环节，改善患者预后。

• 辅助临床决策：为医师提供全面的诊断信息和治疗建议，辅助医师制订更合理的治疗方案。例如，脑卒中AI系统提供的各种分析结果可以帮助医师判断患者是否适合溶栓治疗或手术治疗，提高治疗的针对性和有效性。

2. 达芬奇Xi手术机器人：东莞市人民医院于2024年9月7日正式启用全球最新款第四代达芬奇Xi手术机器人，这是东莞卫生健康系统首台国产手术机器人；2024年全年已顺利开展92台人工智能辅助手术。该设备配备了人性化医师控制台、全新患者手术车和强大的视频系统，具有更灵活的操作能力，能够完成狭小空间内的复杂手术。

达芬奇Xi手术机器人以其精准、微创的特点为外科手术提供了更高的操作灵活性和安全性。相较于传统腹腔镜手术，机器人手术更加精细，适合处理复杂或狭小空间的手术。此外，机器人手术减少了术中出血量，缩短了术后恢复时间，并有助于减少并发症的发生。

（二）5G技术在智慧医疗中的应用

东莞市人民医院与东莞移动合作，在5G技术的应用和远程医疗方面取得了显著进展。为确保5G专网高质量运行，东莞移动为东莞市人民医院建设了2个5G宏站和5个5G室分，保障医院室内外网络的全面覆盖；同时在5G公网基础上整合院方数据平台，构建专属数据通道，通过5G传输专线模式实现客户5G终端与医院专网的数据交互，以支撑移动医护等智能化应用。

通过5G技术，医院打造了“上车即入院”危急重症救治新模式，确保院前医疗急救指挥调度中心、救护车辆及医院之间信息的互联互通，提升了胸痛、卒中患者抢救的成功率，实现了院前急救与院内救治“零时差”无缝对接。

得益于5G网络平台建设，移动查房、移动护理等医护应用能够实时地将所有信息和资源带到需要的场景中。以往医院里的移动医疗推车、PDA等医疗设备受网络环境和信号干扰的影响，容易出现漫游掉线、网络不稳定等影响日常医疗工作开展的情况。在部署5G专网后，这些移动医疗设备均可接入一张网，设备网络连通率提升至99.99%。医师可通过随身携带的平板电脑或PDA随时查看患者病历、检查检验报告单等，HIS、PACS等医疗信息系统被“延伸到床边”，医师在患者床边即可采集病情、开出医嘱；同时，随着5G网络技术、用户身份识别技术与移动医疗设备的结合，也实现了更便捷的移动护理，医护人员可对医嘱执行过程中的每一步进行实时检查和确认，切实提高了医疗质量和医护效率。

2021年10月27日，东莞市人民医院正式成立5G远程超声医学中心，直击超声医疗“痛点”。借助迈瑞医疗的“瑞影云＋＋远程超声系统”能对远程医疗单位，包括基层医院、帮扶医院的疑难病例进行线上实时会诊，实现超声高清图像及会诊数据的共享查看，突破时空限制，轻松提供会诊帮助。

目前，该中心已经成功连接新疆图木舒克市人民医院、铜仁市万山区人民医院、韶关市仁化县人民医院、东莞市黄江医院、东莞市谢岗医院等多家医疗机构。当这些医院的超声检查科室遇到疑难病例时，可随时向中心发出实时会诊、预约会诊请求，会诊双方通过共享同一台超声机的直播画面，为患者提供高质量的诊断报告。

例如，在接到新疆图木舒克市人民医院关于1例疑难病例的远程超声会诊邀请后，东莞市人民医院红楼院区超声科副主任罗海波迅速组织4名超声科专家实时在线指导图木舒克市人民医院医师进行精准详细的检查。“应该不是肝脏‘恶性肿瘤’，看着更像‘病毒感染’后形成的病灶，建议行血常规检查，明确病因”。按照东莞市人民医院专家的建议，患者行血常规检查后，发现白细胞计数明显偏高，高度符合病毒感染后的临床表现，经抗感染治疗1周后，肝脏处病灶缩小，病情得到有效控制。

（三）物联网技术在智慧病房中的应用

东莞市人民医院积极推进智慧医院建设，其中基于物联网技术的智慧病房是其重要组成部分。智慧病房通过物联网技术实现了医疗设备、患者、医护人员之间的高效联接，提升了医疗服务效率和患者体验。

在智慧病房中，物联网技术通过各种传感器和设备实时采集患者的生命体征数据（如心率、血压、体温等）、病房环境数据（如温度、湿度、光照等）及医疗设备的运行状态数据等。这些数据通过无线传输技术（如ZigBee、Wi-Fi等）实时传输到病房的协调器中，再由协调器将数据上传至网络中心进行集中处理和分析。

基于物联网采集的数据，智慧病房系统能够对患者的病情进行实时监测和分析。一旦发现患者的某项生命体征数据异常，系统会立即发出预警信息，提醒医护人员及时采取措施。

物联网技术使得医护人员能够通过移动设备（如平板电脑、智能手机等）实时访问患者的病历信息、检查检验结果等，实现移动护理和移动查房。

二、智慧管理

东莞市人民医院在智慧管理方面取得了显著成效，提高了医院的管理水平和运营效率，医院已完成智慧医院一期建设，并启动了二期项目。目前，数字化院区建设正在推进中。

（一）强大自主算力和安全保障

东莞市人民医院在智慧医院建设中注重技术和应用创新的投入，拥有自主算力和存储资源如780核心CPU的算力、1.95PB的存储空间等为系统的稳定运行提供了有力保障；同时医院还注重网络安全建设，形成了合理的网络安全拓扑并定期进行渗透测试和漏洞扫描等工作，保障网络安全和业务正常运行。

（二）一体化智能运维管理平台

东莞市人民医院与嘉为蓝鲸合作，构建了一体化智能运维管理平台，旨在解决医院运维中的安全、敏捷性和故障定位等问题。该平台实现了资源统一管理、业务一体监控、作业智能运行及运维可视化展示等功能，显著提升了医院IT运维能力和业务运营能力。

（三）智慧医院运营管理系统

医院上线了“智慧医院”运营管理系统，包含合同审批、智能报账等子系统，实现了无纸化报销和财务自动化审批，大幅提高了工作效率。目前，医院完成了多系统模块上线，实现了财务数据互联互通，为医院财务管理提供了便利和支持作用；同时医院还搭建了数据中心与科主任目标责任精细化平台，实现了数据提取与目标值的实时比对和监控功能，有助于医院进行科学决策和资源配置优化工作。此外，医院还积极推进绩效考核管理工作，通过数据分析和评估等方式对科室和个人的工作绩效进行客观评价，并根据评价结果进行奖惩等，促进了医院整体管理水平和运营效率的提升和发展。

（四）智能药柜与药品管理

药房采用智能药柜实现药品的自动化发放和管理。药柜内放置传感器，实时监测药品库存、药柜温度和湿度等信息，并将数据传输到药房管理系统。医师开具处方后，药柜自动弹出相应药品，护士通过扫描药品条码完成发药，减少人工操作错误和时间，提高药品管理效率和准确性。

（五）消毒中心智慧化自动导引（AGV）系统

东莞市人民医院消毒供应中心在智慧化建设方面取得了显著成就，尤其是在引入AGV系统后，实现了设备自动化、AGV装卸载自动化、智能监控和数据追溯的一体化升级，成为东莞市首家实现AGV量产运行的消毒供应中心。智慧化AGV系统不仅提升了消毒供应中心的质控管理水平，还通过信息化数据交互保障灭菌质量，避免人为错误，从而确保医疗安全。

此外，医院还计划逐步上线资产管理系统、物流管理系统和人力资源管理系统，以实现更全面的智慧化管理。

三、智慧服务

东莞市人民医院积极推进智慧医院建设，以解决患者“挂号慢、看病烦”等问题为目标，实现了全流程的智慧化改造。例如，医院推出了手机预约挂号、诊间收费、床旁结算等服务，同时在住院和门诊环节提供“一站式”服务中心，极大提升了患者的就医体验。此外，医院还通过微信和支付宝平台提供在线挂号、缴费、报告查询等智慧就医功能，进一步简化了就医流程。

（一）信用就医

东莞市人民医院推行了“先诊疗后付费”的信用就医模式，患者可以在住院期间享受床旁结算、床旁带药等便利服务，免去了传统住院押金的烦琐手续。这种模式不仅提高了患者的满意度，也缓解了患者的经济压力。

（二）互联网医院

东莞市人民医院于2020年打造“互联网医院”，不断打通医疗体系中的各个环节和链条，利用信息化手段创新护理服务模式，不仅为慢病患者和复诊患者提供线上问诊、复诊续方、用药调整等服务，还为出院患者提供在线护理咨询、护理随访、居家护理指导等延续性护理服务，实现护理服务从医院到家庭的有效衔接，充分发挥“红楼护理”品牌价值。

（三）患者定位与导航

为患者提供实时定位和导航服务，帮助患者快速找到目标位置，减少迷路和等待时间，提高就医体验；同时，对特殊患者进行重点监护，确保患者安全。

（四）智能导诊与分诊

利用物联网技术实现智能导诊和分诊服务。患者到达医院后，通过智能导诊系统输入症状和病情描述，系统自动推荐合适的科室和医师，并为患者安排就诊顺序。智能分诊系统根据患者的病情严重程度和紧急程度合理分配医疗资源，确保患者得到及时有效的治疗。

（五）交通与医疗一体化项目

为了进一步改善患者的就医体验，东莞市人民医院正在建设“交通＋医疗”的TID综合体项目。这一项目将交通设施与医疗服务相结合，为患者提供更加人性化、舒适化的就医环境。

综上所述，通过以上智慧医疗、智慧管理和智慧服务3个层面的建设，东莞市人民医院实现了智慧医院的转型升级，提高了医疗服务质量、医院管理水平和患者就医体验，为其他单位建设智慧医院提供了有益的借鉴和参考。

第五节　医疗大数据在智慧医院建设中的应用实践

医疗大数据是指在人们疾病防治、健康管理等过程中产生的与健康医疗相关的数据。这些数据包括但不限于电子病历、检查检验数据、临床试验数据、基因序列信息、医疗影像资料、健康监测数据、医疗设备数据、药品使用数据、医保数据、互联网上的健康数据等。其特点是数据量大、类型多样（结构化数据和非结构化数据并存）、增长速度快、价值密度低但潜在价值高。

医疗大数据在医院智慧管理中的应用是一个复杂而多维度的领域，其应用的方向集中在通过大数据技术的整合与分析，提升医疗服务效率、优化资源配置、加强医疗质量监控及推动科研创新转化。本节重点探讨医疗大数据在医改监测管理、绩效评价和精细化管理、传染病监测预警和科研转化等方面的应用实践。

一、医疗大数据在医改监测管理中的应用

（一）提升管理效率

通过医疗大数据技术可以对医药、医保、医疗等环节进行精益生产分析，发现更高效的医疗服务模式，降低药品不合规使用率，提高医护质量，从而为患者提供更好的就医体验。例如，东莞市在2021年率先上线国家平台智能监管子系统，全面落地应用事后审核功能，实现了市级统筹规划、乡镇级共同参与的智能监管模式，有效提升了医保基金监管效率。

（二）保障药品供应

利用大数据优化供应链条，实时监测药品使用情况和库存水平，预测药品需求，确保药品的稳定供应，避免药品短缺或积压；通过对药品使用数据的分析，还可以发现优先考虑的治疗药品，为完善基本药品目录提供依据。

（三）完善医疗保障体系

通过大数据挖掘分析大量真实有效的医疗案例，为商业健康险提供数据支持，补充医疗保障体系。通过对医疗服务数据的分析，可以评估不同保险产品的风险和收益，优化保险产品设计，提高保险服务的针对性和有效性。

（四）提升诊断服务水平

1. **辅助临床决策：**利用大数据和人工智能技术对医疗影像数据进行分析和识别，辅助医师进行疾病诊断。例如，通过图像分析和识别技术可以快速准确地识别X线、CT、MRI等医疗影像中的异常情况，为医师提供诊断参考。

2. **改善诊疗模式：**挖掘医疗文献数据，建立医疗专家数据库，为医师提供临床知识支持。通过对大量医疗文献和专家经验的分析，可以为医师提供最新的诊疗指南和治疗方案，帮助医师提高诊疗水平。

3. **优化医疗资源利用：**辅助互联网＋医疗健康，通过大数据和人工智能技术监测患者分诊、就医流程等工作。例如，将医疗流程中的大部分工作流导向护理人员和助理医师，使医师从耗时过长的简单咨询工作中解脱出来，提高治疗效率，合理利用医疗资源。

（五）加强公共卫生能力

1. 强化癌症防治：通过覆盖全国的健康档案数据库，分析家族史、生活方式和社会环境等因素，加强癌症防治。例如，通过对高危人群的筛查和早期干预，推进预防筛查和早诊早治，完善早期筛查方法和治疗药品。

2. 进行传染病疫情监测：监测患者电子病历数据库，进行传染病疫情监测。通过集成疾病监测和响应程序，可以快速进行疫情响应，降低医疗索赔支出和传染病感染率。东莞市人民医院于2024年11月成为广东省首个通过国家传染病智能监测预警前置软件部署项目的医疗单位，信息化管理实现传染病24小时内及时、准确上报国家疾病预防控制中心平台。例如，卫生部门可以更快地检测出新的传染病和疫情，及时上报、溯源、采取防控措施和反馈，实现数据并网及时上传国家疾病预防控制中心。

（六）强化管理政策制定

1. 监测医疗费用增长：通过对医疗卫生服务数据的综合管理分析，监测医疗费用增长、人均住院费用等指标。例如，根据监测结果，制定医用耗材使用规范政策，控制医疗费用的不合理增长。

2. 制定医疗机构绩效考核办法：监测门（急）诊人数、基层医疗门诊量、患者满意度等指标。例如，根据监测数据，制定医疗机构绩效考核办法，激励医疗机构提高服务质量和效率。

3. 制定医疗机构健康发展文件：监测挂号、就诊、检查、收费、取药等医疗服务流程。例如，根据监测结果，制定医疗机构健康发展文件，指导医疗机构优化服务流程，提高服务效率。

二、医疗大数据在医院绩效评价和精细化管理中的应用

利用大数据和人工智能技术实现在医院评价和绩效管理中的应用。基于医院运营、科研、教学等各方面数据，通过对成本控制、医院绩效评价、学科发展定量评价、资源配置等方面建立数学模型，构建运营分析、绩效评价和激励体系，挖掘医疗健康数据价值，为医院发展提供客观数据支持；持续提升医院运营效率，调和医疗服务成本和医疗质量，为提升医疗服务能力提供客观数据分析，为激励医务人员工作积极性提供明确的数据导向。

具体功能包括行业运营指标体系建设、绩效方案设计、基于RBRVS的绩效评价、字典配置与维护KPI考核管理、核算组织框架管理、基于DRG的绩效评价、ADRG结构分析、关键业绩指标评价、精细化成本管理、科室成本管理、项目成本管理、流程成本管理、实时成本模块管理、区域绩效评价、参照数据的嵌入与引用、评价指标管

理、评价数据查询、运营数据集成分析、专业数据分析、指标趋势分析、死亡率分析、局端集中式数据访问与管理、权限配置等。

涉及技术包括数据清洗和标准化、规则引擎、无限钻取的配套分析报表、模块调用、多维度的指标参照建设、关键业务数据追溯、多数据中心集群、单点登录及模块应用、机器学习、自然语言识别、知识图谱神经网络、贝叶斯判别、数据集成、数据挖掘、行业知识库、因果推断等。

（一）基于数据驱动的绩效评价体系构建

1. 基于DRG支付的绩效评价： 通过医疗大数据构建涵盖医院运营的绩效评价指标体系。例如，在使用DRG支付的地区，或者已经使用DRG分组器作为院内质控依据的医院，可以利用DRG的分组数据计算覆盖组数、各组权重、出院患者平均权重即病例组合指数（CMI）、产能、时间消耗指数、费用消耗指数、药品指数、材料指数、中低风险组死亡率等参数，分别用于评价服务能力、服务效率和服务质量。对于非手术患者，可以将出院人次总权重作为工作量评价对象依据，直接将科室CMI值作为人次的系数并使用CMI作为校正平均住院日的依据。

2. 基于RBRVS的绩效评价： 为医院绩效管理部门提供绩效方案设置、工作量核算、绩效一次分配、绩效二次分配、数据分析、关键绩效指标（KPI）管理等模块。

3. 区域绩效评价： 为集团式管理多家医院的区域医疗行政管理部门提供医院间对比评价，以及医院的绩效方案设置、工作量核算、绩效一次分配、绩效二次分配、数据分析、KPI管理等模块。

（二）基于数据驱动的医院精细化管理

1. 精细化成本管理： 医院精细化管理的核心在于数据的有效整合与利用，实现对医院成本的精细化管理。通过建立统一的运营数据中心并在此基础上构建数据集成平台，可以实现对医院各业务系统的数据采集和整合，如会计核算系统、人力资源系统、预算管理系统等，进而对科室成本、项目成本、病种成本、流程成本等进行实时监控和分析，及时发现成本控制中的问题，采取措施降低成本。

2. 资源配置优化： 利用大数据分析优化医院的资源配置。例如，通过数据可视化技术，医院管理者可以直观地了解医院的运营状况，如门诊量、住院量、手术量等，根据医院的业务量、患者需求等数据合理调配医疗资源，提高资源利用效率。

3. 医疗服务模式创新： 大数据技术还促进了医疗服务模式的创新。例如，通过构建基于互联网＋医疗健康的新业态，患者可以在家中完成部分常见病和慢性病的复诊服务，这不仅提高了医疗服务的便捷性，还降低了患者的就医成本。此外，智慧医院建设中引入了远程医疗服务，使患者能够通过远程监测设备获取实时健康数据，并由医师提供远程诊断和治疗建议。

三、医疗大数据在传染病监测预警中的应用

目前，传染病预测存在不够精准、时间滞后、地理精度低、因素挖掘不到位、可解释性差等问题。医疗大数据在传染病监测预警中的应用主要体现在以下几个方面。

（一）建立传染病智能监测预警机制

1. **症状监测模型**：在现有传染病病例报告体系的基础上利用人工智能技术构建常见传染病症状监测模型，实现对全量临床数据的自动筛查、症状提取和持续监测，及时发现此类症状在时间、空间方面的异常聚集。

2. **暴发预警模型**：综合环境、气象、舆情、用药等多方面因素，构建常见传染病暴发预警模型，实现对常见传染病分等级精细化预警，保证异常数据的及时发现。

（二）建立传染病智能预测决策机制

1. **趋势预测模型**：基于卫生健康大数据及公安、交通、气象、工信等跨部门数据，结合人工智能+大数据构建常见传染病趋势预测模型，对区域常见传染病趋势进行时间分析、空间分析和人群分析，对常见传染病的发新趋势、传播途径、高危人群进行预测。

2. **防控仿真模拟模型**：构建常见传染病防控仿真模拟模型，对不同防控措施的疾病发展趋势进行仿真推演，结合现有流感防控预案形成动态智能预案管理，为决策提供有效支持。

（三）建立城市健康画像感知应用机制

1. **城市健康画像**：对城市全方位、多领域数据进行实时监测，形成以传染病为代表的城市健康画像，便于决策者及时掌握公众健康现状。

2. **多源信息应用**：对接多源信息应用，整合社会网络公共信息资源，完善疾病敏感信息预警机制，及时掌握和动态分析全人群疾病发生趋势及全球传染病疫情信息等国际公共卫生风险，提高突发公共卫生事件预警与应急响应能力。

3. **环境卫生监测**：整合环境卫生、饮用水、健康危害因素、医学媒介生物等多方监测数据，有效评价影响健康的社会因素。

四、医疗大数据在科研转化中的应用

医疗大数据在科研转化中发挥着重要作用，通过整合和分析大量的医疗数据，可以显著提升疾病预测、临床治疗效果分析和药物研发的效率与准确性。

（一）疾病预测与风险评估模型

1. 慢性病风险预测：利用医疗大数据，通过数据分析和机器学习算法建立疾病预测模型。例如，通过对大量患者的临床数据、生活方式数据等进行分析，建立糖尿病、心血管疾病等慢性病的发病风险预测模型。这些模型可以根据患者的个人信息预测其患病风险，为早期干预和预防提供依据。以糖尿病为例，研究人员可以收集患者的年龄、体重、血压、血糖、家族病史等多维度数据，应用逻辑回归、决策树等算法构建预测模型，识别出高风险人群，提前进行生活方式干预或药物治疗，降低发病风险。

2. 精准医疗：通过分析患者的基因数据、临床数据等建立精准的疾病预测模型，为个性化治疗提供支持。例如，在癌症治疗中，根据患者的肿瘤基因图谱选择最适合患者的靶向治疗药物或免疫治疗方案，提高治疗的针对性和有效性。

（二）临床治疗效果分析

1. 治疗方案优化：通过对比接受不同治疗方法的患者群体的治疗结果、康复时间、并发症发生率等指标，评估治疗方案的优劣。例如，在肿瘤治疗领域，研究人员可以分析手术、化疗、放疗及靶向治疗等不同治疗方式对特定肿瘤患者的疗效差异，从而为患者制订个性化的最佳治疗方案。

2. 实时监测与反馈：利用可穿戴设备和移动医疗应用，实时监测患者的健康数据如心率、血压、血糖等，为医师提供实时的治疗反馈，优化治疗方案。

（三）药物研发辅助

1. 靶点发现与验证：AI通过分析海量基因组、蛋白质组数据预测疾病相关靶点。例如，英国Benevolent AI公司利用AI筛选出治疗肌萎缩侧索硬化症的潜在靶点，缩短传统流程80%的时间。

2. 化合物设计与优化：深度学习模型可生成数百万虚拟分子结构，预测其生物活性、毒性及成药性。例如，Insilico Medicine的AI平台仅用21天就设计出新型抗纤维化候选药物，传统方法则需要数年。

3. 老药新用：AI挖掘已有药物的新适应证，节省研发成本。例如，疫情期间，AI快速筛选出巴瑞替尼（baricitinib）作为新冠潜在治疗药物，后被美国食品药品监督管理局紧急批准。

4. 临床试验优化：AI分析电子健康记录和基因组数据，精准匹配试验受试者，缩短患者招募时间。例如，Deep 6 AI平台将患者招募时间从数月缩短至数天。

综上所述，医疗大数据在医院智慧管理中的应用实践已经取得了显著成效。通过整合和分析海量医疗数据，医院能够实现对医疗服务流程的优化、医疗资源的合理配置及医疗质量的持续提升。此外，医疗大数据还为科研创新转化提供了强大的支持，加速了新药研发和临床研究的进程。然而，在实际应用中仍面临一些挑战，如数据安全与隐私保护、数据质量与标准化等问题。未来，随着技术的进步和政策的支持，医疗大数据将在智慧医疗领域发挥更加重要的作用，推动医疗服务向更加智能化、精准化和高效化的方向发展。

第六节　医疗大模型时代医疗健康领域数据产品研发与交易的探讨

随着信息技术的飞速发展，医疗大数据已成为推动医疗行业变革的重要力量。医疗大数据产品通过整合和分析海量的医疗数据，为临床决策、疾病预测、药物研发等提供了有力支持。本节详细介绍我国医疗大数据产品的发展历史、政策标准的出台、交易经典案例及产品研发和交易模式的探讨。

一、我国医疗大数据产品的发展历史

（一）起步阶段（20世纪90年代至21世纪初）

20世纪90年代，我国医疗信息化建设开始起步，医院逐步引入医院信息管理系统（HIS）、医学影像存档与通信系统（PACS）等信息系统，实现了医疗数据的初步电子化和数字化。这一时期，医疗数据主要以结构化数据为主，数据量相对较小，数据应用也较为有限。

（二）初步应用阶段（2000—2010年）

2000年年初，随着电子病历系统的推广和应用，医疗数据的种类和数量迅速增加。医疗机构开始尝试利用积累的电子病历数据进行简单的统计分析和临床决策支持。这一时期，医疗大数据的概念开始逐渐形成，但数据的整合和分析能力仍然较弱。

（三）快速发展阶段（2010—2020年）

2010年年初，大数据技术的快速发展为医疗大数据的应用提供了技术支持。医疗机构开始和科技企业合作，开发医疗大数据产品，如医疗数据分析平台、智能诊断系统等。这些产品在临床决策支持、疾病预测、药物研发等方面发挥了重要作用。这一时期，医疗大数据产品的种类和数量迅速增加，市场规模也不断扩大。

（四）深化应用阶段（2020年至今）

2020年，随着人工智能、机器学习等技术的进一步发展，医疗大数据产品的应用更加广泛和深入。医疗机构开始利用大数据和人工智能技术进行疾病预测、个性化治疗方案制订等；同时，医疗大数据产品在医疗质量评估、医疗资源配置等方面的应用也逐渐成熟。这一时期，医疗大数据产品已成为推动医疗行业数字化转型的重要力量。

二、医疗大数据政策标准的出台

2016年，国务院印发《关于促进和规范健康医疗大数据应用发展的指导意见》，明确了健康医疗大数据应用发展的总体要求、重点任务和保障措施。该意见提出，要加快健康医疗大数据的应用发展，推动医疗行业数字化转型。

各地政府也纷纷出台相关政策，如北京市印发了《2024年医疗健康数据流通工作方案》，推动医疗健康数据的流通和应用。该方案提出，要建立医疗健康数据流通的规范和标准，促进数据的合理利用。

国家卫生健康委员会等部门制定了多项医疗数据标准和规范，如《电子病历基本规范》《医疗健康信息互联互通标准》等，为医疗大数据产品的研发和应用提供了技术标准与规范依据。这些标准和规范的制定，有助于提高医疗数据的质量和可用性，促进医疗大数据产品的规范化发展。

三、交易经典案例

（一）首都医科大学宣武医院颈动脉支架手术数据集交易

2024年11月15日，首都医科大学宣武医院与北京国际大数据交易所合作，成功完成了2024年度北京市首笔公立医院数据交易。宣武医院将2550条颈动脉支架手术数据集售出，以支持某企业进行国产颈动脉支架产品的研发。这一交易为医疗大数据产品的交易提供了范例，展示了医疗数据在产品研发中的重要价值。

（二）清华大学附属北京清华长庚医院原发性肝癌钇-90治疗回顾性数据集交易

2024年12月，北京清华长庚医院与远大医药、北京国际大数据交易所签署了数据交易三方合作协议，在北京国际大数据交易所完成医院首例医疗数据资产场内交易。该数据集涵盖了原发性肝癌钇-90治疗的回顾性数据，为相关药物研发提供了重要支持。这一交易进一步推动了医疗大数据产品的市场化应用。

（三）上海市第一人民医院重大疾病数据产品挂牌

2024年10月，上海数据交易所宣布上线了全国医疗体系首批合规、可交易的数据产品，来自上海市第一人民医院的20个重大疾病数据产品和1个医疗行政数据产品挂牌。这些数据产品涵盖了眼科、内分泌科、放射科等多个科室的重大疾病数据，为药企、商保公司和医疗AI企业等潜在买方提供了宝贵的资源。这一交易标志着医疗大数据交易的突破性进展。

四、产品研发和交易模式的探讨

（一）产品研发

1. **数据采集与整合：** 医疗大数据产品的研发首先需要从医院信息系统、医疗设备、可穿戴设备等多渠道采集医疗数据，并进行整合和清洗。这一过程需要建立规范的数据采集标准和流程，确保数据的准确性、完整性和一致性。

2. **数据标注与分析：** 对采集到的数据进行标注和分析，是提高数据质量的关键环节。标注可以为数据添加标签，使其具有明确的语义和分类，便于后续的分析和处理。分析则可以发现数据中的潜在规律和模式，为产品研发提供依据。

3. **产品设计与开发：** 根据市场需求和应用场景，设计和开发医疗大数据产品，例如针对医疗机构的临床决策支持系统、针对药企的新药研发数据平台、针对患者的健康管理应用等。产品设计需要考虑用户体验和实际应用效果，确保产品的实用性和可靠性。

（二）交易模式

1. **数据产品交易：** 直接出售医疗大数据产品的所有权或使用权。这种模式适用于数据产品的开发者和使用者之间的直接交易，交易过程相对简单，但需要注意数据的合规性和安全性。

2. **数据服务交易：** 提供基于医疗大数据产品的数据分析、咨询、培训等服务。这种模式可以满足用户在数据应用方面的具体需求，交易过程需要明确服务内容和质量标准。

3. **数据授权交易：** 将医疗大数据产品的使用权授权给其他机构或个人使用。这种模式适用于数据产品的开发者和使用者之间的长期合作，交易过程需要明确授权范围和使用期限。

五、未来发展趋势

（一）数据产品创新

随着医疗大模型技术的不断发展，医疗大数据产品的种类和形式将不断创新，例如基于医疗大模型的智能诊断系统、个性化治疗方案推荐系统、疾病预测模型等。这些创新产品将为医疗行业带来更多的可能性，推动医疗行业的数字化转型。

（二）数据交易规范化

政府将加强对医疗大数据交易的监管，制定相关的法律法规和政策标准，推动数据交易的规范化和标准化。这将有助于提高数据交易的透明度和可信度，促进医疗大数据产品的合理利用。

（三）数据共享与合作

医疗机构、科研机构、企业等将加强数据共享与合作，共同推动医疗大数据的研发与应用。例如，通过建立医疗健康数据共享联盟，促进数据的互联互通和共享共用。这将有助于提高数据的利用效率，推动医疗行业的创新发展。

综上所述，我国医疗大数据产品在政策支持和技术创新的推动下取得了显著的发展成果。未来，随着技术的进一步发展和政策的不断完善，医疗大数据产品将在医疗健康领域发挥更大的作用，为医疗行业的数字化转型和创新发展提供有力支撑。我们期待医疗大数据产品能够为医疗行业带来更多的创新和变革，为人们的健康生活提供更好的保障。

第九章　医疗服务项目、价格与医保支付管理

第一节　医疗服务价格改革精神与医疗服务项目技术规范

医疗服务是指在一定时间、地点、条件下，综合利用药品、器械、卫生材料、人才技术、设备、场所等资源，实现满足患者的现实和潜在需求的交换关系的总和。

医疗服务价格是医疗服务价值的货币表现，是医疗机构对患者服务的医疗服务项目的收费标准，包括门诊、住院、检查、治疗、检验、手术项目等的收费价格。

医疗服务价格是广大人民群众最关心、最直接、最现实的利益问题之一，也关系着公立医疗机构改革和高质量发展的成败。受历史发展所限，医疗服务价格领域仍存在管理体系边界不清晰，医疗服务价格项目规范不统一，价格水平和地区、项目之间比价关系不合理，价格动态调整触发机制不健全，绩效评价制度缺位等问题。基于此，建立健全长效管理机制，推动医疗服务价格改革已经成为深化医疗改革、推动公立医院机构改革的核心环节。

一、医疗服务价格改革的精神、任务和挑战

当下，医疗服务价格改革秉承“统一规范、体现价值、支持创新、惠民减负”的精神，改革的主要任务是将已经证明临床有效并获得专业认可的医疗服务和技术及时纳入价格管理体系，并保证这些项目能够及时纳入医保支付范畴，从而确保医疗服务的公平性与可及性。在价格改革中，调整长期偏低的医疗服务项目价格至关重要，尤其应对某些高技术含量、高价值但长期未获得合理补偿的医疗服务项目进行调整。此举不仅有助于提高医务人员的工作积极性，促使其更好地参与医疗创新与服务升级，还能够通过合理价格引导医疗资源的高效配置，实现医疗服务的提质增效。

当然，医疗服务价格调整成功的关键前提在于医保基金与公众的可支付能力。尽管药品和耗材的降价节省了大量医保基金空间，但这一空间并非无限，仍需要对医疗服务价格的调整进行精细化管理，确保在合理范围内进行。过度调高医疗服务价格将可能导致医保基金不堪重负或公众的支付压力过大，进而影响改革的可持续性。因此，未来的医疗服务价格改革必须坚持精细化调整的原则，在保障医保基金安全和公众可支付能力的前提下，逐步推进合理的价格机制。

与此同时，医疗服务价格改革还面临如何有效控制医疗费用不合理增长的挑战。

医疗服务价格调整虽然是提高医疗服务质量和技术发展的必要步骤，但如果不加控制地推高价格，可能导致医疗费用整体上升，增加社会负担。因此，价格调整必须与费用控制措施相结合，通过完善医保支付制度、优化资源配置及推动医疗服务模式创新，确保医疗服务价格在合理范围内增长。

二、《全国医疗服务项目技术规范（2023年版）》出台的背景与意义

2016年，经国务院同意，国家发展和改革委员会、原国家卫生和计划生育委员会、人力资源和社会保障部、财政部联合印发《关于印发推进医疗服务价格改革意见的通知》，明确“国家负责制定全国医疗服务项目技术规范，统一项目名称和服务内容，指导医疗机构规范开展服务，并作为医疗机构收费项目的依据。各地依据全国医疗服务项目技术规范，确定本地区医疗机构服务收费的具体项目”。

2019年12月，国家医疗保障局、国家卫生健康委员会、财政部、国家市场监督管理总局联合印发《关于做好当前医疗服务价格动态调整工作的通知》，明确“卫生健康行政部门会同有关部门做好全国医疗服务项目技术规范制定工作，加强对公立医疗机构的指导”。

国家卫生健康委员会（简称卫健委）按照工作要求，自2019年开始启动全国医疗服务项目技术规范相关研究制定工作，组织42个临床专业及相关政策领域共700余名专家，历时4年，研究制定了《全国医疗服务项目技术规范（2023年版）》（以下简称《项目技术规范》）。

《项目技术规范》包括前言、使用说明和正文3个部分，正文总体框架包括综合、诊断、治疗、康复和中医共5类，细分为综合医疗、病理学诊断、实验室诊查、影像学诊查、临床诊查、临床手术、临床非手术治疗、临床物理治疗、康复理疗、中医医疗和辅助操作共11章。项目内容包括“项目编码、项目名称（中文）、项目名称（英文）、项目内涵、必需耗材、可选耗材、低值耗材分档、基本人力消耗及耗时、技术难度、风险程度、人力资源消耗相对值、计量单位、说明、特殊情况资源消耗调整系数、收费票据分类、会计科目分类、病案首页费用分类”共17个要素。

《项目技术规范》定位为技术工具，所列医疗服务项目是非营利性医疗机构按项目提供服务而产生资源消耗的最小计量单元。该规范旨在促进政府对医疗服务价格行为的监督与管理、维护患者合法权益、体现医务人员技术劳务价值，理顺医疗服务比价关系，为科学核算医疗服务成本和绩效管理等相关工作提供技术支持，加强医疗机构经济管理。

需要注意的是，医疗服务项目技术规范并非医疗服务定价的标准，技术规范转化为价格项目还需要按医疗保障部门立项规则申报。这是因为医疗服务项目技术规范由卫生健康部门制定，侧重于医疗服务项目的技术操作和质量标准，而医疗服务价格规

范由医疗保障部门制定，侧重于医疗服务项目的收费行为和价格管理。两者相互补充、相互促进，共同推动医疗服务质量与价格管理的规范化和科学化。

第二节　医疗服务项目定价机制与成本核算

医疗服务价格项目管理是深化医疗服务价格改革的重要组成部分之一。我国医疗服务项目定价主要遵循政府指导与市场调节相结合的原则，政府相关部门会根据项目的成本、技术难度、社会承受能力等因素制定指导价格范围，而医疗机构在一定范围内可自主确定具体价格，同时需要接受市场监督和政府部门调控。

由于部分公立医院缺乏精准的医疗服务项目价格功能定位策略以及形成合理价格的理论模型和技术工具，所以导致医疗服务项目定价基础薄弱，如方案不统一或不完善等造成的定价管理混乱、价格水平不合理问题，难以有效度量医疗服务的技术劳务价值和风险程度，严重影响了公立医院开展创新性诊疗业务的积极性，而且不合理的定价机制也可能增加患者不必要的经济负担。因此，系统掌握医疗服务项目定价机制，深入了解医疗服务项目成本核算方法和工具，是提升医疗服务能力和水平的重要基础。

一、国外建立医疗服务项目定价机制的主要模式及启示

（一）部分发达国家医疗服务项目定价机制借鉴

1. 美国：美国的医疗服务项目价格由医疗机构初步制定，再与保险机构谈判确定。其实施的基于资源为基础的相对价值支付模型，包括相对价值点数、变换常数和地区成本调整系数3个核心参数，我国可借鉴其从绝对固定到动态分配的定价转变机制。

2. 澳大利亚：澳大利亚公立医院医疗服务项目价格由独立医院定价管理局制定和调整，以3年前医疗费用为核算依据，形成全国有效价格和成本，并出台技术规范规定价格权重及调整因子。我国可借鉴其从多年医疗费用反推价格并留有变化余地的做法。

3. 日本：日本的医疗服务项目价格由国家统一制定和管理，采用“点数法”定价，依据医疗成本设置项目点数，点数单价等于全国医院预算总额除以服务总提供量；同时，其还实行总额预付的定价方式，限定患者自付费用比例。我国可参考其重点扶持和总额预付项目的经验。

（二）对我国医疗服务项目成本核算的启示

1. 建立科学合理的成本核算体系：借鉴美国的RBRVS支付模型，我国可以进一步完善医疗服务项目成本核算体系，更加全面准确地考虑医疗服务项目所消耗的各种资源成本，包括人力成本、物耗成本、设备成本等，并根据不同地区的经济发展水平和成本差异进行适当调整，使成本核算结果更加科学合理，为医疗服务项目定价提供可靠的依据。

2. 引入价格权重和调整因子：学习澳大利亚的做法，在成本核算的基础上引入价格权重和调整因子，根据医疗服务项目的不同特点、复杂程度、市场需求等因素对价格进行适当调整，留有一定的价格变化余地，以更好地适应市场变化和医疗服务提供情况的差异，同时也能一定程度地平衡医疗服务提供者和患者的利益。

3. 加强政府定价管理和宏观调控：参考日本的政府定价机制，我国政府应加强对医疗服务项目成本核算和定价的管理与宏观调控，制定合理的定价政策和标准，确保医疗服务价格的公平性和合理性；同时，可以借鉴日本对重点扶持项目的定价倾斜做法，对一些具有重要临床价值、社会价值和经济价值的医疗服务项目，如一些新技术、新项目，给予适当的价格支持，以促进医疗技术的创新和发展。

4. 探索总额预付等支付方式改革：结合日本的总额预付定价方式，我国可以进一步探索和完善总额预付等医保支付方式改革，通过合理确定总额预付标准，控制医疗费用的不合理增长；同时激励医疗机构提高医疗服务质量和效率，合理控制成本，实现医保基金的可持续发展。在总额预付的基础上，还可以进一步细化和完善对医疗服务项目的成本核算和管理，确保医疗机构在提供高质量医疗服务的同时，能够获得合理的经济补偿。

二、医疗服务项目成本核算及主要方法

医疗服务项目价格定价技术方法主要有3种，分别为成本定价法、参考定价法和价值定价法，其中成本定价法目前仍是我国医疗服务项目定价的主要方法，其依据医疗服务项目成本核算结果进行定价，以下重点介绍医疗服务项目成本核算及主要方法。

医疗服务项目成本核算是指以各科室开展的医疗服务项目为对象，归集和分配各项费用，计算出各项目单位成本的过程。医疗服务项目成本核算对象是指各地医疗服务价格主管部门和卫生健康行政部门、中医药主管部门印发的医疗服务收费项目，不包括药品和可以单独收费的卫生材料。医疗服务项目应当执行国家规范的医疗服务项目名称和编码。

医疗服务项目成本核算方法主要包括作业成本法、当量系数法和参数分配法三大类。

（一）作业成本法

作业成本法是通过对某医疗服务项目所有作业活动的追踪和记录，计量作业业绩和资源利用情况的一种成本计算方法。该方法以作业为中心，以成本动因为分配要素，体现“服务消耗作业，作业消耗资源”的原则。

作业成本法分为传统作业成本法和时间驱动作业成本法。传统作业成本法通过详细的作业划分和成本动因分析，将成本分配到具体的医疗服务项目中，适用于需要详细追踪和记录作业活动的复杂医疗服务项目。时间驱动作业成本法则通过单位时间成本和作业单位时间数的估计，简化了成本分配过程，适用于需要快速建立和维护成本模型的场景。医院可以根据自身实际情况选择合适的方法进行成本核算，以确保成本数据的准确性和可靠性。

1．传统作业成本法：核算步骤如下。

（1）作业划分：将医疗服务过程划分为若干作业，如诊疗、手术、护理等。每个作业应当相对独立、不得重复，形成医院统一、规范的作业库。

（2）直接成本归集：将可以直接计入某医疗服务项目的成本直接归集到该项目，包括人员经费、不可单独收费的卫生材料费和固定资产折旧费等。

（3）间接成本分摊：将无法直接计入的间接成本按照资源动因分配到作业，再按照作业动因分配到医疗服务项目。

资源动因是衡量资源消耗量与作业之间关系的某种计量标准，如工作量、工时、人员数量、房屋面积、材料消耗等。

作业动因是作业贡献于医疗服务项目的原因和方式，如工作量、工时、材料消耗、医疗服务项目技术难度等。

（4）项目成本计算：计算每个医疗服务项目的总成本和单位成本［式（9-1）至式（9-3）］。

科室单元某医疗服务项目总成本＝科室单元某医疗服务项目直接成本＋科室单元某医疗服务项目间接成本　（9-1）

科室单元某医疗服务项目成本＝科室单元某医疗服务项目总成本/该科室单元开展该医疗服务项目总工作量　（9-2）

医院某医疗服务项目单位成本＝（∑医院科室单元某医疗服务项目总成本）/医院开展该医疗服务项目总工作量　（9-3）

2．时间驱动作业成本法（图9-1）：时间驱动作业成本法（time-driven activity-based costing，TDABC）是一种通过单位时间成本和作业单位时间数量分配资源消耗的参数，测算医疗服务项目成本的方法，具体核算步骤如下。

（1）作业划分：TDABC下的作业可以参照传统作业成本法进行划分。原则上，划分作业的作业时间和作业数量应当易于计量，作业的资源消耗应当相对集中。

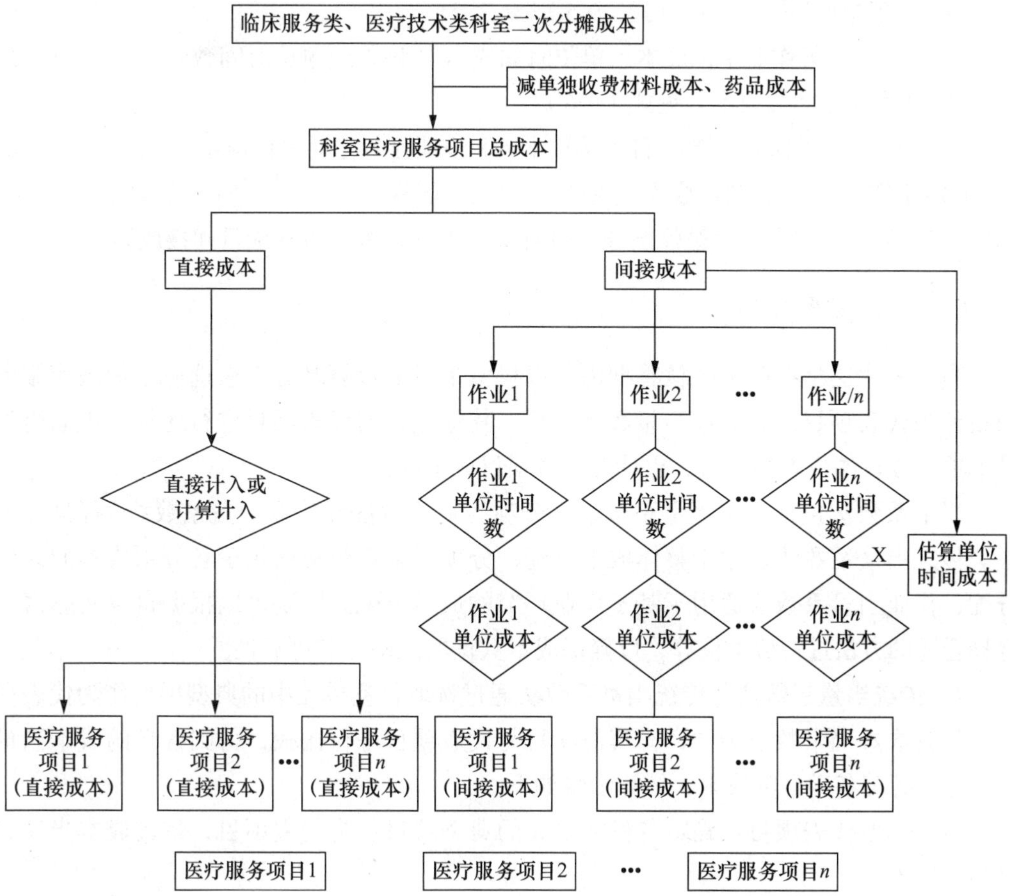

图9-1　时间驱动作业成本法医疗服务项目成本核算流程

（2）直接成本归集：TDABC下的直接成本可以参照传统作业成本法进行归集。

（3）间接成本分摊：将无法直接计入或计算计入到某医疗服务项目的成本，采用TDABC进行分摊。

① 估计单位时间成本：根据经验和观察直接估计所提供服务的实际工作时间；也可以根据历史水平，应用回归分析等方法确定所提供服务的实际工作时间。无论选择哪种方法，都允许存在一定的误差（如5%～10%）。如果对实际时间的估计是错误的，随着作业的进展，时间驱动作业成本法将会揭示此错误，并重新调整原来的估计。

用成本核算单元的间接成本除以人员/设备等工作时间数可得到单位时间成本，见式（9-4）。

$$单位时间成本＝成本核算单元间接成本/工作时间数 \tag{9-4}$$

② 估计作业单位时间数：通过调查、访谈、计量等方法确定完成每项作业所需的时间数，即作业单位时间数。

③ 计算作业单位成本：见式（9-5）。

$$某作业单位成本=单位时间成本\times该作业单位时间数 \tag{9-5}$$

④ 计算项目间接成本：见式（9-6）。

$$某医疗服务项目间接成本=\sum该项目各作业单位成本 \tag{9-6}$$

（4）计算医疗服务项目成本：见式（9-7）。

$$某医疗服务项目成本=该医疗服务项目直接成本+该医疗服务项目间接成本 \tag{9-7}$$

（二）当量系数法

当量系数法是在确定的核算期内，以科室单元为核算基础，遴选典型的医疗服务项目作为代表项目，其成本当量数为“1”，其他项目与代表项目进行比较，进而得到其他项目各自的成本当量值，再计算出各项目成本的方法。

当量系数法包括传统当量系数法、分项当量系数法和作业当量系数法3种具体方法。传统当量系数法适用于整体成本分配，分项当量系数法适用于各分项成本的详细分配，作业当量系数法适用于基于作业环节的成本分配。医院可以根据自身实际情况选择合适的方法进行成本核算，以确保成本数据的准确性和可靠性。

1. 传统当量系数法：传统当量系数法通过选取科室单元中的典型项目作为代表项目，将其成本当量数设为“1”，其他项目与代表项目进行比较，得到各自的成本当量值，进而计算各项目的成本，核算步骤如下。

（1）选取代表项目：确定各科室单元的典型项目作为代表项目，将其成本当量数设为“1”。

（2）计算总当量值：以代表项目单次操作的资源耗费为标准，将该科室单元当期完成的所有医疗服务项目单次操作的资源耗费分别与代表项目相比，得出每个项目的成本当量值。

每个项目的成本当量值乘以其操作数量，得出该项目的总成本当量值。

各项目总成本当量值累加得到该科室单元的成本当量总值。

（3）计算单位成本：见式（9-8）。

$$当量系数的单位成本=（该科室单元当期总成本-药品费-单独收费的卫生材料费）/该科室单元的成本当量总值 \tag{9-8}$$

（4）计算项目单位成本：见式（9-9）。

$$项目单位成本=当量系数的单位成本\times该项目的成本当量值 \tag{9-9}$$

2. 分项当量系数法：分项当量系数法将各分项成本（如人员经费、卫生材料费、固定资产折旧费等）分别设置当量系数，计算各分项成本的当量值，进而计算各项目的成本，核算步骤如下。

（1）选取分项代表项目：对于各分项成本，分别选择典型项目作为该成本项目当量设置的代表项目，将其分项成本当量数设为“1”。

（2）计算分项总当量值：以代表项目各分项单次操作的资源耗费为标准，将该科室单元当期完成的所有医疗服务项目的单次操作的分项资源耗费分别与代表项目各分项资源消耗相比，得出每个项目的分项成本当量值。

每个项目的分项成本当量值乘以其操作数量，得出该项目的分项成本当量总值。

各项目分项成本当量总值累加得到该科室单元的分项成本当量总值。

（3）计算分项单位成本：见式（9-10）。

分项当量系数的单位成本＝该科室单元各分项成本／该科室单元的分项成本当量总值　（9-10）

（4）计算项目单位成本：见式（9-11）。

项目的分项单位成本＝分项当量系数的单位成本×该项目的分项成本当量值　（9-11）

（5）计算项目总成本：见式（9-12）。

项目单位成本＝各分项单位成本之和　（9-12）

3．作业当量系数法：作业当量系数法以临床操作流程为基础，设定各作业环节的当量系数，将科室成本分配到各作业中，再计算各医疗服务项目的成本，核算步骤如下。

（1）划分作业字典库：根据各科室业务特点，将医疗服务过程划分为若干作业，形成科室作业字典库，并依据资源动因将科室成本计入到科室各项作业，形成科室作业总成本。

（2）选取代表项目：确定科室单元典型项目作为代表项目，将其成本当量数设为“1”。

（3）计算作业成本当量值：以代表项目单次操作的资源耗费为标准，将该科室单元当期完成的所有医疗服务项目单次操作的资源耗费分别与代表项目相比，得出每个项目的作业成本当量值。

（4）计算作业成本当量总值：每个作业的成本当量值乘以其操作数量，得出该项目的分作业成本当量总值。

（5）计算作业单位成本：见式（9-13）。

作业当量系数的单位成本＝该科室单元各作业总成本／该科室单元的各作业成本当量总值　（9-13）

（6）计算项目单位成本：见式（9-14）。

项目的作业单位成本＝作业当量系数的单位成本×该项目的作业成本当量值　（9-14）

（7）计算项目总成本：见式（9-15）。

项目单位成本＝各作业单位成本之和　（9-15）

（三）参数分配法

参数分配法是将归集到各科室单元的成本通过设定某一种分配参数，将科室单元的成本最终分配到医疗服务项目的计算方法。

按照分配参数的不同，参数分配法可分为收入分配系数法、操作时间分配系数法、工作量分配系数法等。收入分配系数法适用于收入与成本成正比的情况，通过收入比例分配成本，简单易行，适用于收入和成本关系较为稳定的科室；操作时间分配系数法适用于操作时间与成本成正比的情况，通过操作时间比例分配成本，适用于操作时间差异较大的科室；工作量分配系数法适用于工作量与成本成正比的情况，通过工作量比例分配成本，适用于工作量差异较大的科室。医院可以根据各科室的具体情况选择合适的参数分配方法进行成本核算，以确保成本数据的准确性和可靠性。

1. 收入分配系数法：收入分配系数法将各医疗服务项目收入占科室单元总收入（不含药品收入和单独收费卫生材料收入）的比例作为分配成本的比例。通过计算各项目的收入分配系数将科室的总成本分配到各医疗服务项目中，具体核算步骤如下。

（1）计算某科室某医疗服务项目核算当期总收入：见式（9-16）。

$$\text{科室某医疗服务项目总收入}=\text{该项目单价}\times\text{该项目开展频次数} \tag{9-16}$$

（2）计算该科室医疗服务项目总收入：见式（9-17）。

$$\text{科室医疗服务项目总收入}=\sum\text{该科室各医疗服务项目总收入} \tag{9-17}$$

（3）计算该项目收入分配系数：见式（9-18）。

$$\text{该项目收入分配系数}=\text{该医疗服务项目总收入}/\text{该科室医疗服务项目总收入} \tag{9-18}$$

（4）计算当期该项目总成本：见式（9-19）。

$$\text{当期该项目总成本}=\text{该项目收入分配系数}\times\text{该科室医疗服务项目总成本} \tag{9-19}$$

（5）计算当期该项目单位成本：见式（9-20）。

$$\text{当期该项目单位成本}=\text{当期该项目总成本}/\text{当期该项目开展频次数} \tag{9-20}$$

（6）计算该医院该项目单位成本：见式（9-21）。

$$\text{该医院该项目单位成本}=\sum\text{各科室该项目总成本}/\text{医院该项目开展频次数} \tag{9-21}$$

2. 操作时间分配系数法：操作时间分配系数法是将各医疗服务项目操作时间占科室单元总操作时间的比例作为分配成本的比例。通过计算各项目的操作时间分配系数，将科室的总成本分配到各医疗服务项目中，具体核算步骤如下。

（1）确定某科室某项目单次执行操作的时间：见式（9-22）。

$$\text{该项目单次操作时间}=\text{N次执行此项目从开始到完成所需要的时间之和}/N \tag{9-22}$$

（2）计算该科室该项目核算当期总操作时间：见式（9-23）。

$$\text{该科室某项目总操作时间}=\text{该项目单次操作时间}\times\text{该项目开展频次数} \tag{9-23}$$

（3）计算该科室总操作时间：见式（9-24）。

$$\text{某科室总操作时间}=\sum\text{该科室各项目总操作时间} \tag{9-24}$$

（4）计算该项目操作时间分配系数：见式（9-25）。

该项目操作时间分配系数＝该项目总操作时间/科室总操作时间 （9-25）

（5）计算当期该项目总成本：见式（9-26）。

当期该项目总成本＝该项目操作时间分配系数×该科室医疗服务项目总成本 （9-26）

（6）计算当期该项目单位成本：见式（9-27）。

当期该项目单位成本＝当期该项目总成本/当期项目开展频次数 （9-27）

（7）计算该医院该项目单位成本：见式（9-28）。

该医院该项目单位成本＝各科室该项目总成本/医院该项目工作量 （9-28）

3. 工作量分配系数法

工作量分配系数法是将各医疗服务项目工作量占科室单元总工作量的比例作为分配成本的比例，通过计算各项目的工作量分配系数将科室的总成本分配到各医疗服务项目中，具体核算步骤如下。

（1）计算某科室某医疗服务项目核算当期总工作量：见式（9-29）。

该科室某项目总工作量＝∑该项目开展频次数 （9-29）

（2）计算该科室医疗服务项目总工作量：见式（9-30）。

某科室医疗服务项目总工作量＝∑该科室各医疗服务项目总工作量 （9-30）

（3）计算该项目工作量分配系数：见式（9-31）。

该项目工作量分配系数＝该医疗服务项目总工作量/该科室医疗服务项目总工作量 （9-31）

（4）计算当期该项目总成本：见式（9-32）。

当期该项目总成本＝该项目工作量分配系数×该科室医疗服务项目总成本 （9-32）

（5）计算当期该项目单位成本：见式（9-33）。

当期该项目单位成本＝当期该项目总成本/当期该项目开展频次数 （9-33）

（6）计算该医院该项目单位成本：见式（9-34）。

该医院该项目单位成本＝各科室该项目总成本/医院该项目开展频次数 （9-34）

综上所述，医疗服务项目定价机制与成本核算方法是确保医疗服务价格合理性和公平性的关键。通过规范有序的价格分类形成机制，通用型医疗服务由政府制定统一基准价，坚决贯彻公立医疗机构公益性的基本理念，保障基本医疗服务的公平性和可及性；复杂型医疗服务通过政府主导、医院参与的价格形成机制，充分考虑医疗服务的复杂性和成本差异，支持体现技术劳务价值；特需服务和新增项目则实行市场调节价，如“免陪照护”“重离子治疗”“航空医疗转运”等服务项目，满足不同层次患者的需求，同时促进医疗技术创新和发展。未来，通过这些机制，促进全国医疗服务价格项目的统一规范，提升现有价格项目对医疗技术的兼容性，支持体现技术劳务价值，同时支持关键环节成本消耗管控，以实现医疗服务价格的合理化、规范化和动态化管理。

第三节　按疾病诊断相关分组（DRG）付费2.0版的医保支付管理

按疾病诊断相关分组（diagnosis-related groups，DRG）付费是一种医疗保险支付方式，根据患者的诊断、治疗过程、病情严重程度和资源消耗等因素将病例分组，并为每个组别设定一个固定的支付标准。在这种模式下，医保部门会根据病种预先设定支付金额，医院需要在这个金额范围内控制成本，以实现收支平衡或盈利。

2024年7月，国家医疗保障局发布《关于印发按病组和病种分值付费2.0版分组方案并深入推进相关工作的通知》，标志着我国按疾病诊断相关分组（DRG）支付改革正式迈入DRG 2.0版时代。DRG 2.0版分组方案中，DRG增加了6组，核心DRG增加了33组，具有分组更科学合理、更契合临床实际情况的特点。国家医疗保障局同步明确了5个配套管理机制，即特例单议机制、基金预付机制、谈判协商机制、意见收集反馈机制和数据公开机制，旨在优化DRG支付改革管理，确保医疗机构、医疗保障部门和患者的多方共赢。DRG 2.0版的发布为医疗机构提供了更精细化的管理工具和更合理的支付机制。

一、DRG 2.0版分组内容

DRG 2.0版分组基本结构包括主要诊断大类（major diagnostic category，MDC）、核心疾病诊断相关分组（adjacent diagnostic related group，ADRG）和细分组（DRG）3个部分。

（一）主要诊断大类（MDC）

设置26个MDC，分为先期分组（MDCA）、新生儿疾病（MDCP）、HIV感染疾病及相关操作（MDCY）、多发严重创伤（MDCZ）和常规分组。每个常规分组包含一张主要诊断表，原则上一个主要诊断唯一入组一个MDC。

（二）核心疾病诊断相关分组（ADRG）

在每个MDC下，以临床专业规范和数据校验结果为依据编制ADRG，分为外科手术组、非手术室操作组和内科诊疗组，共409个。

形成了不作为ADRG入组规则的疾病诊断列表（1849条）和手术操作列表（1827条）。

（三）细分组（DRGs）

在每个ADRG下，综合考虑病例的合并症或并发症、个体特征等因素，应用统计学方法，并结合麻醉风险分级形成了严重合并症或并发症（major comorbidiaty or complication，MCC）和合并症或并发症（comorbidity or complication，CC）列表，将ADRG细分至DRGs，共634个，包括251个外科手术组、57个非手术室操作组和326个内科诊疗组。

经统计，DRG 2.0版分组入组率为92.8%，代表分组效能的组间差异（RIV）为71.0%。

（四）DRG 2.0分组变化

相较DRG 1.1版本，DRG2.0版有这些变化，见表9-1。

表9-1　DRG 1.1与DRG 2.0对比

特征	DRG 1.1版本	DRG 2.0版本	变化数量	变化百分比
核心疾病诊断相关分组（ADRG）	376组	409个	33组	8.78%
合并症或并发症（CC）	16 595个	8009个	−8586个	−51.78%
严重合并症或并发症（MCC）	4678个	4477个	−201个	−4.30%
细分组（DRGs）总数	628组	634组	6组	0.95%
外科手术组	235个	251个	16个	6.81%
非手术室操作组	34个	57个	23个	67.65%
内科诊疗组	359个	326个	−33个	−9.18%

二、医院贯彻执行DRG 2.0版的策略

医院全面实施DRG 2.0版分组方案，需要从政策学习与培训、成本核算与管理、信息化建设与应用、绩效管理与激励机制、临床路径流程优化、学科建设和人才培养等多个方面入手。

（一）政策学习与培训

医院应组织全院职工，特别是医保、财务、病案、临床科室等相关人员深入学习DRG 2.0版分组方案的核心内容和变化，包括新增的6个DRG组、409个核心ADRG组和634个细分DRGs组的调整情况。通过培训和研讨，确保医务人员充分理解分组逻辑、入组规则、付费标准、医保结算流程等。

有条件的医院可以邀请医保部门专家、DRG/DIP领域专业人士来院开展专题培训讲座，对全院医务人员进行DRG 2.0版分组方案的培训，分享在DRG 2.0版分组方案实施过程中的经验和问题，共同探讨解决方案。医务人员应了解DRG 2.0版与DRG1.1版的区别和变化，掌握DRG 2.0版分组方案的原则和方法。

（二）成本核算与管理

医院应根据公立医院成本核算的要求，结合医院实际情况，制定详细的医疗服务项目成本核算制度，对成本核算流程进行优化，提高成本核算的效率和准确性。开展成本核算工作时，应按照DRG成本核算步骤逐步开展DRG病组药耗成本核算、诊治科室可控成本核算、直接成本核算、医疗业务成本核算和医疗全成本核算。

对于因住院时间长、医疗费用高、新药耗新技术使用、复杂危重症或多学科联合诊疗等不适合按DRG标准支付的病例，根据特例单议机制，医院可自主申报特例单议。特例单议数量原则上为DRG出院总病例的5%或按病种分值付费（DIP）出院总病例的5‰以内。

（三）信息化建设与应用

医院应对现有的信息系统进行升级改造，使其能够适应DRG 2.0版分组方案的要求，实现DRG 2.0版分组方案的自动识别和应用。通过开发或引进专业的DRG成本核算与管理软件，建立DRG成本核算与管理平台，实现DRG病组成本核算的自动化和精细化。此外，在信息化建设过程中，要高度重视数据安全与隐私保护，采取有效的技术手段和管理措施确保患者个人信息和医疗数据的安全。

（四）绩效管理与激励机制

医院应制定与DRG 2.0版分组方案相匹配的绩效考核方案，建立科学合理的疾病危重度和诊疗复杂度评估体系，充分考虑不同科室的特点和差异，设置个性化的绩效指标和权重。根据医院的实际情况，可以设立DRG专项奖励基金，对在DRG实施过程中表现突出的科室和个人进行奖励，激励医务人员积极参与DRG改革。

医院绩效管理部门还应定期组织基于DGR 2.0版的绩效考核方案，对科室和个人的绩效进行评估，及时反馈评估结果，帮助科室和个人了解自己的绩效情况，发现问题并及时改进。此外，医院还应建立与医疗保障部门的定期沟通机制，及时反馈DRG付费模式实施中的问题，并根据医疗保障部门的指导意见调整内部管理措施。

（五）临床路径流程优化

医院应根据DRG 2.0版分组方案的要求对医院的诊疗流程进行优化，加强多学科协作，优化诊疗流程，减少不必要的诊疗环节，提高诊疗效率。

在DRG 2.0版分组方案实施后，临床路径管理的优化应聚焦于提升医疗质量和效率，同时控制成本。医院需要根据DRG 2.0版分组方案重新评估和调整临床路径，确保路径中的诊疗项目与DRG分组标准相匹配；同时，医院需要建立动态监测机制，实时跟踪临床路径的执行情况，定期评估临床路径的效果，根据评估结果进行持续改进，确保临床路径管理与DRG 2.0版分组方案支付方式改革相适应，实现医疗质量、效率和成本的平衡。

（六）学科建设与人才培养

医院应以DRG实施为契机，加强学科建设，提高医院的医疗技术水平和服务能力；同时加强对DRG专业人才的培养，提高医院在DRG实施过程中的专业水平。此外，应积极引进DRG领域的优秀人才，为医院的DRG实施提供智力支持。

综上所述，从整体看，DRG 2.0版分组方案的全面实施有助于推动公立医院加强病种管理与成本核算，进一步改善数据质量、规范医疗行为、提高运营效率，促进医院实现精细化管理。然而，DRG 2.0版分组方案在实施过程中也面临一些挑战，如医疗服务项目和病种的核算逻辑差异、医院间医疗情况不同等问题。此外，由于地区间医疗水平的不均衡，DRG选取地区的医疗费用的均值作为基准线，也带来了协调地区间不平衡的问题。为了应对这些挑战，需要有关部门采取强化顶层设计、优化付费管理制度、加强病案管理、细化监管体系等措施，同时通过建立离群病例识别机制、考核不规范医疗服务行为、制定科学合理的考核办法等措施，确保DRG付费模式能够有效推动医院高质量发展，提升医疗服务质量，最终实现医保基金的合理使用和患者的优质医疗服务。

第四节　按病种分值付费（DIP）的医保支付管理

在国家医疗保障制度改革的深入推进下，按病种分值付费（diagnosis-intervention packet，DIP）的医保支付管理改革成为医疗领域关注的焦点。这一改革不仅关乎医保基金的合理使用，更对医院的运营管理、医疗服务质量、学科建设等方面产生了深远影响。2024年7月，DIP 2.0版出台。其是医保支付方式改革的重要升级，核心在于通过大数据分析和区域总额预算管理，优化病种组合、分值计算和支付标准，从而实现更加科学、精细的医保支付管理。

一、DIP 2.0版病种库的主要内容及变化

DIP 2.0版病种库包含国家核心病种目录9520组，其中保守治疗组3209组，手术操作组6311组，手术操作组中又分为仅包含“主要手术操作”的5211组和包含“主要手术操作＋相关手术操作”的1100组。按照ICD-10疾病诊断医保2.0版编码层次结构分析比对，DIP 2.0版病种库共覆盖疾病诊断20章、218节、1133类目、3332亚目。

DIP 2.0版相较于1.0版的主要变化包括以下几个方面。

（一）优化病种结构

DIP 2.0版病种库包含核心病种9520组，与1.0版相比，减少2033组，集中度提升；调整3471组，其中因相关手术操作进行调整（合并/调整/删减部分手术操作编码）558组；完全相同的病种有6049组。

（二）优化成组规则

DIP 2.0版病种库成组规则有两个方面的变化。一是对手术操作的界定，即采用“主要诊断＋主要手术操作＋相关手术操作”进行聚合，入组逻辑更加明确，病种组合更加清晰；二是DIP 2.0版增加了“相关手术操作”单独成组规则，即当相关手术操作资源消耗达到该病例原费用10%以上时，单独成组。这一变化使得病种组合更加清晰，能够更精准地体现临床手术操作的多样性和复杂性。

（三）补充常见缺失病种

针对临床反映的DIP 1.0版病种库中缺少肿瘤基因治疗、分子治疗、免疫治疗及部分放射治疗等情况，DIP 2.0版病种库根据实际数据增补了对应病种，分组更加精细，覆盖更加全面。

（四）完善配套机制

DIP 2.0版完善了特例单议机制、预付金机制、谈判协商机制、意见收集反馈机制和数据公开机制5个配套机制，形成完整闭环，以保障DIP 2.0版分组方案的有效实施。

二、医院贯彻执行DIP 2.0版的策略

（一）加强成本管理，提高经济效益

医院应通过精细化管理合理配置人力、设备、床位和耗材等资源，提高资源利用效率。例如，通过DIP成本分析，指导临床科室运营，确保在保证医疗质量的同时获取结余。同时，医院应积极参与集中带量采购，降低药品和耗材成本。通过信息化手段，实时监控药品和耗材的使用情况，防止浪费和滥用。此外，优化诊疗流程，缩短患者住院时间，提高床位周转率，从而在有限的资源下服务更多的患者，增加医院的经济效益。

（二）提升医疗质量，确保社会效益

医院应建立完善的医疗质量管理体系，确保医疗服务的安全性和有效性。通过DIP 2.0版的大数据分析，医院可以精准定位医疗质量的关键环节，及时发现和解决潜在问题；同时，医院应以患者为中心，提供个性化的医疗服务，提高患者满意度。例如，通

过设立专病门诊、提供个性化诊疗方案等方式增强患者的就医体验。此外，应定期组织医务人员参加专业培训，以提高其专业技能和服务水平，确保医疗服务的质量和安全。

（三）加强信息化建设，提升管理效率

通过信息化手段，医院可以实时、准确地收集和分析医疗数据，为精细化管理提供支持；同时，利用大数据技术对医疗服务数据进行深入分析，发现服务中的不足和改进空间，从而提升医疗服务质量。此外，建立健全的内部控制机制，确保医保基金的合理使用和有效监管。通过信息化系统，医院可以实时监控医保基金的使用情况，及时发现和预防欺诈骗保行为。

（四）优化病种结构

医院应根据DIP 2.0版的分组方案合理调整病种结构，优先发展优势病种和战略病种，同时对劣势病种进行持续改进。通过优化病种结构，医院可以在保证社会效益的同时，提高经济效益；同时，医院应积极参与医保支付方式改革，与医保部门保持良好的沟通与协作。通过建立支付核心要素谈判协商机制，医院可以争取合理的支付标准，确保医院的经济效益和社会效益。

（五）充分利用特例单议机制

DIP 2.0版将特例单议的比例从1%提高到5%，为医院收治复杂疑难病例提供了更大的灵活性。医院应充分利用这一机制，对于因住院时间长、医疗费用高、新药耗新技术使用、复杂危重症或多学科联合诊疗等不适合按DIP标准支付的病例，及时申请特例单议，按项目结算弥补复杂疾病的超额费用。这不仅有助于医院解决复杂病例的支付问题，还能提高医院的医疗技术水平和社会声誉。

（六）加强病案编码管理

DIP 2.0版的分组较细，可能导致有意或无意的“高编高套”问题。医院应加强病案编码管理，提高编码员的专业素质，确保病案编码的准确性和规范性；同时，医院应建立健全的内部审核机制，加强对病案数据的审核和监控，防止因编码错误导致的支付问题。此外，医院应积极配合医疗保障部门的监管，及时整改发现的问题，确保医保基金的合理使用。

（七）发挥辅助目录的导向作用

辅助目录作为DIP病种库的特色，可以在实践中发挥正向和负向的校正作用。正向的辅助校正即乘系数，应用于如疾病的病情差异导致资源消耗与平均值偏离，且呈一定规律；负向校正即折扣扣减，应用于如熟悉规则的医疗机构，可能采取针对性的

方式争取利益最大化，比如诱导住院、风险选择、遏制需求。

综上所述，医院在贯彻执行DIP 2.0版的过程中，需要在确保经济效益的同时兼顾社会效益，以实现医院的可持续发展。通过采取加强成本管理、提升医疗质量、加强信息化建设、优化病种结构、充分利用特例单议机制、加强病案编码管理等措施，医院可以在DIP支付模式下实现经济效益与社会效益的平衡，为患者提供更加优质、高效的医疗服务，为我国医疗事业的发展作出更大的贡献。

第五节　DRG/DIP实施下人事薪酬管理促进心血管内科学科发展的实践

随着我国医疗体系改革的深化，医保支付方式已全面向按疾病诊断相关分组（DRG）与按病种分值付费（DIP）模式转型。这一改革不仅推动了医疗服务效率的提升，也对医院内部管理提出了更高要求。如何在DRG/DIP框架下优化资源配置、激发医务人员积极性和促进学科高质量发展，成为医疗机构绩效考核面临的重要问题。东莞市人民医院作为广东省三级甲等综合性医院，以心血管内科为试点，基于DRG/DIP为导向进行人事薪酬管理制度改革，取得了显著的成效。2024年11月1日，东莞市人民医院申报的“DRG/DIP实施下人事薪酬管理促进心血管内科学科发展”入选国家卫生健康委员会医院管理研究所“DRG/DIP优秀实践案例”，这是医院乃至东莞卫生健康系统首次入选国家卫生健康委员会医院管理研究所“DRG/DIP实践案例”，为我国医疗机构在DRG/DIP实施下人事薪酬管理提供了可复制推广的范本。

一、DRG/DIP实施下人事薪酬管理改革背景与挑战

（一）DRG/DIP的政策内涵与目标

DRG和DIP均基于“预付费”模式的医保支付方式，其核心目的在于通过标准化的疾病分组及分值计算有效引导医院实现成本控制与效率提升。相较于传统的按项目付费模式，DRG/DIP更加强调“同病同价”，实现从粗放式的规模扩张模式向质量效益型、精细化管理的转变。在这样的大背景下，医院必须重新审视并调整内部管理机制，尤其是薪酬分配及绩效考评体系，以更好地适应新的支付规则，确保医院的可持续发展。

（二）改革前东莞市人民医院心血管内科的管理痛点

东莞市人民医院心血管内科作为该医院的重点学科，承担了多项区域首例技术创新任务，展现出了较强的学科实力。然而，其原有的薪酬制度却存在诸多显著的弊端，

制约了学科的进一步发展，具体表现如下。

1. 薪酬管理制度不科学：原有的薪酬管理制度以固定工资模式为主，薪酬形式单一，不具吸引力，并且不能满足不同员工的需求，不能实现激励效果，更不存在长期激励。

2. 绩效考核体系滞后：主要以工作量为考核依据，却忽视了诊疗质量、成本控制及科研贡献等关键因素，与DRG/DIP所要求的综合绩效评价标准差距较大，无法全面、客观地评价医务人员的工作表现，普遍缺乏绩效反馈过程，不能实现考核结果与导致结果的原因进行有效结合。

3. 人力资源体系创新不足：新旧人才团队之间融合困难重重，内部培养体系不够完善，人才培养成效甚微，导致人才流失，使得学科发展后劲不足，难以在激烈的医疗市场竞争中保持优势地位。

鉴于上述问题，2019年医院以DRG/DIP改革为契机，正式启动人事薪酬管理制度的优化工作，以心血管内科学科改革为示范，抓运营、强管理、以提质增效实现三个转变和三个提升，力求通过改革解决陷入学科发展的瓶颈问题。

二、人事薪酬管理改革的主要目的与目标

在DRG/DIP实施背景下，医院开展精细化管理，尤其是针对心血管内科学科发展的人事薪酬管理改革，以期达到以下主要目的与目标。

（一）主要目的

1. 优化资源配置：通过DRG/DIP支付方式促使医院在心血管内科实现医疗服务成本与收益的精细化管理，合理分配医疗资源，缩短平均住院日，提高诊疗水平和服务效率，避免出现过度医疗或医疗不合理的现象。

2. 激发医护人员积极性：建立以工作量、服务质量、诊疗难度、成本控制、科研贡献、患者满意度等多因素综合评价的薪酬体系，既能符合医保支付新规则，又能充分调动医务人员积极性。

3. 促进学科建设：在DRG/DIP基础上，通过绩效导向的人事薪酬管理，从医疗质量、运营效率、持续发展和满意度评价4个维度评价学科的发展，强化临床研究和科研转化，引导心血管内科向更高技术水平、更高质量标准发展。

（二）主要目标

1. 医疗质量指标提升：设定年度医疗质量关键指标，如降低并发症发生率、提高治愈率、提升CMI指数（病例组合指数）。

2. 运营效率目标：设定提升床位周转率、降低平均住院日、管控医疗服务成本、减

少医疗纠纷和不良事件等关键指标，引导心血管内科走向精细化、高效化的运营模式。

3．持续发展目标：通过提升医疗技术与服务能力，增强学科梯队建设、科研与学术影响力，巩固与发展区域医疗中心地位等方面，促进学科长期、稳定的可持续发展。

4．满意度评价目标：通过调查问卷等多种方式定期评估医务人员和患者满意度，实现总体满意度达90%以上。

三、人事薪酬管理改革的工具和实施策略

东莞市人民医院从2019年下半年起实施基于DRG/DIP政策下的人事薪酬制度改革，以薪酬制度改革为牵引，以信息化平台为工具，探索解决以往人才队伍建设和薪酬制度存在的问题。通过DRG/DIP的实施，为心血管内科人事薪酬制度带来了良好转机，取得了较好的成效。

（一）构建了“组织—机制—工具”三位一体的改革框架

医院精心构建了“组织—机制—工具”三位一体的改革框架，以确保改革工作的顺利推进和有效实施。

1．在组织保障方面：成立由院长牵头的绩效考评小组，从医院层面统筹协调各项绩效考评工作，同时在心血管内科成立了以主管副院长牵头、科主任主持的科室考评小组，以确保绩效管理措施能够切实落实到每一名医务人员，形成上下联动、协同推进的良好局面。

2．在科室绩效考评机制创新方面：引入了“医疗＋科研＋教学”三维绩效模型，分别赋予其80%、10%、10%的权重。这种权重分配既突出了医疗工作的核心地位，又兼顾了科研和教学对学科发展的重要性，通过综合考量多个维度的表现，更加全面、客观地评价医务人员的工作绩效。

3．在绩效考评体系方面：具体机制构建见式（9-35）。

学科总绩效（100%）＝医疗总绩效（80%）＋科研总绩效（10%）＋教学总绩效（10%）　（9-35）

（1）医疗总绩效（80%）：具体计算方法见式（9-36）。

医疗总绩效（80%）＝住院绩效（60%）＋门诊绩效（10%）＋医德医风（5%）＋学科发展参与度（5%）　（9-36）

说明：①个人住院绩效（60%）＝个人总CMI值×（学科总绩效/学科总CMI值）［1＋（1－个人所管患者总数的时间消耗指数）］×［1＋（1－个人所管患者总数的时间费用指数）］。

当月有医疗事故及纠纷时，根据鉴定结果进行处罚。

当月有专科技术突破提高绩效10%。

② 门诊绩效：个人门诊绩效以出勤＋患者数进行考核。

③ 医德医风：指在日常医疗活动中没有违反医院医德医风条款，并受到重大表扬，学科管理小组讨论后予以奖励。

④ 学科发展参与度：指为学科发展维持正常医疗工作量并积极参与学科指标管理。

（2）科研总绩效（10%）：具体计算方法如下。

全职科研人员和心血管内科临床医师；科研考核分为10分，其中5分基础得分，5分按考核浮动；临床科研占2分（其中1分基础得分，1分按考核浮动）。

（3）教学总绩效（10%）：计算方法如下

① 当月带研究生、规培生、实习生占7%。

② 讲课一次1%，教学查房一次1%，带教操作1%。

③ 可以叠加①和②，累计得分，不超过10%。

④ 有一次教学事故扣1%。

⑤ 带教学生顺利通过执业医师考试，或相关专业比赛获得院级以上荣誉，带教老师当月免考核。

（二）充分应用数据平台和多维度的管理工具

医院依托大数据平台构建绩效精细化指标数据中心，实现了绩效指标的实时监测，能够及时、准确地掌握各项绩效数据，为绩效管理提供有力的数据支持。学科常态化应用PDCA、RCA等管理工具实现持续改进，不断优化绩效管理流程和方法，确保绩效管理工作的科学性和有效性，推动医院管理水平不断提升。

四、人事薪酬管理改革的成效

（一）学科运营效率显著提升

1. 手术量与CMI增长：2023年，心血管内科介入手术量达到3143台，相较于2016年增长了4.5倍，呈现出快速增长的态势；同时，总CMI权重提升至15 048.72，增幅达67.5%，表明科室在处理疑难重症病例方面的能力显著增强，学科技术水平不断提升，为患者提供了更加优质、高效的医疗服务。

2. 资源消耗优化：通过一系列改革措施，科室的资源消耗得到了有效优化，时间消耗指数从1.24降至 0.76，费用消耗指数从1.34降至0.86，两项指标均优于行业平均水平。这不仅降低了患者的医疗费用负担，减少了医保基金支出，也提高了医院的运营效率，实现了患者、医保与医院的双赢局面。

3. 床位周转加速：出院人数从2016年的3678人增长至2023年的 7776人，床位使用效率实现了翻倍增长，床位周转的速度加快，意味着医院能够为更多的患者提供及时的医疗服务，提升了医院的服务能力和资源利用率，进一步增强了医院的综合实力。

（二）科研与教学成果突破

1. 技术认证：学科新增4个国家级中心，分别为国家胸痛中心、国家房颤中心、国家心衰中心、国家级“心脏瓣膜病介入中心建设单位”，同时获评“广东省临床重点专科”。这些荣誉和技术认证的获得充分体现了学科在医疗技术、服务质量、学科建设等方面的突出表现和领先地位，为学科的可持续发展奠定了坚实基础，也提升了医院的知名度和美誉度。

2. 教学能力：在教学方面，心血管内科同样取得了长足进步，带教学生的执业医师考试通过率提升至95%，获评“国家级心血管介入培训基地”。这表明科室在医学人才培养方面发挥了重要作用，为社会输送了大量高素质的心血管专业人才，同时也为学科的传承与发展提供了有力的人才保障。

（三）人才队伍稳定性增强

1. 流失率下降：通过改革，心血管内科的人才流失率得到了有效控制，人才流出从年均1.5人降至0.5人，2022年后更是实现了“零流失”，人才队伍的稳定性显著增强，为学科的持续发展提供了坚实的人才基础，避免了因人才流失导致的技术断层和学科发展受阻等问题。通过医院文化和党建工作提升团队的凝聚力，在业务考核方面，平衡业务量与技术、科研创新等指标，使得人尽其才，充分调动新旧人才的积极性。

2. 满意度提升：医务人员对薪酬制度的满意度从68%提高至89%，团队协作意愿显著增强。合理的薪酬制度和良好的工作氛围使得医务人员的工作积极性和归属感大幅提升，进一步激发了其工作热情和创造力，为学科发展注入了强大动力，同时也促进了医院的和谐稳定和发展。

东莞市人民医院在DRG/DIP改革背景下的实践探索充分证明了DRG/DIP不仅仅是一种医保支付工具，更是医院内部管理革新的重要抓手，其成功经验主要体现在以下3个方面。

（1）绩效与战略紧密对接。将薪酬分配与学科发展目标深度融合，形成了“质量—效率—创新”的良性循环，推动了学科的高质量发展。

（2）数据驱动决策。通过信息化工具实现了精细化管控，有效弥补了传统管理中存在的盲区，提高了管理的科学性和精准性。

（3）以人为本的激励机制。充分尊重医务人员的差异化需求，构建了多层次的职业发展体系，激发了医务人员的内在动力和创造力，为学科发展提供了强大的人才支撑。

这一模式对于同类型的医院具有重要的推广价值，尤其是在心脑血管、肿瘤等资源消耗较大的学科领域，通过薪酬改革激发内生动力，不仅能够帮助医院更好地适应医保支付方式改革的要求，还能够推动学科实现跨越式发展，提升医院的核心竞争力，为患者提供更加优质、高效的医疗服务，促进医疗事业的繁荣发展。

综上所述，东莞市人民医院以DRG/DIP改革为契机，通过人事薪酬管理制度的创新实践成功实现了心血管内科学科从“量变”到“质变”的飞跃。其核心在于将外部政策压力有效转化为内部管理动力，应用数据化、人性化的手段重塑了绩效生态，激发了学科发展的内生动力，提升了医院的管理水平和服务质量。在未来，随着DRG/DIP的全面推广实施，这一实践经验不仅为医院的高质量发展提供了新的思路和方法，也为我国医疗体系改革积累了宝贵的实践经验，具有重要的参考价值和推广意义，有望为推动我国医疗事业的整体发展贡献更大力量。

第十章　医院绩效管理与考核

第一节　医院绩效管理概述

医院绩效管理是指医院及管理者根据医院的愿景和使命对员工的绩效进行计划、控制、评价和反馈的过程。

医院绩效管理的实质是以医院战略为导向，以医院绩效薪酬管理制度为手段，按照一定的标准考核各类人员职责、任务的履行程度，从而持续提升部门、个人的绩效管理，充分发挥员工的积极性，提高医院管理水平和质量，最终实现医院应承担的社会、管理、生态目标。

医院绩效管理的对象具体包括医院管理层和核心人员、临床医师、护理人员、医技人员和行政后勤人员等，医院绩效管理的环节包括绩效计划、绩效控制、绩效考核和绩效反馈等环节。各环节组成循环的系统在绩效管理中形成目标制订—组织实施—检查总结—逐步改善的科学管理过程。

一、医院绩效管理的特点、基本原则与基本理论

2009年，中共中央、国务院《关于深化医药卫生体制改革的意见》(中发〔2009〕6号)发布，要求公立医院要遵循公益性质和社会效益原则，坚持以患者为中心，优化服务流程，规范用药、检查和医疗行为，实行以服务质量及岗位工作量为主的综合绩效考核和岗位绩效工资制度；在符合国家医药卫生体制改革的指导原则下，体现知识、技术、劳务、管理等要素的价值，鼓励疑难危重病种的诊治和高级别手术的开展；鼓励发挥专科特色，促进医疗服务质量的提升，同时强调运营成本的控制，以提高医院的整体运行效率和管理水平。

（一）医院绩效管理的特点

1. **公益性**：医院绩效管理方案的制订不仅要有利于医院资源的合理配置，提升效率；同时要兼顾医院的社会责任，维持医院的公益性。

2. **目标性**：医院绩效管理必须与目标管理紧密结合，通过绩效管理对有效目标进行分类，使用“目标＋沟通”的绩效管理模式。

3. 系统性：医院绩效管理是一个包括绩效计划、实施与改进、考核和反馈4个环节的完整系统，且各个环节有机联系在一起的动态管理过程。

4. 强化沟通：绩效沟通在绩效管理中起着决定性的作用，贯穿于整个绩效管理的各个环节中。

5. 强化成本控制：医院需要开展成本管理，建立健全激励机制，增强综合绩效管理，以合理配置资源，提高资金利用率，改善医疗水平和服务质量。

（二）医院绩效管理的基本原则

1. 公益性：公立医院绩效管理应始终坚持公益性导向，提高医疗服务效率，以满足人民群众健康需求为出发点和立足点，服务深化医药卫生体制改革全局，改革完善医务人员激励机制，坚持社会效益与经济效益、当前业绩与长久发展、保持平稳与持续创新相结合。

2. 战略导向：绩效管理应为医院实现战略目标服务，提升医院价值创造的能力。建立以战略为导向的绩效考核机制，突出医院的功能定位、职责履行、费用控制、运行效率、财务管理、成本控制及社会满意度等；将医院的整体战略目标进行有效分解，体现医院、科室及个人目标的有机结合；坚持绩效分配以目标考核为核心，与科室服务质量、服务安全和管理目标考核相挂钩，突出医疗质量、技术水平和医疗服务在医院绩效考核中的权重，进而提升医院整体绩效。

3. 客观公正：绩效管理应以客观事实为依据，确保评价过程和结果的公正性。建立科学的绩效考核指标体系，明确评价标准和方法，保证评价过程的透明度，避免主观随意性，确保评价结果能够真实反映医院、科室与个人的绩效水平。

4. 持续改进：绩效管理应注重持续改进，通过定期的绩效考核和反馈，促进医院、科室和个人不断发现自身存在的问题和不足，及时调整和改进工作方法与策略，以实现绩效的持续提升。

5. 激励约束：绩效管理应通过合理的激励和约束机制，激发医院、科室和个人的积极性与创造性。建立与绩效挂钩的奖励制度，对表现优秀的医院、科室和个人给予表彰和奖励，同时对绩效欠佳者采取必要的约束和改进措施，以促进医院整体绩效的提升。

（三）医院绩效考核的基本理论

医院绩效考核是医院管理的重要工具，能够帮助医院更好地实现战略目标，提高医疗服务质量，激励员工，提升整体运营效率。以下是医院绩效考核的两个基本理论，即激励理论和系统管理理论。

1. 激励理论：激励理论关注如何通过各种手段激发员工的工作积极性和创造力。

在医院绩效考核中，常用的激励理论如下。

（1）马斯洛的需求层次理论：马斯洛提出人的需求从低到高分为5个层次，分别为生理需求、安全需求、社交需求、尊重需求和自我实现需求。医院在绩效考核中应关注员工的多层次需求，比如提供合理的薪酬和福利以满足生理需求，确保工作环境的安全以满足安全需求，组织团队活动以满足社交需求，给予员工认可和奖励以满足尊重需求，提供职业发展机会以满足自我实现需求。

（2）赫茨伯格的双因素理论：赫茨伯格将影响员工满意度的因素分为保健因素和激励因素。保健因素如工作环境、薪酬等，能消除不满，但不一定提高满意度；激励因素如成就感、认可等，能显著提高满意度和积极性。医院应同时关注这两类因素，通过改善工作环境和薪酬消除不满，通过提供职业发展和认可激发积极性。

（3）弗鲁姆的期望理论：期望理论认为员工的工作动机取决于其对努力、绩效和奖励之间关系的期望。医院应明确员工的努力与绩效之间的关系以及绩效与奖励之间的关系，比如设定明确的绩效目标和奖励机制，让员工清楚知道自己的努力会带来什么回报。

（4）目标设定理论：该理论认为明确和具有挑战性的目标能提高员工绩效。目标应具体、可衡量、可实现、相关和有时限（SMART原则）。医院应为员工设定明确的目标，比如医师每月完成一定数量的手术，护士达到一定的患者满意度。

2. 系统管理理论：该理论将医院视为一个整体系统，强调通过系统化的管理方法提高医院的运行效率和效果。在医院绩效考核中，系统管理理论的应用包括以下方面。

（1）整体性：医院是一个整体，各部门和岗位相互关联。绩效考核应考虑这种整体性，比如建立跨部门的绩效指标，确保各部门协同合作，共同实现医院目标。

（2）动态性：医院需要适应内外部环境的变化。绩效考核应具有灵活性，比如根据医院战略调整和市场变化及时更新绩效指标，确保考核内容与医院发展方向一致。

（3）层次性：医院有不同的管理层次，各层次有不同的职责和目标。绩效考核应区分不同层次，比如对高层管理人员考核战略规划能力，对中层管理人员考核团队管理能力，对基层员工考核具体工作绩效。

（4）反馈控制：通过反馈机制控制和优化医院运行。绩效考核应建立有效的反馈机制，比如定期的绩效评估会议，及时反馈员工工作表现，帮助员工了解自己的优缺点，制订改进计划。

二、我国公立医院绩效考核管理的发展历程与政策演变

我国公立医院绩效考核管理的发展历程可以分为以下几个阶段。

（一）探索阶段（2009—2015年）

这一时期，国家开始关注公立医院的绩效管理，提出了一系列改革方向和目标，实现了绩效考核从理论向实践的转变。2009年，中共中央、国务院《关于深化医药卫生体制改革的意见》提出要建立以服务质量及岗位工作量为主的综合绩效考核和岗位绩效工资制度。2015年是我国公立医院绩效考核政策发展的重要“分水岭”，《关于加强公立医疗卫生机构绩效评价的指导意见》（国卫人发〔2015〕94号）首次明确了公立医疗机构绩效评价要求，为各地公立医院绩效考核工作实践提供了政策依据，标志着考核工作开始进入实施阶段。

（二）试点阶段（2016—2018年）

2016年，国务院《“十三五”深化医药卫生体制改革规划》公布了未来5年改革具体任务，提出5项基本制度，医药卫生体制改革“立柱架梁”基本完成并进入新的阶段。这一阶段绩效考核政策有两个方面的表现：一是政策内涵方面综合性和实践性更加突出；二是政策功能方面独立性和重要性更加明显。

（三）全面实施阶段（2019年至今）

2019年，国家卫生健康委员会组织完成了首次全国三级公立医院绩效考核工作，并启动了二级公立医院绩效考核工作。我国公立医院绩效考核已覆盖了公立医疗服务的主体部分，绩效考核政策历经战略设计和实践试点两个阶段，开启了全方位实施。

2020年全国医疗管理工作会议明确了公立医院向高质量发展迈进的新基调。

2020年，国家卫生健康委员会发布了《国家三级公立医院绩效考核操作手册（2020版）》，为公立医院绩效考核提供了具体的操作指南，提高了考核工作的规范性和科学性。

2021年，国家卫生健康委员会发布了《关于深化公立医院薪酬制度改革的指导意见》，强调了绩效考核在薪酬分配中的重要作用，进一步完善了绩效考核与薪酬分配的联动机制。

2023年和2024年，国家卫生健康委员会先后更新了《国家三级公立医院绩效考核操作手册》，进一步优化了考核指标和方法，持续提高三级公立医院绩效考核工作的精细化水平，为公立医院的高质量发展提供了更加完善的政策支持。

“回归公益性”一直是2009年医疗改革以来的主基调，在引导、探索、完善和实行公立医院绩效考核政策的不同阶段均强调建立一套维护公益性的考核评价机制。公立医院绩效的内涵和指标选择无不体现公益性原则。

三、医院绩效管理的组织架构、管理过程、考核内容和方法

（一）组织架构

医院绩效管理一般包括三层组织架构，分别为绩效管理委员会、绩效管理办公室和临床医技科室。

1. 绩效管理委员会：由医院院长担任主任，各分管副院长担任副主任，成员包括各职能部门负责人和临床科室代表。主要职责是制订医院绩效管理的总体目标和政策，审定绩效考核方案和指标体系，协调解决绩效管理中的重大问题，监督绩效管理工作的实施情况。

2. 绩效管理办公室：设在医院的管理职能部门负责绩效管理的具体工作，主要职责是制订和修订绩效考核方案和指标体系，组织和实施绩效考核工作，收集和分析绩效数据，撰写绩效考核报告，提出绩效改进的建议和措施。

3. 临床医技科室：负责本科室的绩效管理工作，包括制订科室绩效计划，组织实施科室绩效考核，收集和反馈科室绩效数据，分析科室绩效情况，提出科室绩效改进的措施和建议。

（二）管理过程

医院绩效的管理过程包括绩效计划、绩效实施、绩效沟通、绩效考核和绩效反馈5个环节。

1. 绩效计划：医院根据战略目标和年度工作计划制订医院绩效计划，明确医院的总体绩效目标和各科室、各岗位的具体绩效目标。绩效计划应具有科学性、合理性和可操作性，确保医院、科室和个人目标的一致性。

2. 绩效实施：各科室和岗位根据绩效计划组织实施各项工作，确保绩效目标的实现。在绩效实施过程中，应注重过程管理，及时发现和解决存在的问题，确保绩效目标的顺利实现。

3. 绩效沟通：绩效沟通贯穿于绩效管理的全过程，包括绩效计划的制订、绩效实施的过程和绩效考核的结果反馈。通过有效的沟通，确保医院、科室和个人对绩效目标和考核结果有清晰的认识，促进绩效管理工作的顺利开展。

4. 绩效考核：根据绩效计划和考核方案，对医院、科室和个人的绩效目标完成情况进行考核。绩效考核应注重客观公正，采用科学的考核方法和工具，确保考核结果的准确性和可靠性。

5. 绩效反馈：将绩效考核结果及时反馈给医院、科室和个人，肯定成绩，指出不足，提出改进的建议和措施；同时，通过计划—执行—检查—处理（PDCA）循环不断优化绩效管理体系。

（三）考核内容

医院绩效的考核内容主要包括医疗质量、运营效率、高质量发展和满意度评价4个方面。

1. 医疗质量：包括医疗安全、医疗技术、医疗服务质量等，具体指标如病历质量、手术质量、医疗差错和事故的发生率等。

2. 运营效率：包括医院的资源配置、成本控制、工作效率等，具体指标如人均门诊量、人均住院量、平均住院日、成本费用率等。

3. 高质量发展：包括医院的人才培养、学科建设、科研创新等，具体指标如人才培养计划的完成率、科研项目的数量和质量、新技术新业务的开展情况等。

4. 满意度评价：包括患者满意度、员工满意度和社会满意度。具体指标如患者满意度调查结果、员工满意度调查结果、社会对医院的评价等。

（四）考核方法

1. 目标管理法：通过设定明确的目标，将医院的战略目标分解到各个部门和岗位，确保每名员工都能明确自己的工作目标和方向。目标管理法适用于医院整体战略目标的分解和落实，确保每个部门和岗位都有明确的目标。

2. 关键绩效指标法：选择关键的绩效指标，对员工的工作表现进行量化评估，确保评估结果的客观性和公正性。关键绩效指标法适用于对员工的工作表现进行量化评估，特别适合于需要客观数据支持的岗位。

3. 平衡计分卡法：从财务、客户、内部流程、学习与成长4个维度进行综合评估，确保绩效管理的全面性和系统性。平衡计分卡法适用于对医院整体绩效进行综合评估，确保绩效管理的全面性和系统性。

4. 360度评估法：通过多角度的评估，包括上级、同事、下属、患者等，全面了解员工的工作表现和能力。360度评估法适用于对员工的综合素质进行评估，特别适合于需要多角度反馈的岗位。

公立医院绩效考核并不是一个独立的政策，而是衔接于一系列深化医改政策与重点任务汇成的一个综合评价政策，围绕着公立医院综合改革与医疗卫生行业综合监管制度。经过十余年的发展，公立医院绩效考核目前仍只是阶段性成果。未来还可能经历从初步实践到成熟实践，从以绩效考核为手段推动改革到基于绩效信息引领改革的发展阶段。

未来，医院绩效考核管理将朝着更加精细化、智能化和人性化的方向发展。随着大数据、人工智能等技术的不断进步，绩效考核将更加依赖于信息化手段，确保数据的准确性和透明度；同时，绩效考核将更加注重员工的个人发展和职业规划，通过个性化的考核和激励措施激发员工的潜力和创造力。此外，绩效考核将更加注重医院的公益性和社会责任，确保医院在追求经济效益的同时更好地服务于社会和患者。

第二节 公立医院绩效考核评价方法和主要模式

公立医院绩效考核评价方法是用于全面、客观、科学地评估医院运行效率、医疗服务质量、成本控制及员工工作表现等多方面综合水平的系统性手段，常见的方法有关键绩效指标法、平衡计分卡法、目标管理法等。这些方法各有特点，如关键绩效指标法侧重于通过设定关键绩效指标衡量员工的工作表现，具有明确的量化指标，便于衡量和评价；平衡计分卡法则从财务、客户、内部流程、学习与成长四个维度进行综合考核，能够全面反映医院的绩效状况；目标管理法依据预先设定的目标完成情况评估绩效，这些方法各有侧重，可以帮助医院精准定位问题，优化管理策略，推动医院持续高质量发展。

一、公立医院绩效考核评价方法

（一）关键绩效指标法

关键绩效指标法（KPI）是通过选取组织运营中的关键参数作为考核指标，定量或定性地对员工或部门的工作绩效进行考核的一种方法。KPI具有明确的衡量标准和目标导向性，能够清晰地反映员工或部门的核心工作内容和关键成果。其通常与医院的战略目标紧密相连，通过分解战略目标，确定关键结果领域，进而设定具体的KPI指标。

在公立医院中，KPI可以涵盖医疗质量、服务效率、患者满意度、成本控制等多个方面，例如医疗质量指标可以包括治愈率、并发症发生率等；服务效率指标可以包括平均住院日、门诊患者等待时间等；患者满意度指标可以通过问卷调查等方式获取。

KPI的优点是能够使考核更加客观、量化，有助于明确工作重点和目标，提高工作效率；缺点是指标的选择和权重设定可能存在主观性，且过于关注关键指标可能导致对其他重要工作的忽视。

（二）平衡计分卡法

平衡计分卡法（BSC）是由罗伯特·卡普兰和大卫·诺顿创建的一种绩效考核工具，从财务、客户、内部流程、学习与成长4个维度衡量组织的绩效。BSC不仅关注财务指标，还强调非财务指标的重要性，实现了短期目标与长期目标、内部指标与外部指标、滞后指标与领先指标的平衡。其能够将医院的战略目标转化为具体的、可衡量的指标，为医院提供了一个全面的绩效管理框架。

在公立医院中，财务维度可以考核医院的收入、成本、利润等；客户维度可以关注患者满意度、市场份额等；内部流程维度可以评估医疗服务质量、诊疗流程效率等；学习与成长维度则可以考虑员工培训、技术创新等方面。

BSC的优点是能够全面、系统地评价医院的绩效，促进医院战略目标的实现，增强医院的综合竞争力。缺点是实施难度较大，需要耗费较多的时间和精力确定与协调各维度的指标。

（三）360度绩效考核法

360度绩效考核法是一种全方位、多角度的绩效考核方法，通过收集来自上级、下级、同事、患者及员工自我评价等各方面的信息对员工的工作绩效进行全面评估。该方法能够提供全面、客观的反馈信息，避免单一评价主体可能带来的偏见和片面性。其不仅关注工作结果，还关注工作过程中的行为表现和能力发展。

在公立医院中，对于医师的考核，可以收集来自护士、患者、科室主任等不同主体的评价；对于护士的考核，可以收集来自医师、患者、护士长等的评价。通过综合各方面的意见，可以更准确地评估员工的工作绩效。

360度绩效考核法的优点是能够提供全面、客观的评价，有助于员工了解自己的优势和不足，促进个人发展；缺点是实施成本较高，评价过程较为复杂，且可能存在评价者主观性较强的问题。

（四）目标管理法

目标管理法（MBO）是一种通过设定明确的目标使员工在工作中有明确的方向，并根据目标完成情况对员工进行考核的管理方法。MBO强调目标的明确性和可衡量性，要求目标具有挑战性但又可实现。其将组织目标与个人目标相结合，使员工能够明确自己的工作目标和努力方向。

在公立医院中，医院可以设定年度或季度的工作目标，如提高医疗质量、增加患者满意度、控制医疗成本等。然后将这些目标分解到各个科室和员工个人，明确每个人的工作任务和目标。在考核时，根据目标完成情况进行评估。

MBO的优点是能够明确工作目标，提高员工的工作积极性和主动性，促进医院整体目标的实现；缺点是目标设定可能存在困难，且过于关注目标完成情况可能导致对过程的忽视。

在实际应用中，公立医院往往会根据自身的特点和需求综合应用多种绩效考核方法，例如某大型三甲医院采用了以KPI为核心，结合BSC和360度绩效考核法的综合绩效考核体系。该医院首先通过 KPI确定关键的绩效指标，如医疗质量指标、服务效率指标、患者满意度指标等，然后应用BSC从财务、客户、内部流程、学习与成长4个维度对KPI进行补充和完善，最后通过360度绩效考核法收集来自不同主体的评价信息，对员工的工作绩效进行全面评估。

二、公立医院绩效考核评价主要模式

医院绩效考核的主要模式包括传统的基于收支结余、工作量的绩效考核模式，新医改时期基于KPI、BSC、DRG/DIP的绩效考核模式等。这些模式在考核重点、指标体系、数据来源、激励机制等方面存在明显区别。

（一）基于收支结余的绩效考核模式

以科室或部门的收支结余为基础，根据结余情况分配绩效奖金。这种模式简单直接，能够激励科室和医务人员提高工作效率，增加收入。但也存在一些弊端，如可能导致过度医疗、忽视医疗质量和患者满意度等问题。

（二）基于工作量的绩效考核模式

通过统计医务人员的工作量，如门诊量、住院量、手术量等，确定绩效奖金。这种模式能够客观地反映医务人员的工作投入，激励其提高工作效率，但对工作质量和患者满意度的考核相对不足。

（三）基于KPI的绩效考核模式

选取医院运营中的关键参数作为考核指标，如医疗质量指标、服务效率指标、患者满意度指标等，对员工或部门的工作绩效进行考核。这种模式能够明确工作重点和目标，提高工作效率，但指标的选择和权重设定可能存在主观性。

（四）基于BSC的绩效考核模式

BSC从财务、客户、内部流程、学习与成长4个维度衡量组织的绩效。这种模式能够全面、系统地评价医院的绩效，促进医院战略目标的实现，但实施难度较大，需要耗费较多的时间和精力确定与协调各维度的指标。

（五）基于DRG/DIP的绩效考核模式

在DRG/DIP支付方式改革背景下，通过评估医院在医保支付方式改革中的医疗服务绩效，如医疗质量、服务效率、成本控制等确定绩效奖金。这种模式能够有效控制医疗费用，提高医疗资源的利用效率，但实施难度较大，需要建立完善的配套体系。

三、新医改下基于DGP/DIP 2.0版的公立医院绩效考核实施策略

随着医保支付方式改革的不断推进，DRG/DIP 2.0版应运而生，其目标是通过更加科学、合理的付费方式激励医院提高医疗服务质量和效率，控制医疗成本，同时保障

患者的医疗需求得到满足。

（一）绩效考核模式的关键要素

1. **医疗服务质量考核**：DRG/DIP 2.0版更加注重医疗服务质量的内涵考核。医院需要加强临床路径管理，确保诊疗过程规范、合理，并根据最新医学指南和临床经验不断更新完善临床路径；同时，强化医疗质量指标监测与分析，关注与DRG/DIP相关的质量指标，如低风险组死亡率、住院天数变异系数等。

2. **病种结构优化考核**：病种结构对医院的收益和考核影响显著。医院需要积极优化病种结构，提高高难度、高分值病种的收治比例。这要求医院应加强学科建设，提升专科技术水平，通过引进高层次人才、开展新技术新项目等方式增强医院在疑难重症诊疗方面的能力。

3. **医疗服务效率考核**：在DRG/DIP 2.0时代，医疗服务效率成为考核的重要指标。医院需要通过优化医院流程，推行日间手术、加速康复外科等先进理念和模式，缩短住院天数，提高病床周转率，从而提高医院的运营效益，让更多患者受益。

4. **成本控制考核**：DRG/DIP支付方式改革给病种增收设置了“天花板”，在有限的医保收入情况下，控费降本成为医院顺应改革之本。医院需要加强成本管控，合理用药用材，控制药价、耗材虚高的灰色收入，激励使用集采和基药降低药占比和耗材占比，积极降本增效。

（二）绩效考核模式的实施策略

1. **转变观念**：医院需要充分理解先有价格后有成本的理念，在DRG/DIP价格确定的情况下通过控制成本保证医院的盈利和可持续发展。

2. **优化绩效考核体系**：医院应根据DRG/DIP 2.0版的要求优化绩效考核体系，将考核重点从量的增长转向质的提升，从项目驱动转向分值驱动，从激励数量收入增长驱动转向提质降本增效价值驱动。

3. **加强培训与沟通**：医院需要加强对医务人员的培训，使其了解DRG/DIP 2.0版的要求和绩效考核的变化，提高其参与度和配合度；同时，加强与医保部门、第三方机构等的沟通和协调，及时解决实施过程中出现的问题。

DRG/DIP 2.0版的实施促使医院更加注重医疗服务的质量和效率，优化病种结构，控制医疗成本，从而提高医院的运营效益和竞争力；同时也推动医院加强学科建设和技术创新，提升医院的综合实力。

综上所述，随着医疗改革的不断深入和信息技术的快速发展，公立医院绩效考核评价方法也在不断创新和发展，例如大数据和人工智能技术的应用为绩效考核提供了更丰富的数据来源和更精准的分析手段。通过收集和分析大量的医疗数据可以更准确地评估医疗质量、服务效率、患者满意度等指标，为绩效考核提供更科学的依据。

第三节　以高质量发展为导向的公立医院绩效评价指标体系的构建

公立医院作为医疗卫生服务体系的核心载体，其绩效评价体系的革新不仅是政策落地的“指挥棒”，更是撬动医院治理能力现代化的“支点”。随着医疗改革的不断深入，推动公立医院高质量发展成为时代的要求。构建以高质量发展为导向的公立医院绩效评价指标体系对于提升医院管理水平、优化资源配置、提高医疗服务质量及促进医院可持续发展具有重要意义。

一、价值锚定：高质量发展导向的顶层设计逻辑

公立医院绩效评价体系的构建本质上是公益性价值回归与现代化治理能力提升的双向耦合过程。其顶层设计需要立足三大核心原则，具体如下。

（一）公益属性的制度导向

将公益性贯穿于指标设计的全生命周期，通过“显性指标约束＋隐性价值引导”实现公立医院社会责任的量化表达，例如在患者费用控制维度可设置“低收入患者医疗费用减免占比”“罕见病诊疗服务覆盖率”等特色指标，将政策倡导转化为可追踪的管理行为。

（二）效能提升的系统性驱动

借鉴“双因素理论”构建激励相容机制，一方面通过RBRVS（以资源为基础的相对价值尺度）量化技术难度与风险强度，保障基础性激励；另一方面设立学科建设贡献度、医疗技术创新指数等发展性指标，激发医务人员内生动力。

（三）功能定位的差异化表达

针对三级医院“医教研防”四位一体功能，构建“金字塔形”指标架构，其中塔基为基本医疗质量安全指标，塔身为运营效率与患者体验指标，塔尖为疑难重症诊疗能力与科研成果转化率。例如，上海某三甲医院通过“重点病种CMI值（病例组合指数）”“临床研究型病房占比”等指标精准锚定国家医学中心建设目标。

二、体系创新：多维融合的指标生态系统构建

突破传统“指标拼盘”式设计，构建具有生态适应性的指标体系。

（一）战略解码下的指标分层设计

采用“战略地图-平衡计分卡-关键绩效指标”三级分解模式，具体如下。

1. 战略层：聚焦医院愿景，如“区域疑难重症诊疗中心建设”对应设置“省外患者转诊率”“创新技术临床应用转化周期”等前瞻性指标。

2. 战术层：衔接学科发展规划，针对肿瘤学科可设置“多学科联合诊疗病种覆盖率”“临床路径变异率管控”等过程性指标。

3. 执行层：细化至岗位行为标准，如手术室护士考核增设“达·芬奇机器人手术配合熟练度”“紧急抢救设备就位响应时间”等场景化指标。

（二）数据治理驱动的指标科学化

构建“四位一体”数据治理体系，具体如下。

1. 标准化治理：遵循HL7 FHIR等国际标准建立主数据管理系统，实现病案首页、DRG分组等核心数据的元数据统一。浙江省通过推行“医疗数据标准化三年行动”使绩效考核数据采集效率提升40%。

2. 全链路质控：建立“采集—清洗—分析—反馈”闭环，应用区块链技术实现数据溯源。北京某医院在耗材管理中引入RFID追踪系统，使考核数据准确率提升至99.7%。

3. 智能分析赋能：开发绩效考核决策支持系统（KPI-DSS），应用机器学习算法识别指标间隐性关联。如通过关联规则挖掘发现“术前等待时间”与“患者满意度”呈非线性负相关，据此优化服务流程。

（三）动态演进的指标生命周期管理

建立“监测—预警—迭代”机制，具体如下。

1. 政策响应模块：实时对接国家绩效考核平台，动态调整指标权重，如疫情后增设“平急转换响应时效”“重症救治资源储备充足率”等应急指标。

2. 阈值预警系统：设置指标波动区间红黄线预警，当药占比异常升高时自动触发成本分析模型。

3. 持续优化机制：每年通过德尔菲法进行指标适用性评估，淘汰冗余指标，如某医院将“论文数量”调整为“临床研究成果转化效益”。

三、实施跃迁：从考核管理到价值创造的范式转型

（一）战略执行闭环构建

应用OKR（目标与关键成果法）将医院战略分解为科室级、岗位级关键结果，建立“战略运营办公室”，通过PDCA循环实施指标动态监控。

（二）激励机制的重构创新

构建“物质激励＋精神激励＋发展激励”三维模型，对于完成国家重点临床专科建设或区域医疗中心建设任务的团队，实施“学科建设基金倾斜＋人才破格晋升＋国际交流优先”组合激励。

（三）文化生态的深层培育

医院引导各科室使用“品管圈”等管理工具将绩效考核从“被动应对”转为“主动改善”，例如华西医院通过持续10年的精益管理实践使平均住院日缩短2.3天，年节约运营成本超亿元人民币。

四、深化改革的突破方向

（一）构建区域联动评价体系

探索“医联体绩效考核指数”，将双向转诊效率、检查结果互认率等纳入考核范畴。

（二）强化社会价值评价

引入第三方评估机构，从健康产出、社会效益等维度开展综合评价。

（三）智慧评价系统集成

研发基于数字孪生技术的医院绩效仿真系统，实现政策效果的预判性评估。

综上所述，公立医院绩效评价体系的革新本质上是一场关乎医疗卫生服务体系现代化的深刻变革。唯有坚持系统思维、数据驱动与文化引领方能使绩效考核真正成为医院高质量发展的“指南针”与“推进器”。未来，随着价值医疗理念的深化和数字技术的迭代，绩效评价体系必将向着更智能、更人性、更具战略弹性的方向持续进化，为健康中国建设注入持久动能。

第四节　国家三级公立医院绩效考核A＋等级的实践

为进一步深化公立医院改革，推进现代化医院管理制度建设，2019年1月16日，国务院办公厅印发了《关于加强三级公立医院绩效考核工作的意见》（国办发〔2019〕4号），至此，三级公立医院“国考”拉开序幕。本轮“国考”也是中华人民共和国成立以来全国三级公立医院的首次“国考”，是检验公立医院绩效改革的标尺。

东莞市人民医院在2022年度国家三级公立医院绩效考核中取得A+等级，并在广东省三级公立医院绩效考核中排名全省第6名，位列全省地市级医院首位。这一系列成绩的取得不仅是对医院综合实力的肯定，更是医院不断提升绩效考核水平、夯实专科建设、强化科研创新、提升服务质量的生动体现。

一、构建以高质量发展为导向的公立医院绩效评价指标体系

（一）总体建设目标与原则

1. **坚持公益性**：东莞市人民医院作为公立医院，始终坚持以人民健康为中心，确保医疗服务的公益性和可及性，让广大患者尤其是弱势群体能够获得优质、可及的医疗服务。

2. **调动积极性**：通过科学合理的绩效考核体系激发医务人员的积极性和创造力，提高医疗服务质量和效率。

3. **功能定位明确**：东莞市人民医院作为三级公立医院，应明确其功能定位，即建设成为一所现代化高水平的临床研究型医院、粤港澳大湾区区域医疗中心。

（二）构建全面、科学的绩效考核指标体系

1. **多维度考核**：绩效考核指标体系应涵盖医疗质量、医疗安全、患者满意度、运营效率、可持续发展等多个维度，确保全面反映医院的综合绩效。

2. **定性与定量相结合**：采用定性与定量相结合的考核方式，既考虑客观数据指标，又关注主观评价反馈，使考核结果更加全面、准确。

3. **个性化设置**：针对不同科室、不同岗位的特点个性化设置考核项目，确保考核的公平性和可比性。

4. **与医院战略相结合**：将绩效考核与医院的发展战略紧密结合，确保绩效考核工作能够有力推动医院目标的实现。

5. **与医院管理相结合**：将绩效考核融入医院日常管理的各个环节，使之成为医院管理的重要工具和手段。

6. **与激励机制相结合**：将绩效考核结果与医务人员的薪酬、晋升等激励机制相结合，激发医务人员的积极性和创造力。

（三）标准化信息化的支撑体系

1. **统一的数据标准**：东莞市人民医院在绩效考核中采用统一的数据标准，确保不同系统、不同部门间数据的一致性和可比性。

2. **统一的数据来源**：医院确保所有使用的数据都源于可靠、准确的渠道，从源头上避免数据的重复、遗漏或不一致。

3. 统一的数据口径：医院规范数据采集和处理的标准是减少因人为因素或系统差异导致的误差，提高数据的准确性和可靠性。

4. 统一的时间周期：医院统一考核数据的时间周期，如年度考核、季度考核或月度考核等，确保数据在时间维度方面的可比性。

（四）规范绩效考核指标架构（表 10-1～表 10-7）

东莞市人民医院在绩效考核中规范指标架构，以确保考核体系科学、合理、可操作。

1. 医疗团队指标设计与评价内容：医疗团队考核指标的设置旨在全面评估团队成员在医疗服务提供、患者照护、团队协作、专业发展等方面的表现。一个有效的考核指标体系能够激励团队成员提升服务质量，促进医疗安全与效率，并推动团队整体的发展。

以下医疗团队考核指标可以从中选取阶段性重点指标进行考核指标的搭配并设计权重分布，从而构建一个科学、全面、有效的医疗团队。考核指标体系：

表 10-1　医疗技术能力考核

相关指标	指标	考核频率
手术类	出院手术占比▲	日常考核、年度考核
	四级手术占比▲	日常考核、年度考核
	四级手术台次数	日常考核、年度考核
	微创手术占比▲	日常考核、年度考核
	日间手术占择期手术比例	日常考核、年度考核
医疗技术管理	新技术申报和开展	年度考核
	限制类医疗技术的开展及管理	年度考核
病种难度	CMI	日常考核、年度考核
	DRG组数	年度考核

表 10-2　医疗质量考核

相关指标	指标	考核频率
耗材管理	耗占比	日常考核、年度考核
	重点监控高值医用耗材占比	日常考核、年度考核
药物管理	抗菌药物使用强度▲	日常考核、年度考核
	药品不良反应发生率	日常考核、年度考核
	药占比	日常考核、年度考核
	患者静脉输液使用率	日常考核、年度考核
会诊管理	会诊及时率	日常考核、年度考核
临床路径管理	临床路径管理	日常考核、年度考核
单病种管理▲	单病种平均住院日	日常考核、年度考核
	住院次均费用	日常考核、年度考核
	病死率	日常考核、年度考核

续表

相关指标	指标	考核频率
病历质量与病案管理	病历及时性、病历回收	日常考核、年度考核
	病历内涵质量	日常考核、年度考核
	病历召回返修	日常考核、年度考核
	门诊电子病历书写率与质量	日常考核、年度考核

表 10-3　医疗安全考核

相关指标	指标	考核频率
死亡率	低风险死亡率	日常考核、年度考核
	中低风险死亡率	日常考核、年度考核
手术患者并发症发生率	手术患者并发症发生率	日常考核、年度考核
非计划再次手术发生率	非计划再次手术发生率	日常考核、年度考核
感染率	Ⅰ类切口手术部位感染率（%）	日常考核、年度考核
	血管内导管相关血流感染发病率	日常考核、年度考核
	医院感染发病（例次）率	日常考核、年度考核
	呼吸机相关肺炎发病率（‰）	日常考核、年度考核
	导尿管相关尿路感染发病率（‰）	日常考核、年度考核

表 10-4　运营效率考核

相关指标	指标	考核频率
工作效率	平均住院日	日常考核、年度考核
	费用消耗指数	日常考核、年度考核
	时间消耗指数	日常考核、年度考核
工作强度	门诊人次或每医师门诊人次	日常考核、年度考核
	出院人数或每医师出院人数	日常考核、年度考核
成本效率	服务性收入占比	日常考核、年度考核
	直接成本率及变动	日常考核、年度考核
费用控制	门诊次均费用	日常考核、年度考核
	住院次均费用	日常考核、年度考核
	门诊次均药品费用	日常考核、年度考核
	住院次均药品费用	日常考核、年度考核

表 10-5　满意度考核

相关指标	指标	考核频率
患者满意度	门诊患者满意度	日常考核、年度考核
	住院患者满意度	日常考核、年度考核
员工满意度	员工满意度	年度考核

表10-6 科研考核

相关指标	指标	考核频率
科研成果	每百名卫生技术人员科研经费金额	年度考核
	科研立项	年度考核
	科研平台认定	年度考核
	论文发表	年度考核
	专利授权	年度考核
	成果转化	年度考核
	科技奖励	年度考核

表10-7 教学考核

相关指标	指标	考核频率
临床教学	教学考评	年度考核
住培教学	结业考核通过率	年度考核
教学成果	首次执业医师考试通过率	年度考核

2. 护理系列指标设计与评价内容：护理团队考核指标的设置是评估团队成员在提供护理服务方面表现和贡献的重要工具。一个全面且科学的考核指标体系能够有效地衡量护理团队的工作效果，发现问题并采取相应的改进措施。以下是一些常见的护理团队考核指标设置建议（表10-8）：

表10-8 护理团队考核指标设置建议

指标	指标释义	考核频率
护理质量	违反护理治疗安全事件数或医疗差错率	日常考核、年度考核
	不良事件发生率	日常考核、年度考核
	护理文件书写合格率	日常考核、年度考核
护理服务	病区服务质量评价	日常考核、年度考核
	院内优质护理服务改进项目评价	年度考核
学科建设能力	护理重点专科、特色专科建设，国家、省、市级奖励	年度考核
学术影响力	开展国家级、省级、市级继续教育项目，护理新技术、新项目，护理专利，科研立项、论文	年度考核
护理教学	省、市级护理培训基地并有开展工作病区教学质量评价，院内、外授课	年度考核
门诊患者满意度	门诊患者满意度测评结果	日常考核、年度考核
住院患者满意度	住院患者满意度测评结果	日常考核、年度考核
员工满意度	门诊患者满意度测评结果	年度考核

3. 医技系列指标设计原则与评价内容：医技科室的考核指标设置是医院绩效管理体系的重要组成部分，旨在全面评估医技科室在医疗服务、技术质量、运营效率、患者满意度等方面的表现。以下是一些常见的医技科室考核指标设置建议（表10-9）：

表10-9 医技团队考核指标设置建议

相关指标	指标	考核频率
工作效率	检查/检验人次	日常考核、年度考核
	报告出具所需时间	日常考核、年度考核
成本管理	百元医疗收入耗材占比	日常考核、年度考核
	直接成本率及变动	年度考核
	设备开机率	年度考核
技术质量	报告准确率	日常考核、年度考核
	质控合格率	日常考核、年度考核
	新技术/新业务开展情况	年度考核
	工作流程优化情况	年度考核
满意度	临床科室满意度	日常考核、年度考核
	患者满意度	日常考核、年度考核
	员工满意度	年度考核
教学评价	首次执业医师考试通过率	年度考核
	临床教学、住培教学、研究生培养、获奖和教学成果	年度考核
科研评价	每百名卫生技术人员科研经费金额	年度考核
	科研立项及科研平台建设、科研成果及科技奖励	年度考核

4. 行政系列指标设计与评价内容：医院行政后勤科室的考核指标设置是确保医院运营效率、服务质量和管理水平的重要手段。考核通常以关键绩效指标（KPI）评价和360度绩效考核评价结合为主要考核内容（表10-10）：

表10-10 行政后勤科室考核指标设置建议

相关指标	指标	考核频率
KPI评价	日常计划完成率：评估科室年度、季度或月度工作计划的完成情况，确保各项工作按计划推进	日常考核、年度考核
	重点任务完成情况：关注科室承担的重点任务或项目，评估其完成情况和效果	日常考核、年度考核
	创新能力与持续改进 创新项目数量：鼓励科室提出创新性的工作方法和改进建议，统计并评估创新项目的实施效果 持续改进机制：建立科室内部持续改进机制，定期回顾工作流程和服务质量，提出改进措施并跟踪实施效果	日常考核、年度考核
360度绩效考核评价	评价者选择：根据360度绩效考核评价的要求，选择来自不同方面的评价者，包括上级、下级、同事、客户（如适用）及被评价者本人，确保评价者能够全面反映被评价者的工作表现 权重分配：根据评价者的角色和重要性，为不同来源的评价分配相应的权重。例如，上级的评价可能具有更高的权重，因为他们在工作中与被评价者有更直接的接触和了解	日常考核、年度考核

在360度绩效考核评价维度方面，需要给评价者一定的维度进行考量（表10-11～表10-13）：

表10-11　上级评价维度

维度	内涵	权重
全局意识	充分理解全院目标和战略、着眼于全院整体利益，主动分担责任，为共同实现全院发展目标做出努力	25%
作风建设	部门团队精神面貌良好、作风正派，工作勤勉敬业，工作方法得当，工作态度认真	15%
专业能力	能够应用专业的知识和技能提供有效的管理和服务；能够按照要求完成目标，效率高、质量好	20%
工作成效	工作成效明显，在提升医院国考指标、高水平医院建设等相关指标提升方面有积极的贡献	25%
创新管理能力	能够突破创新，提出更优化的管理办法和措施，促进医院发展	15%

表10-12　临床科室评价维度

维度	内涵	权重
部门职责履行	能够承担部门义务，按照规范和流程要求主动为临床提供必要的服务，流程指引清晰工作积极主动，清楚部门责任，对服务要求能够高质量完成，不推诿、逃避	
服务意识	能够深入临床，全面了解情况，从职能部门角度提供专业的支持与服务	35%
沟通意识	能否做到开放性，能够主动与临床沟通，及时反馈	30%

表10-13　职能部门互相评价维度

维度	内涵	权重
工作能力	部门工作效率高，守时守信，办事质量高	45%
沟通协作能力	团队配合意识强，能主动协作，及时与上下级和协同部门进行沟通，并协作完成工作内容	40%
创新管理能力	能够突破创新，工作成效明显	15%
具体的评价标准由各部门制订本部门评价细则		

在KPI考核方面，行政后勤科室考核指标设置建议根据具体的工作进行设计（表10-14、表10-15）：

表10-14　护理部KPI考核

KPI	考核频率
发生违反护理质量安全的事件数	季
病患满意度	季
护理人员离职率	季
护理论文计划完成率	年
护理教学计划达标率	年
护理人员在职进修达标率	年
护理人员满意度	季

表 10-15　信息科 KPI 考核

KPI	考核频率
故障响应延迟件数	月
一般业务事件处理完成延迟天数	月
数据提供及时率	季
未定期对系统检修维护次数	季
各种资料管理完整性	季
临床满意度	季

5. 研究系列指标设计与评价内容：医院研究系列指标的设计与评价内容是一个复杂而全面的过程，涵盖了多种科研团队如何考核。以下列举几个不同科研团队的考核指标设计，对于医院研究系列指标设计与评价内容可根据该类科室考核进行思维发散（表 10-16、表 10-17）：

表 10-16　药物临床试验机构

KPI	定义	考核频率
试验项目数	新药、医疗器械和诊断试剂等临床试验的项目数量	年
项目的质控率	项目 1 次结案质控达标率（达标项目数 ÷ 全部研究项目数）×100%	年
项目经费增长率	（本年度到账经费 ÷ 上一年度到账经费）×100%	年
研究者发起的临床试验项目数量	（本年度发起项目数 ÷ 上一年度发起项目数）×100%	年
项目的档案归档率	所有的试验项目应及时归档保管，年度归档率（项目归档数 ÷ 全部完成项目数）×100%	季
GCP 培训完成率	（实际培训次数 ÷ 全年计划培训总数）×100%	半年
临床试验入组例数增长率	年度增长率（今年新增入组例数 ÷ 上一年的入组例数）×100%	年
医疗差错、事故发生次数	医疗差错、事故发生次数	季
申办方的满意度	项目申办方对本部门试验成果的满意度	季
教学满意度	理论课程教学和教学任务满意度	季

表 10-17　中心实验室

KPI	定义	考核频率
获得国家项目数	课题组成员作为课题负责人获得国家项目支持，或者科室成员作为参加单位牵头的国家级重点、重大项目数量	年
科研经费	获得科研经费与增长幅度	年
发表论文篇数	科室成员作为第一作者或通讯作者在 SCI 收录期刊发表论文的总篇数（按影响因子调节系数）	年
获得申请专利或者作为主编出版学术专著的次数	按照项目任务书要求，以科室为单位组织和完成本科室全部在研课题的年度报告和进展报告，并提交年度执行情况调查表；科室成员获得申请专利者、作为主编出版学术专著的次数或科研成果奖	年
研究平台	申请省级或以上平台（临床研究中心、重点实验室或工程技术研究中心等）	年
科研团队搭建	团队及相关交叉学科的人才梯队建设	年
重点学科建设	积极与临床学科衔接，带领研究团队及相关交叉学科取得国内领先的技术优势；积极协助相关交叉学科申请国家级科研项目，力争产出具有国内先进水平的标志性创新成果	年

（五）明确指标的考核方式

1. 直接数值法：医院在绩效考核中直接根据某个具体的数值评估绩效。

2. 百分比法：医院通过计算某项指标占总体或标准值的百分比评估绩效。

3. 目标达成法：医院设定一个明确的目标值，评估实际完成情况与目标值的差距。

4. 等级划分法：医院将考核指标划分为不同的等级或区间，每个等级对应一定的评分标准或描述。

5. 单一指标综合评价法：医院在强调单个指标的考核的同时，也结合其他因素进行综合评价。

二、绩效评价指标体系实施路径

（一）制订考核目标

医院绩效考核目标与医院战略发展方向一致，遵循SMART原则（具体、可衡量、可实现、相关性、时限性）。

（二）建立信息化支撑体系

医院利用大数据、人工智能等技术建立绩效考核信息系统，实现数据自动采集、分析和反馈。例如，国家卫生健康委员会将拓展“公立医院绩效考核管理平台”功能，升级形成“公立医院绩效考核与高质量发展评价平台”，嵌入《评价指标》所需数据，与公立医院绩效考核相关数据同步采集、质控、计算、分析、反馈，减轻医院填报压力并提升工作效率。

（三）强化结果应用

医院将考核结果与医院发展规划、重大项目立项、财政投入等挂钩，并定期发布考核报告，向管理层和员工反馈考核结果，增强考核的透明度和公信力。

（四）推动持续改进

根据医院发展需求和外部环境变化，医院及时优化考核指标和方法。例如，医院采用季度考核与年度考核相结合的双周期设计，季度考核注重过程指标，年度考核注重结果指标，有效提升了考核的全面性和实效性。

三级公立医院绩效考核是一项长期的、系统的、复杂的工程，医院必须将绩效考核核心理念融入医院发展规划中，与医院战略目标紧密结合。此外，绩效考核各指标内在联系紧密，医院应关注各指标之间的关联关系，切不可将指标简单地分解到各临床科室和相关职能部门。要从绩效考核反馈结果剖析自身专科发展和内部管理存在的问题，开展针对性优化措施，改进短板问题，让绩效考核真正成为促进医院高质量发展和提升能力水平的“指挥棒”。

综上所述，以高质量发展为导向的公立医院绩效评价指标体系的构建是推动我国公立医院改革的重要举措。通过科学合理的指标设计和有效的实施路径可以全面提升医院的服务质量和管理水平，满足人民群众日益增长的健康需求。未来，随着政策的不断完善和技术的进步，公立医院绩效评价体系将更加成熟和完善，为实现健康中国战略目标提供有力支撑。

第十一章　分级诊疗与医联体建设

第一节　分级诊疗下紧密型医联体的发展概述

医联体建设是深入推进分级诊疗制度的重要抓手。近年来，随着分级诊疗的深入推进和人们对医疗服务质量要求的提高，医联体作为医疗资源整合和优化的重要手段得到了广泛关注和快速发展。

为了进一步促进优质医疗资源下沉，解决分级诊疗双向转诊不畅等问题，当前，我国医联体建设正向紧密型医联体转变。紧密型医联体是指由三级医院牵头，与二级医院、基层医疗卫生机构等组成的医疗服务体系，分为城市医疗集团和县域医共体两种模式。紧密型医联体成员单位在管理、技术、资源等方面实现紧密协作与整合，共同为区域内居民提供连续、同质化的医疗服务。其核心特点是紧密协作，通过资源整合与共享实现分级诊疗、双向转诊、急慢分治等目标，提升医疗服务的可及性和同质化水平。

一、医联体主要模式和紧密型医联体的内涵

（一）医联体主要模式

医联体以政府主导统筹规划为原则，按照网格化，根据不同医疗机构的功能、定位、级别组建一个联合体。在联合体内，形成以人为本、以患者为中心的全链条、连续化的医疗服务。主要实践模式如下。

1. 城市医疗集团：以1家三级医院为牵头单位，联合若干城市二级医院、康复医院、护理院及社区卫生服务中心构建“1＋X”医联体，实现医疗资源的纵向整合。

2. 县域医共体：重点探索以“县医院为龙头，乡镇卫生院为枢纽，村卫生室为基础”的县乡一体化管理，构建县、乡、村三级联动的县域医疗服务体系。

3. 跨区域专科联盟：指医疗机构之间以专科协作为纽带形成的联合体。以专科协作为纽带，由一家医疗机构的特色专科联合其他医疗机构的相同专科技术力量形成特色专科中心，提升专科重大疾病的救治能力，形成补位发展模式。

4. 远程医疗协作网：由牵头单位与基层、偏远和欠发达地区医疗机构建立远程医疗服务网络，大力推进面向基层、偏远和欠发达地区的远程医疗服务体系建设，鼓励

二级、三级医院向基层医疗卫生机构提供远程医疗服务。

（二）紧密型医联体的内涵

紧密型医联体通过建立一定区域内部分医疗机构之间分工协作机制、双向转诊机制和激励约束相容的共享机制，推动人员、技术、服务、管理协同共享，实现医疗机构间服务和管理一体化运作，提高资源配置和利用效率，为人民群众就近就便就医提供更加公平可及、多层次、系统连续的医疗卫生服务体系。紧密型医联体的特点如下。

1. 资源整合与共享：紧密型医联体通过整合医疗资源实现医疗设备、技术、人才等资源的共享，避免重复建设和资源浪费，提高医疗资源的利用效率。

2. 分级诊疗与双向转诊：通过建立双向转诊机制，明确各级医疗机构的功能定位，引导患者合理分流，促进分级诊疗制度的落实。

3. 技术与管理下沉：牵头医院通过技术帮扶、人员培训、管理指导等方式提升基层医疗卫生机构的服务能力，使患者能够在基层享受到优质的医疗服务。

4. 信息化建设：利用数字化手段打造影像诊断、心电诊断、检查检验、区域审方、共享中药房等服务共享中心，推进“分布式检查，集中式诊断”，提升医疗卫生服务质量和效率。

二、我国紧密型医联体政策推动及发展现状

（一）我国紧密型医联体政策演变

紧密型医联体的政策是在我国的新医改进程中逐步提出和发展的。

2015年，国务院办公厅印发《关于推进分级诊疗制度建设的指导意见》（国办发〔2015〕70号），提出要建立分级诊疗制度，推动医疗资源合理配置，促进医疗服务的上下联动。这一文件为紧密型医联体的建设奠定了基础。

2016年，原国家卫生和计划生育委员会发布《关于开展医疗联合体建设试点工作的指导意见》（国卫医发〔2016〕75号），指导各地开展医疗联合体（以下简称医联体）建设试点工作，推动建立有序分级诊疗模式。

2017年，国务院办公厅印发《关于推进医疗联合体建设和发展的指导意见》（国办发〔2017〕32号），明确提出要建设紧密型医联体，推动优质医疗资源下沉，实现分级诊疗。在这个文件中，还首次提出建设城市医疗集团。

2023年，国家卫生健康委员会等六部门联合印发《关于开展紧密型城市医疗集团建设试点工作的通知》（国卫医政函〔2023〕27号），决定在全国开展紧密型城市医疗集团建设试点，进一步推动紧密型医联体的发展。

2023年，国家卫生健康委员会等10个部门联合印发《关于全面推进紧密型县域医

疗卫生共同体建设的指导意见》，标志着紧密型县域医共体建设由试点阶段进入全面推动阶段，为各地规范、稳健地开展紧密型县域医共体提供了遵循和指南。

2024年7月，党的二十届三中全会通过的《中共中央关于进一步全面深化改革、推进中国式现代化的决定》提出，“促进优质医疗资源扩容下沉和区域均衡布局，加快建设分级诊疗体系，推进紧密型医联体建设，强化基层医疗卫生服务”，为进一步推进分级诊疗体系下紧密型医联体建设指明了方向。

2024年11月27日，国家卫生健康委员会等三部门联合印发《关于加强首诊和转诊服务，提升医疗服务连续性的通知》（国卫办医政发〔2024〕21号），提出到2025年年底，紧密型医联体（包括城市医疗集团和县域医共体）内建立顺畅的双向转诊制度；以地级市为单位，建立医疗机构间转诊制度，方便患者在市域内转诊；到2027年，在省域内建立医疗机构间顺畅的转诊制度，畅通患者省域内转诊；到2030年，分级诊疗体系发挥有效作用，为患者提供系统连续、公平可及的医疗服务，形成规范有序的就医格局。

（二）我国紧密型医联体建设成果

截至2023年年底，全国共建成各种形式的医联体1.8万余个；设置了13个类别的国家医学中心和儿童类别的国家区域医疗中心，建设了125个国家区域医疗中心和114个省级区域医疗中心，其中在81个城市开展紧密型城市医疗集团建设试点，全面推进紧密型县域医共体建设，为群众提供预防、治疗、康复、健康促进等一体化、连续性医疗卫生服务。

截至2024年年底，我国紧密型县域医共体已在全国2188个县推进；到2025年年底，90%以上的县域医共体将达到紧密型标准；到2027年年底，基本实现全覆盖。各地积极建设医学检验、心电诊断等资源共享中心，大力推广“分布式检查、集中式诊断”，为基层配备必要的数字设备设施。目前，医联体影像中心已覆盖全国70%以上的乡镇卫生院，推动了基层检查、上级诊断和结果共享互认。

全国近90%的县实现县级医院派驻人员至乡镇卫生院全覆盖，近80%的村卫生室纳入了医保定点，进一步方便居民看病报销；同时，各地积极顺应居民健康需求，开展节假日门诊、中医康复等延伸服务，持续推进更多基层就医便民惠民举措，改善居民看病就医感受。

三、未来紧密型医联体建设方向

未来，紧密型医联体建设着力构建网格化、一体化服务体系。市域内，启动紧密型城市医疗集团建设试点工作，推动城市医疗集团网格化布局更趋科学性和合理性，强化医疗机构间分工协作、资源整合，加快形成以“市带镇街医院、镇街医院带社卫”

一体的发展模式。要持续完善分级诊疗体系建设、技术标准和工作机制，通过信息化手段推进医联体内医疗卫生机构间信息共享，为患者提供顺畅转诊和连续诊疗，提升医联体内运行效率。

综上所述，我国紧密型医联体建设取得了显著成效，明显提升了偏远地区和基层的医疗服务能力，优化了医疗资源配置，改善了患者就医体验。然而，也面临一些挑战，如绩效利益分配不配套、基层卫生服务能力不足以及资源下沉阻力、医院人才流动不畅等问题。未来，紧密型医联体将继续深化内部管理改革，加强人员下沉和双向转诊机制，通过信息化建设提升基层医疗服务和管理能力。

第二节　紧密型医联体
——东莞市人民医院与谢岗医院成功经验

紧密型医联体是近年来我国医疗卫生体制改革的重要方向之一，旨在通过整合医疗资源、优化服务流程、提升医疗质量实现分级诊疗、双向转诊、资源共享的目标。东莞市人民医院作为东莞市的龙头医院，自2015年起牵头组建了东莞第一个紧密型医联体——东莞市人民医院-谢岗医院紧密型医联体。以下将从东莞市人民医院-谢岗医院紧密型医联体的建设过程、运行机制、管理模式等方面进行详细探讨，以期为其他地区的医联体建设提供借鉴和参考。

一、东莞首个紧密型医联体——谢岗医院建设过程

（一）启动阶段（2015年）

谢岗医院原为一家乡镇卫生院，设施简陋，医疗水平较低。2015年6月，东莞市人民医院与谢岗镇政府在东莞市委市政府和市卫生行政部门精心统筹和大力推动下，共建了东莞第一个紧密型医联体。这一阶段，双方主要进行了资源整合和规划，为后续的合作奠定了基础。

（二）发展阶段（2016—2019年）

在这一阶段，医联体逐步推进专科共建、双向转诊、人才培养等措施。为了建设好东莞市第一个紧密型医联体，东莞市人民医院派来了二十批专家轮流驻院，进行技术指导和帮扶，提升了谢岗医院的医疗技术水平；先后投入8000万元人民币，给谢岗医院增添大型先进设备及全新配套的各项先进设施，为谢岗医院的快速发展打下了坚实基础。此外，双方建立了双向转诊机制，实现了患者的合理分流。

（三）深化阶段（2020年至今）

2021年10月21日，在成功创建二级甲等医院后，谢岗医院二期综合楼启用。

随着医联体的深化合作，谢岗院区专科能力得到进一步提升，新技术、新项目屡创佳绩。目前，谢岗医院实现了心血管内科、呼吸与危重症医学科、普外科、重症医学科、妇产科、骨科、中医科、康复针灸科、超声科、护理等诸多学科的同质化管理与发展。

二、运营管理模式创新

（一）组织架构与管理机制

医联体工作理事会由东莞市人民医院、谢岗镇政府、谢岗医院三方人员组成，负责统筹协调医联体内的发展规划、资源统筹、人员共用、绩效激励、人才培养、学科建设和运营管理等重大事项，建立运行良好的理事会章程，促进各方协调沟通。

（二）专科共建与双向转诊

东莞市人民医院派遣专家到谢岗医院进行专科共建，以提升谢岗医院各科的实力。建立医联体内双向转诊制度，畅通双向转诊渠道，实现患者的合理分流。

（三）人才培养与交流学习

帮扶的关键是从输血向造血的转变，增强发展的内生动力是核心。东莞市人民医院安排谢岗医院的所有医护人员分批进行滚动式培训进修。东莞市人民医院专家通过小讲课、教学查房、操作指导、疑难病例讨论等形式对谢岗医院进行“传帮带”，提升临床思维和技术水平。在科研方面，在东莞市人民医院驻点专家的帮扶指导下，谢岗医院重点科研工作实现“零”突破，获东莞市社会发展重点项目2项，并于2023年通过验收。

（四）医疗资源共享

实现医疗设备、技术、人才等资源的共享，避免重复建设和资源浪费。例如，谢岗医院在东莞市人民医院专家指导下开展超声引导下经皮肝内胆管穿刺置管引流术，提升了医疗技术水平。

三、建设成果

（一）医疗技术提升

通过专科共建和技术帮扶，谢岗医院的医疗技术水平显著提升。例如，心血管内科、呼吸与危重症医学科、普外科、重症医学科、妇产科、骨科、中医科、康复针灸科、超声科、护理等多学科实现同质化管理与发展，专科能力得到进一步提升；开展甲状腺癌根治术、腹腔镜下胃肠肿瘤根治术、肿瘤患者术后化疗、膝关节置换、颈椎间盘髓核摘除术、右心功能测定、肌骨超声等新技术/新项目130余项。

2019年开始，东莞市人民医院心血管内科郭素峡博士带领的团队建立了“转送患者”到“转送医师”的极速救心模式（该模式被应用推广为东莞市道路救治中心的标准模式），填补了谢岗乃至东莞东部的技术空白。在郭素峡博士团队带领下，谢岗医院通过升级改造心内科CCU，与桥头、樟木头、沥林等多个医疗机构建立区域协调网络医院，构建15分钟“急救圈”等，逐步形成了规范的胸痛中心诊疗模式。2024年8月，谢岗医院胸痛中心成功创建国家标准版胸痛中心，为急性胸痛患者搭建了一条救命的“高速路”。

此外，2024年谢岗医院创伤中心接诊超过1500人次，同年12月成功创建市级创伤中心，在创伤救治领域迈出了坚实的一步。

（二）业务量增长

2023年，谢岗医院门诊量为230 045人次，同比增长1.79%；住院量11 413人次，同比增长25.06%；病床使用率93.95%，同比增长18.56%。超声科业务量、门诊及住院检查数量明显增多，业务收入较2022年同期增长4.08%。

2023年，在东莞市人民医院心血管内科郭素峡博士团队主导下，谢岗医院开展各类手术 602台，包括冠脉介入、起搏器植入、射频消融、卵圆孔封堵（结构心脏病）等介入手术，新开展了外周大动脉介入治疗、介入下主动脉瓣置换术，对心力衰竭、心律失常、高血压筛查、急性脑梗死溶栓等治疗逐步完善。在东莞市人民医院肾内科专家刘国辉教授的指导带教下，带动了谢岗医院肾内科的新发展，血液透析 4482人次，血液透析滤过1583人次，较2022年同期均有大幅度的提升，实现了经济效益和社会效益双突破。这些数据充分反映了谢岗医院在医联体建设中的快速发展和进步。

（三）经济效益和社会效益

通过专科共建、人才培养、技术帮扶等措施，谢岗医院的医疗服务能力显著提升，医疗收入 18 496万元人民币，同比增长5.04%。区域患者能够在基层享受到优质的医疗服务，改善了就医体验；同时，通过建立双向转诊机制，促进了分级诊疗制度的落实，缓解了大医院的就医压力。

四、成功经验

（一）资源共享与优势互补

通过整合医疗资源，实现医疗设备、技术、人才等资源的共享，避免了重复建设和资源浪费，提高了医疗资源的利用效率。

（二）专科共建与技术帮扶

东莞市人民医院派遣专家到谢岗医院进行专科共建和技术帮扶，提升了谢岗医院的医疗技术水平，使患者能够在基层享受到优质的医疗服务。

（三）人才培养与交流学习

通过选派医护骨干到东莞市人民医院进修以及专家的“传帮带”，提升了谢岗医院的人才素质和临床思维水平，为医院的可持续发展提供了坚实的人才支撑。

（四）双向转诊与分级诊疗

建立双向转诊机制，实现患者的合理分流，促进了分级诊疗制度的落实，缓解了大医院的就医压力，提高了医疗服务的可及性和同质化水平。

综上所述，东莞市人民医院与谢岗医院的紧密型医联体建设，通过创新管理模式和运行机制，实现了医疗资源的优化配置和医疗服务能力的显著提升。未来，应继续深化合作，不断完善管理模式和运行机制，为推动医疗卫生体制改革和健康中国建设做出更大的贡献。

第三节　城市医疗集团的运行机制与管理模式创新——以东莞水乡紧密型城市医疗集团为例

作为东莞市卫生健康领域的一项重要创新举措，东莞水乡紧密型城市医疗集团自2023成立以来，便致力于整合区域医疗资源，提升医疗服务水平，为水乡片区居民提供更加优质、高效、便捷的医疗服务。

通过专科共建、双向转诊、人才培养等措施，东莞水乡紧密型城市医疗集团在提升基层医疗服务能力、促进分级诊疗制度落实等方面取得了显著成效，为推动东莞市医疗卫生事业高质量发展做出了积极贡献。

一、东莞水乡紧密型城市医疗集团建设及运营情况

（一）成立医疗集团管理委员会

东莞水乡紧密型城市医疗集团以东莞市人民医院为牵头单位，联合水乡中心医院及道滘医院、望牛墩医院、中堂医院、洪梅医院等多家医院，通过建立紧密型合作关系实现医疗资源的共享与优化配置。在组织架构方面，医疗集团管理委员会负责统筹

协调集团内部的发展规划、资源统筹、人员共用、绩效激励、人才培养、学科建设和运营管理等重大事项，形成医疗集团建设一体化管理新模式。

医疗集团针对成员单位不同隶属关系（如市属、镇街、社区）建立差异化的合作协议。

1. 紧密型协议：与东莞市水乡中心医院签订《东莞水乡紧密型城市医疗集团协议》，明确人员、医疗、运营、信息“四统一”管理，赋予牵头医院使用权和管理权，但保留成员单位的区域医疗中心定位。

2. 共建协议：与道滘、望牛墩等镇街医院以专科帮扶为核心，通过专家派驻、联合病房建设等实现技术下沉，并建立“质量考核—医保支付—绩效分配”联动机制。

（二）推进管理流程制度化、协作体系化

协同多部门完善医联体管理相关制度，制定《东莞市水乡紧密型城市医疗集团章程》《东莞市人民医院医疗联合体综合绩效考核办法》，修订《东莞市人民医院医疗联合体建设管理办法》《东莞市人民医院医联体人员经费管理办法》《东莞市人民医院检查检验对外委托服务管理办法》等。建立健全紧密型城市医疗集团相关工作管理制度，涵盖组织管理、合作方式、人事管理、财务管理、考核与绩效管理等内容。

医疗集团还协同多部门拟定了《东莞市人民医院医疗集团内优先诊疗制度》《东莞市人民医院医疗集团按病种实施分级诊疗制度》《东莞市人民医院医疗集团内各级医疗机构检查检验结果互认方案》等工作制度，逐步形成了体系化的协同工作机制。这些制度的实施明确了各级医疗机构的职责，提升了工作效率，为患者提供了更加便捷、高效的医疗服务。

为了健全集团内协同工作机制，明确职责，提升效率，采取的具体措施如下。

1. 检查检验互认：2024年试运行远程影像诊断项目，计划2025年年底实现医联体内全部项目互认，减少重复检查。

2. 药品耗材集中采购：建立联盟式采购体系，降低运营成本。

（三）推进专科共建常态化

经过多次城市医疗集团工作协调会，基本确定了集团单位间供需匹配，东莞市人民医院向水乡中心医院派驻呼吸与危重症医学科、超声医学科、消化内科、儿科、产科、口腔科专家进行帮扶；与望牛墩医院合作建设的肿瘤病区成绩显著，有力推进了病患分流和技术下沉；与中堂医院共建神经内科，打造东莞市重点专科工作有序推进；与道滘医院放疗病区共建进度加快，学术交流频繁，技术帮扶有序开展。2024年上半年，东莞市人民医院派驻帮扶专家超过400人次，帮助医疗单位集团单位开展新技术4项，在东莞市人民医院进修半年及以上并返回原单位独立工作人数2名，城市医疗集团单位间专科帮扶共建实现常态化。

1. 肿瘤病区：与望牛墩医院共建的肿瘤病区半年内收治患者超1300人次，独立完成输液港手术等高难度操作，实现与东莞市人民医院同质化诊疗。

2. 血液净化科：望牛墩医院血液透析年服务量达8000例次，并计划拓展肾内科病房，形成“大专科小综合”特色。

3. 脑卒中中心：与谢岗医院共建绿色通道，通过信息系统实时对接，缩短救治时间至30分钟内。

（四）推进双向转诊有序化

2024年上半年，东莞市人民医院与集团医疗单位间的合作和交流逐步深化，医疗集团单位间双向转诊近2400人次，其中上转1132人，下转1263人，逐渐建立有序的双向转诊机制，促进了分级诊疗制度落深落实，也进一步推动了集团各级医疗机构的服务分层和专业化；统筹协调水乡区域医疗资源均衡分布，协助各单位明确定位和发挥优势。城市医疗集团逐步向中心辐射、布局均衡、联系紧密、能力互补的医疗格局发展。

（五）推进医技后勤系统化

医疗集团着力推进区域病理中心、检查检验中心、医学影像远程诊断中心等中心建设。2024年第一季度，与5家医疗集团单位签订远程医疗合作协议和临床病理诊断中心合作协议，并逐步加快对接远程医疗信息系统接口，有序推进医联体管理平台、远程会诊平台、区域检查检验中心的信息化系统融合建设工作。目前，东莞市水乡中心医院与笔者所在医院正在试运行远程影像诊断项目，系统稳定将逐步推广到其他远程医疗合作单位。

二、东莞水乡紧密型城市医疗集团未来管理路径

由于地理位置和历史原因，水乡片区医疗服务能力存在明显不足，下一步的工作重点是如何逐步推动医疗服务供给侧结构性改革，统筹水乡片区医疗资源一体化与协同发展，构建科学有序的水乡新城就医新格局。东莞市人民医院结合当前东莞水乡紧密型城市医疗集团建设实际提出下一步工作计划，进一步推进水乡紧密型城市医疗集团医疗服务同质化建设。

（一）工作目标

结合东莞市医疗卫生规划，统筹水乡片区医疗资源，加强与周边医疗机构建立合作关系，深化优质医疗资源的共享和下沉，构建更均衡、更高水平、更高质量的医疗服务新格局；同时推动医疗集团成员单位专业互补、错位发展、有序竞争。东莞市人

民医院重点解决疑难危急重症，区域医疗中心聚焦常见病、多发病诊治，向下辐射社区卫生服务中心，带动区域医疗服务能力整体提升。

（二）实施路径

1. 提升水乡紧密型城市医疗集团内部医疗服务同质化水平，推进医疗质量管理体系构建，缩小集团内部的医疗服务质量差距，确保患者在医疗集团单位都能获得高品质的医疗服务。

2. 对集团内资源进行深化统筹整合，加快推进紧密型城市医疗集团医技后勤一体化建设，建立检查检验、远程诊断、双向转诊、健康管理、后勤服务等服务共享平台，降低各医联体医院的运营成本，优化资源配置和实现成本控制。

3. 加强人才引入、培养、留用机制，进一步完善专科帮扶、人才培养与绩效考核方案，强化集团内部“输血”与“造血”功能，提升整体医疗服务能力，解决水乡区域医疗服务人才不足的问题。

（三）具体方案

1. 完善城市医疗集团组织架构：经前期组织调研，为进一步巩固水乡区域医疗机构合作，计划将水乡片区社区卫生服务中心统一纳入东莞水乡紧密型城市医疗集团管理，以一体化管理为基础，形成东莞水乡紧密型城市医疗集团建设新模式。

2. 加强城市医疗集团集约化管理：通过建设区域病理中心、区域检验中心、区域健康管理中心、远程影像诊断中心、远程会诊中心、集团互联网医院等，进一步推进区域内检查、检验结果互认，减少重复性检查，以集约化管理模式节约医疗资源及优化患者服务流程，降低医疗集团单位的运营成本，提升紧密型城市医疗集团整体管理运营效率。

3. 强化医疗救治三大中心建设：通过建立专科联盟的合作形式，利用专家下沉、远程会诊等手段推动区域内突发公共卫生事件、重大疫情处置、危急重症救治等的分级诊疗工作，重点围绕胸痛、卒中、创伤救治三大中心建设；进一步健全集团内危急重症救治体系，形成有效的危急重症抢救协同机制。

4. 提升各单位危急救治能力：以学科共建与交流合作为纽带，在急诊专科建设与管理、医疗技术推广、常见病和优势病种诊疗、疑难病讨论等多方面进行具体的互助、指导和合作交流，推动医疗集团成员单位错位发展、优势互补，全方位提升区域内专病诊疗能力，努力提升集团单位的急危重症救治能力。

5. 规范区域慢病防治管理：通过全科、内分泌科等优质医疗资源下沉到社区，在糖尿病、高血压病等慢病规范性管理工作方面进行合作指导，针对慢性病防治提高社卫中心诊治能力，建立健全三级慢性病防治网络，加强基层社卫中心的初筛和网底作用，规范对长期慢病患者的治疗及管理。

6. 探索后勤服务一体化建设：探索区域内医疗机构后勤服务一体化模式，在政策范围内指导解决区域内医疗机构信息化系统升级、设备采购一体化服务，探索消毒供应、物流配送统一管理等，促进区域内医疗机构协同发展，降低各医院的运营成本。

综上所述，东莞水乡紧密型城市医疗集团通过“行政一体化＋资源集约化＋服务连续化”模式实现了医疗资源的优化配置和基层医疗服务能力的显著提升。未来，应继续深化合作，不断完善管理模式和运行机制，为推动医疗卫生体制改革和健康中国建设做出更大的贡献。

第四节　粤港澳大湾区健康湾区建设与跨境医疗服务展望

粤港澳大湾区包括香港、澳门两个特别行政区和广东省的九个地级市，是我国经济最发达、人口最密集的地区之一。随着大湾区一体化进程的加快，医疗资源的整合与共享成为重要议题。2019年,《粤港澳大湾区发展规划纲要》明确提出，要推动优质医疗资源跨境流动，构建与国际接轨的卫生健康服务体系，塑造健康湾区。建设高水平的区域医疗中心，提升医疗服务水平，是满足大湾区居民健康需求的关键。截至2024年，大湾区内地9市已实现“港澳药械通”政策全覆盖，累计进口使用港澳药械92个品种，服务患者近万人次。

一、粤港澳大湾区塑造健康湾区的政策规划和健康湾区发展现状

（一）粤港澳大湾区塑造健康湾区的政策规划

1. 密切医疗卫生合作：推动优质医疗卫生资源紧密合作，支持港澳医疗卫生服务，提供主体在珠三角九市，按规定以独资、合资或合作等方式设置医疗机构，发展区域医疗联合体和区域性医疗中心。

2. 深化中医药领域合作：支持澳门和香港两个特别行政区分别发挥中药质量研究国家重点实验室伙伴实验室和香港特别行政区政府中药检测中心优势，与内地科研机构共同建立国际认可的中医药产品质量标准，推进中医药标准化、国际化。支持粤澳合作中医药科技产业园开展中医药产品海外注册公共服务平台建设，发展健康产业，提供优质医疗保健服务，推动中医药海外发展。

3. 加强医疗卫生人才联合培养和交流：开展传染病联合会诊，鼓励港澳医务人员到珠三角九市开展学术交流和私人执业医务人员短期执业。研究开展非急重患者跨境

陆路转运服务，探索在指定公立医院开展跨境转诊合作试点；完善紧急医疗救援联动机制，推进健康城市、健康村镇建设。

（二）健康湾区发展现状

近年来，粤港澳三地深化医疗服务规则衔接与机制对接，推动“健康湾区”建设取得显著成果。

• 内地医疗机构中药制剂首次跨境至澳门特别行政区使用，粤港救护车跨境直通，大幅降低患者转运时间与风险。

• 2023年，港澳居民来粤住院量达30 575人次，较2018年和2019年分别增长125.6%和58.6%。

• 香港长者医疗券计划使用范围拓展至广东省多地医疗机构，为香港特别行政区长者就医提供便利。

• 香港特别行政区首家中医医院筹备加速，计划从2025年年底起分阶段投入服务，广东省中医院为其提供技术支持，促进中医药交流合作。

• 大湾区医疗人才交流计划实施，广东省派遣266名医务人员赴港澳服务，同时接收香港医疗团队来粤交流。

• 港澳人士来粤办医行医常态化，横琴粤澳深度合作区允许符合条件的澳门医疗人员执业。广东省共有各类港澳资医疗机构43家，1307名港澳居民获内地医师资格，262名港澳医师在粤注册登记短期行医。

• “港澳药械通”政策在大湾区内地9市全覆盖，指定医疗机构进口使用港澳药械92个品种，惠及患者近万人次。

二、粤港澳大湾区区域医疗高地建设及跨境医疗服务建设实践

（一）粤港澳大湾区区域医疗高地建设

作为广东省高水平医院重点建设单位，东莞市人民医院以建设“粤港澳大湾区区域医疗中心”为目标，通过5年规划提升学科能力与科研创新，重点发展危重症急救、肿瘤治疗等高精尖领域。2021年获批“广东省高水平医院”称号，并投入3亿元人民币支持关键技术突破与高层次人才引进。

目前，医院建成广东省首个硼中子俘获治疗中心，2023年4月，硼中子俘获治疗中心大楼落成；2024年8月，硼中子俘获治疗研究中心大楼动工建设，并成功获批“恶性肿瘤硼中子俘获治疗技术与应用广东省工程研究中心”，是东莞市卫生健康系统首个省级研发平台，为恶性肿瘤患者提供国际领先的靶向治疗手段，并计划筹建硼中子俘获治疗研究院以推动科研成果转化。医院开展多项国家级限制类技术（如肿瘤消

融、心脑血管介入治疗）及微创手术，技术居省内先进水平。肿瘤科和呼吸与危重症医学科入选国家临床重点专科建设项目，按照“十四五”规划推动医院更多的重点学科争创国家级专科。校地共建南方医科大学第十附属医院，推动科研飞跃，累计获35项国家自然科学基金项目，发表214篇SCI论文（17篇影响因子＞10分）。建立“组团式”帮扶与远程医疗体系，辐射新疆、西藏等对口支援地区，提升区域医疗协同能力。

（二）港澳居民健康服务中心

东莞市人民医院作为大湾区医疗合作的前沿阵地，于2024年1月启用了全市首家港澳居民健康服务中心，引入“港式医疗模式”，提供全科诊疗、跨境转诊、保险直付等一站式服务。该中心整合莞港两地医疗资源，设立港式家庭医师工作室，并通过“金牌医师”团队实现全科与专科的无缝对接，显著提升港澳居民及外籍人士的就医体验。

1. 建设路径

（1）引进香港医疗资源：参照国际诊疗模式，提供先全科、后专科的国际就医理念和流程，打造国际标准全科医疗服务平台，提供港式全科诊疗、全科与专科协作、多语种陪诊服务、诊后健康随访、商业保险咨询、保险直付等服务。

（2）推行国际化服务标准：深化与国际、粤港澳之间的医疗创新合作，打通国际商保、香港医疗券等多元支付路径，为港澳居民提供对接香港模式的医疗服务。

（3）开展跨境双向转诊协作：与港澳医疗机构建立莞港双向转诊机制，构建多层次、优结构的分级诊疗体系，打造“莞港融合医疗服务创新样板”。

2. 创新亮点

（1）创新莞港协作医疗新模式：与资深港医集团合作共建，整合优势医疗资源，提供多学科、多场景、多团队协作的医疗服务。港医集团派驻优质香港医护团队和专业客服人员，在本院医疗机构执业许可范围内，按国内医疗诊疗规范和临床技术规范，建立全专结合、多学科诊疗、莞港远程会诊等多种形式结合的莞港医疗诊疗协作新模式。

（2）打造一站式就医新体验：港澳居民健康服务中心组织全科-专科MDT，融合港式全科与三甲医院专科优势，参与港药械通用药研讨，与专科深度协同，为在莞港澳居民提供港式全科、港医共诊、金牌医护服务、一对一陪诊、多语种陪诊等特色医疗服务，一站式解决多元化就医需求，打造以患者为中心的个性化诊疗服务。

（3）推进跨境双向转诊协作机制：加快与港澳定点医疗卫生机构病历和检查、检验结果互认互通机制，创新港澳商业医疗保险费用结算方式，打破港澳居民跨境转诊障碍，鼓励在莞港澳居民在莞就医，为湾区内地港澳居民提供健康保障。

3. 建设成效

（1）提供港式特色医疗服务：港澳居民健康服务中心将提供慢病管理、戒烟门诊、港式体检等港式特色医疗服务，照顾在内地居住的港人健康，同时满足本地居民的品质医疗需求。

（2）组织全科-专科MDT：港澳居民健康服务中心组织全科-专科 MDT，参与港药械通用药研讨，与专科深度协同，为患者提供便利的港式全科诊疗服务，收获好评。

（3）联合培养金牌医护：在联合医务集团协作下，以国际认证认可的金牌质控体系和国际全科医学标准培养本院金牌全科医护，提升医护人员自身医疗服务综合水平、医院整体医疗服务能力和国际竞争力。

2024年12月，东莞市人民医院在健康管理中心的基础上整合全科、老年医学及健康管理资源，成立国际医疗中心。中心遵循国际诊疗标准，为外籍人士和本地居民提供个性化健康管理服务。中心强化涉外医疗制度建设，抓住外资企业入驻机遇，提升大湾区医疗品牌影响力。

综上所述，东莞市人民医院作为东莞市的医疗龙头，在粤港澳大湾区区域医疗中心建设中扮演着重要角色，医院将抓住当前健康湾区建设的大好发展良机，不断完善跨境医疗服务模式，以规范、优质的诊疗服务赢得广大患者的良好口碑。

第十二章　公共卫生事件中的医院应急管理

第一节　医院应急管理组织架构与职责

医院应急管理是指医院在面对突发公共卫生事件（如突发传染病、自然灾害、重大安全事故等）时，为确保医疗救治工作有序开展，保障患者、医务人员及公众安全所建立的一套系统化、标准化的管理体系。医院应急管理的目标是快速响应、科学决策、有效处置、减少损失，确保医疗服务的连续性。

近年来，公共卫生事件的突发性与复杂性对医疗机构应急管理体系提出了严峻挑战。东莞市人民医院作为区域医疗中心，依据国家卫生健康委员会2023年印发实施的《突发事件医疗应急工作管理办法（试行）》（国卫医急发〔2023〕37号）制定了《东莞市人民医院应急手册（2024）》《东莞市人民医院突发公共事件医疗卫生应急救援工作方案》等制度，构建了完整的应急管理体系，涵盖了指挥决策、协调指挥、医疗救治、后勤保障、宣传教育、培训演练等多个方面，形成了“全链条响应、多部门协同、标准化操作”的应急管理模式，确保医院在紧急情况下能够高效应对各种突发事件。

一、医院应急管理组织架构及职责

（一）应急管理三级组织体系

1. 医院应急工作领导小组：在医院党委领导下，医院应急工作领导小组是医院突发事件应急管理工作的领导机构。组长由院长担任，副组长由副院长、纪委书记和总会计师担任，成员由各职能部门负责人，大科主任、护士长，门急诊主任、护士长组成。

主要职责：贯彻落实各级应急管理的法律法规、规章制度；接受市委、市政府的应急决策、部署和领导；接受市卫生健康局及市120中心的调度；研究建立和完善医院应急体系；研究决定医院重大应急决策和部署。

2. 医院应急工作领导小组办公室：医院应急工作领导小组下设办公室（以下简称“领导小组办公室”），办公地点在医院办公室，是一个综合协调办事机构，涉及业务管理部门（医务部、护理部、预防保健科、普济院区医疗业务部、医院感染管理办公室、药剂科）、后勤保障部门（总务科、设备科、信息科、保卫科、普济院区运行保障部）和外联宣传部门（医院办公室）三个部分，各科室根据职责承担相应应急工作。

主要职责：落实医院应急工作领导小组部署的各项任务；对各科室执行医院应急工作领导小组应急指令情况进行监督检查；负责突发事件信息收集、分析和评估，提出发布、调整和解除预警以及突发事件级别建议；授权医院办公室负责信息发布和舆情引导工作；承担日常应急事务、协调工作。

3. 应急工作小组：医院应急工作领导小组下设5个工作小组，包括医疗救护应急指挥小组、医疗救护应急救援小组、后勤保障应急小组、信息保障应急小组和安全生产应急小组。

（二）应急工作小组职责

1. 医疗救护应急指挥小组：由分管医疗业务副院长担任组长，医务科、护理部等科室负责人担任副组长，成员有医务科、护理部、普济院区医疗业务部、药学部等相关人员，大科主任、护士长。负责落实上级关于突发事件医疗应急救援工作的决策部署，统筹协调院内医疗应急救援工作重大事项，负责全院参加应急医护人员的调配及外派医疗人员选派。

2. 医疗救护应急救援小组：在应急事件中，医疗救治是最为关键的一环。医疗救护应急救援小组由分管医疗业务副院长统筹指挥，成员有医务科、护理部、预防保健科、普济院区医疗业务部、医院感染管理办公室等相关人员以及相关学科负责人、护理专科护士长等。医疗应急救援小组下常设外科创伤应急救援小组、外科烧伤应急救援小组、内（儿）科（含中毒事件）应急救援小组、突发传染病应急救援小组、院前急救小组，各小组由相关专科的业务骨干组成，具体负责突发公共事件的医疗救援工作。

3. 后勤保障应急小组：由分管后勤工作副院长担任组长，总务科、设备科、普济院区运行保障部等科室负责人担任副组长，总务科、设备科、普济院区运行保障部、药学部相关工作人员为成员。负责突发性事件应急处置中涉及的应急后勤保障工作，保障后勤物资及防护用品的供应、工作人员的食宿安排、各种急救所需的医疗器械供应、各种急救药品的供应。

4. 信息保障应急小组：由分管信息工作的副院长担任组长，信息科负责人担任副组长，信息科相关工作人员为成员。负责医院因网络设备故障导致的网络瘫痪、网络遭受黑客攻击或者计算机病毒扩散等导致各种破坏医院网络安全运行的事件、重大有害信息在医院网络传播，以及利用医院网络发送有害信息可能造成严重后果的事件、窃取医院保密信息的事件等医院网络及信息安全突发事件的应急处置工作，及其他突发公共事件涉及的信息网络安全工作；维护医院信息网络的安全与稳定。

5. 安全生产应急小组：由分管安全生产、保卫工作的副院长担任组长，保卫科负责人担任副组长，保卫科、普济院区运行保障部的相关工作人员为成员。负责做好院内安全保卫工作，在应急工作的过程中保障医院的工作秩序，组织、指挥、协调全院的安保人员开展院内抢险救援工作，保障工作人员及医院的安全；维护院内外交通秩序，加强交通疏导和车辆分流，保障应急救助车辆优先快速通过；开发应急避灾场所，做好临危地区人员的安全转移工作和灾后处置工作。

二、医院应急管理流程

东莞市人民医院在应急管理中坚持“统一领导、分级负责、条块结合”的原则，明确各层级和各部门的职责，以确保应急管理工作的落实和协同高效运行（图12-1）。

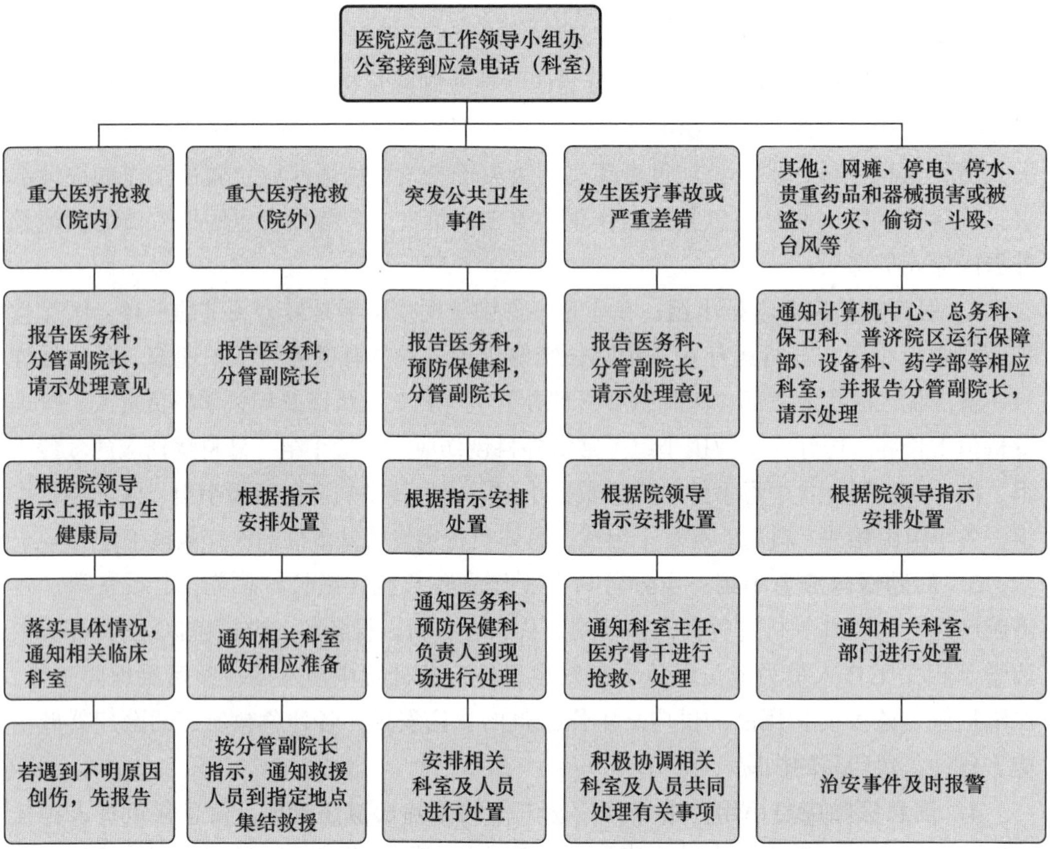

图12-1　医院应急管理流程

东莞市人民医院的应急管理按照Ⅰ、Ⅱ、Ⅲ级分级启动应急响应预案，按照重大医疗抢救、突发公共卫生事件、发生医疗事故或严重差错、其他等进行分类管理。

（一）分级应急响应

按照突发事件的影响范围、危害程度、发展态势等，医院层面突发事件应急响应由高到低划分为Ⅰ、Ⅱ、Ⅲ级。对涉及面广、敏感复杂或处置不当后果严重的突发事件，可根据突发事件事态发展情况及时对响应级别进行调整。

1. Ⅰ级响应：发生重大突发事件时，应立即组织应急工作领导小组成员进行分析研判，对事件影响、人员伤亡及发展趋势进行综合评估，由医院主要领导决定启动Ⅰ级响应。各应急小组迅速开展抢险和伤员抢救工作。必要时，经医院主要领导同意，报请上级有关部门支援。

2. Ⅱ级响应：发生较大突发事件时，应立即组织应急工作领导小组成员进行分析研判，对事件影响、人员受伤及发展趋势进行综合评估，由分管院领导决定启动Ⅱ级响应，各应急小组迅速开展抢险和伤员抢救工作。

3. Ⅲ级响应：发生一般突发事件时，由职能科室负责人决定启动Ⅲ级响应，随时监测突发事件事态发展情况，及时向分管院领导报告，必要时可提高响应级别。

（二）医院应急分类管理

1. 重大医疗抢救

（1）重大医疗抢救（院内）：如遇到重大医疗事件，应急工作领导小组办公室首先会通过报告医务科和分管副院长请求处理意见，随后根据院领导指示安排处置，并上报东莞市卫生健康局。具体处置过程中，相关科室会根据指示行动。若遇到不明原因的创伤，在向上级报告的同时，积极组织多学科专家力量进行会诊和抢救。

（2）重大医疗抢救（院外）：如果是院外医疗抢救，根据分管副院长指示，救援人员到指定地点集结救援。相关医务科及预防保健科也会参与其中，负责救援现场的协调和处置。

2. 突发公共卫生事件：在发生突发公共卫生事件时，领导小组办公室会依照规定上报东莞市卫生健康局，启动卫生防疫、医疗救治、物资调配等多项应急预案。

3. 医疗事故或严重差错：如果发生医疗事故或严重医疗差错，医院会通过医务科报告事件并请求院领导的处理意见。此时，相关部门和科室将立即进入应急处置状态，组织科室主任和医疗骨干进行抢救、处置。

4. 其他突发事件：

（1）如网络瘫痪、停电、停水等，对于这些基础设施方面的故障，医院会通知相关科室进行检查维修（如总务科、水电组等），并通过行政值班室协调处理，确保事件的及时修复。

（2）对于火灾、盗窃、斗殴等针对安全的问题，医院会迅速通知保卫科、消防队等相关部门，并根据院领导指示采取措施处理。

（三）现场处置

1. 应急工作领导小组成员迅速到位，及时掌握相关事件信息，研究部署应急处置工作，加强与上级部门的沟通，及时报告事件信息。

2. 加强对医疗运行、重点场所、重点部位、重要设备和重要舆情的监测。

3．根据专项应急预案做好相应措施，调度人员进行抢险、抢救，减少损害发生。
4．科学、合理调配应急物资和设备，做好物资紧急采购准备。
5．做好新闻宣传和舆论引导工作。

（四）响应解除

突发事件得到有效控制、危害消除后，经由宣布启动应急响应的院领导或职能科室负责人批准同意后，应急工作领导小组办公室下达解除应急指令，宣布应急结束，并通过办公自动化系统等途径发布全院通知公布。

（五）后期处置

1．恢复与重建：突发事件应急处置工作结束后，各科室要积极组织后续救治、医院秩序的恢复重建工作。对于重点部位和特殊区域，要认真分析研究，提出解决建议和意见，按有关规定报批实施。

2．调查与评估：在事件处置过程中，各科室要及时收集各类数据，开展事件处置过程分析和评估。事件结束后，要及时对应急处置工作进行总结和评估，提出加强和改进同类事件应急工作的建议和意见。领导小组办公室组织对特别重大、重大以及影响范围较大突发事件的起因、性质、影响、经验教训和恢复重建等问题进行调查评估，提出防范和改进措施，并向上级报告。

综上所述，东莞市人民医院通过制度化、标准化、动态化的应急管理体系实现了在公共卫生事件中的高效响应与精准救治。未来将进一步融合人工智能与物联网技术，构建“智慧应急平台”，提升资源调度与决策支持能力，为粤港澳大湾区公共卫生安全树立标杆。

第二节　公共卫生事件中的医院应急救援与处置

公共卫生事件是指突然发生、造成或可能造成社会公众健康严重损害的重大传染病疫情、群体性不明原因的疾病、重大食物或职业中毒等事件。公共卫生事件作为影响社会稳定和人民健康安全的重要因素，一旦发生，具有传播迅速、危害广泛、不确定性大、社会舆情关注度高等特点。医院作为公共卫生安全体系中的重要一环，其应急响应与处置能力直接关系社会整体应对突发事件的水平。

东莞市人民医院在长期的实践中，依据《中华人民共和国突发事件应对法》《中华人民共和国基本医疗卫生与促进法》《突发公共卫生事件应急条例》《国家突发公共事件总体应急预案》《国家突发公共卫生事件应急预案》《国家突发公共事件医疗卫生救援应急预案》《广东省突发公共卫生事件应急办法》《东莞市突发公共事件总体应急预案》等国家及地方相关法律法规和标准文件，制定了《东莞市人民医院突发公共事件医疗卫生应急救援工作方案》等制度，建立了完善的应急管理体系，并通过定期演练、经验总结，不断提升公共卫生事件的应急响应与处置水平。

一、组织体系和工作职责

（一）组织体系

1. **医疗应急救援小组：**医疗应急救援小组在医院应急工作领导小组的指导下进行日常工作，常设外科创伤应急救援小组、外科烧伤应急救援小组、内（儿）科（含中毒事件）应急救援小组、突发传染病应急救援小组、院前急救小组，各小组由相关专科的业务骨干组成，具体负责突发公共事件的医疗救援工作。

2. **专案救治小组：**医疗应急救援小组针对专项突发公共事件及上级主管部门的具体要求成立专案救治小组，具体负责特定事件的医疗救治工作。

（二）工作职责

1. **医疗应急救援小组：**根据事件具体处理要求启动医院应急救援工作，并全面、具体负责医院应对突发公共事件的应急处理工作。

2. **各部门：**在医疗应急救援小组的统筹下做好各自负责的工作。

（1）各临床医技科室作为应急救援的主体科室，在各相关部门协调配合下完成应急救援工作。

（2）医务科负责组织、协调突发公共事件的应急救治工作，包括医务人员调配、救治场所安排、组织多学科联合诊疗、信息上报等。

（3）护理部负责突发公共事件的护理工作的协调工作。

（4）保卫科负责突发公共事件救治地的安全保卫工作，协助疏导患者和家属，创造良好安全的救治环境。

（5）总务科负责在突发公共事件发生时水、电等保障工作。

（6）设备科负责日常应急救援物资和设备的储备及维护；负责在突发公共事件救治工作中提供仪器设备及防护用品，满足救治工作的需要。

（7）药学部负责日常应急药品的储备，保证药品的有效期和质量；负责在突发公共事件救治工作中提供充足的急救药物。

（8）医院感染管理办公室负责指导突发公共事件救治场所的消毒隔离及医护人员的防护工作。

（9）预防保健科负责开展突发传染病疫情的流行病学调查及传染病疫情的信息上报等工作。

（10）医院办公室负责突发应急事件舆情控制、信息的对外发布及救护车等车辆的调度。

二、公共卫生事件应急处置流程

（一）应急救援工作的启动

1. 各部门值班医务人员在日常诊疗工作中接收突发公共事件患者（3名及以上灾害性或群体性伤害事件或其他特殊事件），应立即向科主任及科室护士长汇报，科主任及科室护士长应立即向医务科、护理部、预防保健科、医疗总值和护理总值等报告；同时，由医务科向医疗应急救援小组和医院应急工作领导小组汇报，立即启动应急救援工作。

2. 医疗应急救援小组接到上级行政部门市内发生突发公共事件的通知后，根据事件具体处理要求启动医院应急救援工作，同时上报医院应急工作领导小组。

（二）院前救治

1. 市内发生突发公共事件，医疗应急救援小组收到上级行政部门要求派出救护车协助院前救治，医务科工作人员应详细了解出车的目的地、联系人员、事件的性质、现场患者数量等，并将相关的信息立即电话通知急诊科。

2. 院前急救小组在接到市120指挥中心或医疗应急救援小组的通知后，应立即根据事件的性质做好人员的防护，安排配置齐全的救护车出车。若事件的院前急救需求超过急诊科救护车的调配能力时，院前急救小组应及时与市120指挥中心反馈，请求安排其他救护车出车协助。

3. 随车的医务人员到达救援现场后，应服从上级行政部门的统筹安排，对患者开展及时、必要、规范的应急救治，开展必要的转运风险评估及病情告知工作，若患者病情许可，应尽早转送至医院行进一步救治。

4. 随车医务人员应与市120指挥中心及院内急诊科保持密切联系，利用信息化手段共享患者伤情，第一时间启动院内的应急救治绿色通道，急诊科提前做好抢救准备。

（三）院内应急救治

东莞市人民医院突发公共事件院内医疗卫生应急救援流程见图12-2。

1. 医疗应急救援小组根据事件的具体情况制订救援方案，安排相关人员到指定地点集结，通知相关科室预留床位，组织多学科联合诊疗。

2. 医务科安排专人到达现场统筹协调救援工作，包括调派救援人员、床位调配、组织多学科联合诊疗等。

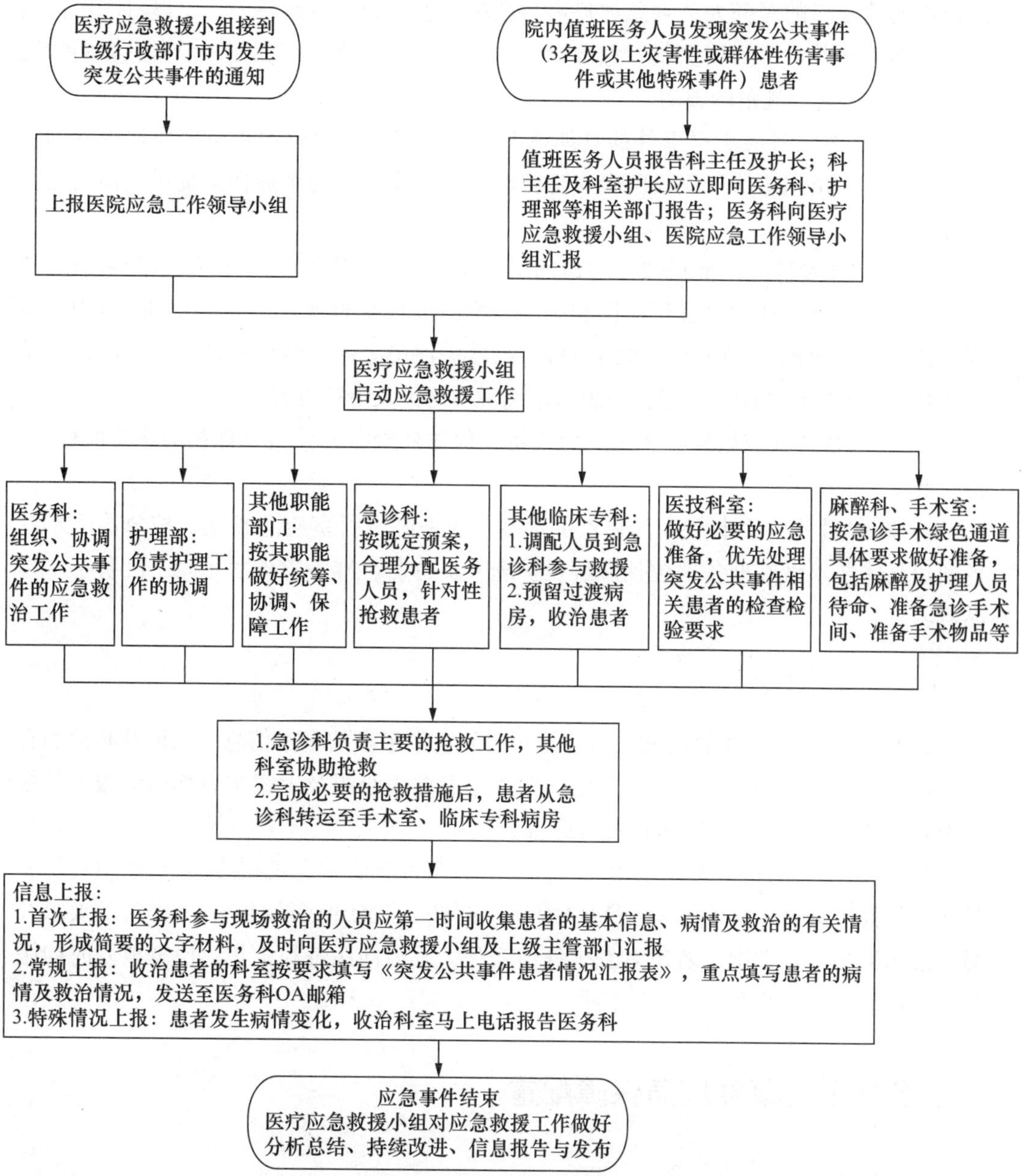

图12-2　东莞市人民医院突发公共事件院内医疗卫生应急救援流程

3．护理部根据事件的具体情况及急诊科护理人员的负荷情况调配护理人员支援急诊科完成应急救援的护理工作。

4．急诊科应根据事件的具体情况启动科室的应急救治预案，根据事件的伤情预警，尽量清空急诊科的抢救室，备好抢救床及抢救的仪器设备。急诊科按既定预案合理分配医务人员，针对性救治患者，由急诊科在场年资最高的医师负责统筹急救工作。若患者人数超过急诊科值班人员负荷，应立即召集备勤人员返院支援或联系医务科调配院内其他专科的医务人员到急诊科参与救援。患者到达急诊科后，急诊科的医护人员应严格落实首诊医师负责制、急诊绿色通道管理制度等医疗制度，根据患者的情况给予及时、必要、规范的救治。

5. 重症医学科应根据事件的具体情况启动科室的应急救治预案，根据事件的伤情预警安排人员到急诊科积极配合应急救治相关工作，并为重症伤员提供全面的救治保障。

6. 各临床专科应预留1～2个过渡病房，用于处理急诊患者。科室应积极配合应急救治相关工作，包括按要求积极调配床位、协助抢救室的腾空、按要求调配科内人员到急诊科参与救援等。收治患者的专科应高度关注患者的病情变化及治疗情况，记录专案救治小组制订的治疗方案，与患者家属说明病情及治疗方案。

7. 各医技科室应做好必要的应急准备，优先处理突发公共事件相关患者的检查、检验要求。

8. 麻醉科及各手术室（含介入手术室）应做好本科室应急预案，按急诊手术绿色通道具体要求做好准备，包括麻醉及护理人员待命、准备急诊手术间、准备手术物品等。

（四）信息上报

1. 医务科参与现场救治的人员应第一时间收集患者的基本信息、病情及救治的有关情况，形成简要的文字材料，及时向医疗应急救援小组及上级主管部门汇报，并根据患者病情变化和救治情况进行及时更新。

2. 收治患者的科室按要求填写《突发公共事件患者情况汇报表》，重点填写患者的病情及救治情况，发送至医务科OA邮箱。此外，收治患者的科室按上级部门要求及时、准确汇报患者情况。若患者发生病情变化，及时向医务科汇报，医务科及时向医疗应急救援小组及上级主管部门汇报。

三、公共卫生事件应急保障配置

（一）标准化操作规范

1. 诊绿色通道：覆盖6大类21种急症（如急性心肌梗死、颅脑损伤），实行“先救治后付费”。检验科、放射科设立“急诊专用窗口”，血常规、凝血功能等关键项目2小时内出具报告。

2. 人员调配制度：医务科建立“三级备勤梯队”（一线值班、二线备勤、三线支援），要求院内人员10分钟、院外人员20分钟到岗。外科创伤小组需要在接到指令后15分钟内携带急救包到达急诊科。

（二）资源储备与调配

1. 物资动态管理：药学部储备抗生素、解毒剂等7大类急救药品，每月盘点并更新。防护用品按“科室基数＋中央仓库”双轨配置，N95口罩、防护服库存量分别不低于1000只和200套。

2. 床位弹性扩容：各临床专科预留10%床位作为应急储备，重症患者优先入住过渡病房。疫情期间，呼吸科可快速转换为隔离病区，48小时内扩容至50张隔离床位。

四、专项应急预案

（一）传染病防控全流程

1. 分级响应

（1）一级防控（常规）：发热门诊实施预检分诊，疑似病例单间隔离。

（2）二级防控（聚集性疫情）：启用负压病房，确诊患者转运至定点医院。

（3）三级防控（大规模暴发）：全院进入封闭管理，非急诊手术暂停。

2. 转运安全：使用负压救护车，严格执行“一车一消毒”，转运后车辆需要静置30分钟方可再次使用。

（二）特殊事件处理

1. 群体性中毒事件：内（儿）科应急救援小组联合毒物检测中心2小时内明确毒物类型，优先使用特效解毒剂。

2. 核辐射与化学泄漏：设立去污洗消区，医护人员穿戴C级防护装备，患者经初步处理后转至专科医院。

五、持续改进与成效

（一）质控与督导机制

1. 病例回溯分析：医疗应急救援小组每季度对死亡病例开展原因分析，2023年共优化流程12项（如缩短CT报告时间至25分钟）。

2. 多部门联合检查：医务科、护理部每月抽查急救设备完好率与药品有效期，整改率达100%。

（二）演练与培训

1. 场景化演练：2023年开展“大规模交通事故”“传染病暴发”等8类演练，参与人员超2000人次，响应时间平均缩短18%。

2. 技能标准化：全员通过“高级生命支持（ACLS）”“创伤救治（ATLS）”认证，急救操作合格率提升至99.5%。

第三节　急性重大疫情应急处置、救援与信息报告——以新型冠状病毒感染肺炎为例

进入21世纪以来，严重急性呼吸综合征（SARS）、甲型H7N9流感病毒、埃博拉病毒、人禽流感等重大传染性疾病疫情在全世界范围不断出现给医院应急救援工作带来巨大挑战。尤其是2019年以来新型冠状病毒感染肺炎疫情（简称“新冠疫情”）的暴发，不仅给人民健康带来了严重危害，也给社会经济造成了极大负担。

在抗击新冠疫情过程中，医院作为发现疫情的前沿阵地、预防控制疫情的中坚力量、疫情相关信息的主要来源、救治患者及控制疫情持续扩散的重要场所，对打赢新冠疫情防控战役有着不可替代的作用。东莞市人民医院依据《新型冠状病毒感染肺炎的应急救治防控预案》等制度，按照“统一领导，分级管理，快速反应，高效运转，预防为主，群防群控”的工作原则建立了一套完善的应急管理体系，通过科学的预案制订、高效的资源配置、严格的监测与预警、及时的应急响应，有效保障了医院的正常运行和患者的健康安全。

一、组织体系及职责

（一）组织体系

根据应急管理体系构建原则分为三级，分别为东莞市人民医院新型冠状病毒感染肺炎防治工作领导小组、救治工作办公室和救治专家组。

1. 新型冠状病毒感染肺炎防治工作领导小组：新型冠状病毒感染肺炎防治工作领导小组由院长担任组长，全体副院长担任副组长，组员包括各职能部门负责人和主要科室负责人，对疫情防控救治工作进行统一领导、统一部署、统一指挥。领导小组下设医疗救治组、疫情防控组、综合协调组、督导检查组、后勤保障组、应急物资组、宣传舆论组和信息报送组8个工作组，各工作组各司其职，联动协作，保障疫情防控的各项工作规范、及时、有效开展。

2. 新型冠状病毒感染肺炎救治工作办公室：新型冠状病毒感染肺炎医疗救治组下设救治工作办公室，地点设在医务科，由医务科科长任主任，由医院感染控制办公室主任及护理部主任任副主任，成员包括医务科、护理部、预防保健科、办公室、保卫科、总务科、信息科、设备科、健康服务部、药剂科及各主要临床医技专科负责人。

全面负责新型冠状病毒感染肺炎患者的医疗救治工作。

3．新型冠状病毒感染肺炎救治专家组：新型冠状病毒感染肺炎医疗救治组下设新型冠状病毒感染肺炎救治专家组。救治专家组由医院感染控制办公室、呼吸与危重症医学科、重症医学科、急诊科、儿科、门诊部、放射科、检验科、超声科等专科的骨干成员经新冠诊疗同质化培训后组成。

（二）工作职责

1．领导小组工作及办公室工作职责：负责对新冠疫情的防治工作进行统一领导、统一指挥，作出处置疫情的重大决策；负责接获新冠疫情信息后的快速动员、组织救治和信息上报；负责统筹协调应对疫情的救治药品、救护设备、医疗器械、防护设施、防护用品、救援物资、救护车辆的后勤保障工作，对急救药物、抢救设备、防护设施、防护用品和救援物资进行必要的储备；负责制订新冠疫情的救治流程并负责监督实施；负责院感防控方案的组织、落实和督导；进一步提高医院医务人员对做好医疗救治与院感防控准备工作的重要性、紧迫性和敏感性的认识。一旦出现突发事件，领导小组应立即进入应急工作状态，人员迅速到达相应岗位，统一指挥，相互配合、分工协作，紧急调集人员、储备物资、交通工具和相应设施设备，组织医疗救援等一系列工作。

2．救治专家组工作职责：负责指导患者的医疗救治工作，包括可疑/确诊新冠病例的会诊、排查和临床救治等，按照可能的病因假设采取针对性的治疗措施，积极抢救危重病例，尽可能减少并发症，降低病死率；一旦有明确的实验室检查结果，应及时调整治疗方案，做好病例尤其是危重病例的救治工作。负责根据上级行政部门统筹安排，按要求协调做好疑似/确诊病例的转诊工作。负责医院感染的预防控制和相关知识的培训等工作；组织及督导消毒、隔离和防护等物资的日常储备和应急供应。配合预防保健科及时进行网络直报，并上报所在辖区内的疾病预防控制机构。主动配合疾病预防控制机构开展事件的流行病学和卫生学调查、实验室监测样本的采集等工作，落实医院内的各项疾病预防控制措施。

二、新冠疫情应急响应的启动和终止

（一）应急响应的启动

新型冠状病毒感染肺炎防治工作领导小组根据东莞市卫生行政部门作出的应急响应级别启动或终止应急响应。

新冠疫情按突发性传染病应急处理要求，采取边调查、边处理、边核实的方式有效控制疫情发展；服从政府行政管理部门的统一指挥，未发生新冠疫情时，医院需要采取必要的预防控制措施；发现新冠疫情时，除防控工作外，立即启动应急救治防控预案。

（二）应急响应的终止

新冠疫情应急响应的终止需要符合以下条件：新冠疫情隐患或相关危险因素消除，经过一段时间后无新发病例出现或由上级卫生行政部门组织有关专家分析论证后终止。

三、新冠疫情监测和报告

1. 重点部门及科室，如发热门诊、急诊科、呼吸与危重症医学科等，对有流行病学史及有发热、呼吸道症状的患者需要开展监测工作，做到早发现、早报告、早隔离、早治疗。

2. 随着疫情的发展，着力加强核酸检测能力，重点人群应检尽检，争取做到对于发热门诊和急诊患者的核酸检测在4～6小时内报告结果；对于普通门诊、住院患者、陪护人员等人群的核酸检测在12小时内报告结果；对于“愿检尽检”人群的核酸检测在24小时内报告结果。

3. 医务人员如发现新冠疑似病例和确诊病例或聚集性发病的病例时，须及时向医务科、预防保健科及医院感染管理办公室报告，医务科、预防保健科及医院感染管理办公室核实后应在2小时内以电话或传真等方式向属地卫生行政部门及疾控中心报告，同时进行网络直报。报告的内容包括疫情发生的单位、时间、地点、受威胁人数、发病人数、死亡人数、年龄、性别和职业、发病的可能原因、采取的应急措施、现状和趋势、报告人的联系电话等。任何科室和个人不得隐瞒、缓报、谎报或授意他人隐瞒、缓报、谎报疫情。

四、综合处置措施

工作原则：贯彻政府领导、部门配合，积极救治患者以降低死亡率；严格控制传染源、切断传播途径，防止疫情扩散，减少发病人数。

（一）医疗救治

1. **建立预检分诊与发热门诊：**门诊、急诊入口设预检分诊点及发热预检室，工作人员二级防护，对可疑患者引导至发热门诊。发热门诊医师细致鉴别诊断，完善相关检查，患者尽可能在发热门诊内完成诊疗，转运时按指定路线。

2. **住院管理：**择期入院患者核酸检测阴性后住院，患者减少外出，病房预留单间作为过渡病房，陪护人员核酸检测阴性后进入病区且减少外出。医务人员做好个人防护。

3. **首诊医师负责制：**发热门诊等医护人员按标准诊断，发现确诊、疑似等病例及时会诊、报告，按流程收治或建议居家隔离。普通门诊等医护人员日常诊疗增加新型冠状病毒感染肺炎甄别，发现可疑等情况就地隔离、会诊处理。

4. **感染患者收治安排**：作为定点收治医院，经专家组会诊后，按患者情况收治到隔离病区、红楼院区重症医学科或转东莞市第九人民医院。危重患者先救治后付费，急诊手术患者手术申请单备注“新冠”字眼，按要求做好防护、消毒等工作。

5. **转运要求**：新型冠状病毒感染肺炎患者转运由相关科室负责，院内转运患者戴医用外科口罩，转运人员二级防护，走指定路线。转院患者由急诊科院前救护团队用负压型救护车转运，做好防护、消毒等。转运过程中主要是对症支持治疗，避免产生气溶胶操作，送达后做好交接、消毒等工作。

6. **医疗救治指挥与信息上报**：医务科人员实时了解在院新型冠状病毒感染肺炎病例情况，指挥医疗救治工作，及时上报至医院防治工作领导小组，组织专家抢救危重患者，按要求上报患者住院治疗实时信息。医院新型冠状病毒感染肺炎有关信息由办公室统一对外发布。

（二）传染病防控

1. **预防保健科**：负责传染病监测、报告、标本运送，与市疾控中心保持信息畅通，协作流行病学调查。

2. **医院感染管理办公室**：开展全员培训，做好医务人员防护、感染监测、医院环境清洁消毒管理等工作。

3. **各科室**：在医院感染管理办公室指导下严格执行相关制度，采取严格防护措施，确保应急处理人员安全；严格传染源隔离、病区消毒、医务人员个人防护等，防止院内交叉感染；按规定处理传染病死亡病例尸体，医疗废物遵循相关条例和办法进行管理与处置。

五、新型冠状病毒感染肺炎疫情应急救援具体实践案例

新冠疫情暴发，东莞市人民医院迅速启动应急预案，全力应对疫情。医院立即成立新型冠状病毒感染肺炎医疗救治专家组、中医专家组、院内多学科联合诊疗小组和确诊病例预后评判小组；同时立即完善救治流程，并以循证为基础，以临床需求为导向，全力做好院内感染防控工作，制定了《新型冠状病毒感染肺炎患者收治制度》《负压救护车使用管理规定（试行）》《发热患者的预检分诊及诊疗处置流程（试行）》等数十项制度，科学规范管理。

为配合疫情防控要求，医院启用发热门诊“三区两通道”，配置负压病房，实现疑似病例闭环转运；加强医护人员的防护培训，确保医护人员的安全。医院合理调配医疗资源，于2020年1月31日启用院内新型冠状病毒核酸检测实验室，采用PCR技术提高检测效率，实现“早发现、早诊断、早隔离、早治疗”。该实验室严格控制污染风

险，杜绝假阳性结果的出现。此外，医院还充分利用体外膜肺氧合（ECMO）和连续肾脏替代疗法（CRRT）等先进仪器设备及前沿技术手段，积极争取院外专家支持，先后邀请钟南山院士、李兰娟院士进行远程会诊，黎毅敏、覃铁和、郭禹标、何清等省内救治专家现场会诊7次，为危重症患者提供最大的生命支持。

2020年3月20日，医院收治的1例病毒载量高达850万拷贝、年龄大、基础疾病多的新型冠状病毒感染肺炎危重症患者治愈，转入专科继续治疗；3月24日ECMO成功撤机，4月14日患者从昏迷中苏醒，医院尝试撤掉呼吸机间隔训练自主呼吸，4月20日患者完全脱离呼吸机，开始进行肢体康复训练。上了39天的ECMO成功撤机，这是国内少数新型冠状病毒感染肺炎危重患者长时间使用ECMO后成功撤机的病例之一。医院从团队到硬件设备，尽最大的努力保障救治效果。

在2020年年初的新冠疫情防控阻击战中，东莞市人民医院共收治重型、危重型患者13例，治愈12例，3月20日实现新型冠状病毒感染肺炎重型、危重型住院患者“动态清零”，医护人员“零感染”，为疫情防控做出了重要贡献。

综上所述，东莞市人民医院在新冠疫情防控中的快速反应、科学救治与高效信息报告为全市乃至区域内的疫情防控工作树立了典型标杆。医院在疫情初期迅速启动应急预案，建立起严格的筛查、分诊、救治、转运及信息上报机制，并通过跨部门协同和社会力量参与，实现了资源最优配置和整体防控效能的显著提升。

通过这场没有硝烟的抗疫斗争，东莞市人民医院不仅积累了宝贵的临床救治经验，还进一步推动了医疗信息化建设、应急管理机制优化和社会共治体系的建立。医院的实践表明，在面对急性重大疫情时，只有坚持科学决策、分级响应和全员协同，才能最大限度地保障人民生命安全与公共卫生安全。

第四节　远程医疗与多学科会诊在新冠疫情应急处置中的实践

新冠疫情来势汹汹，造成医疗机构超负荷运转，正常医疗服务受到影响，加之交通管制、小区隔离等措施的影响，给医疗秩序的稳定和患者就医保障带来严峻考验。在此背景下，远程医疗的开展有利于提高医疗资源的可及性，带来更低成本、更高效的医疗服务。

2020年2月，国家卫生健康委员会发布了《关于加强信息化支撑新型冠状病毒感染的肺炎疫情防控工作的通知》，明确指出要积极开展远程医疗服务，支撑疫情发现、防控及应急处置工作，这为远程医疗服务在新冠疫情等重大突发公共卫生事件中的应用与创新带来了契机。

面对重大突发新冠疫情，东莞市人民医院积极开展基于互联网医院模式的远程医疗与远程多学科会诊（简称“远程会诊”）服务，为患者提供安全、便捷、高效的就诊服务，降低院内交叉感染风险，同时优化医疗资源配置，先后邀请钟南山院士、李兰娟院士进行远程会诊，提高了医护人员对高风险人群的识别、诊断和处置能力以及对新型冠状病毒感染肺炎重症、危重症患者的抢救能力，在打赢新冠疫情防控战役中发挥了重大作用。

一、远程会诊在新冠疫情应急救援中的应用优势

远程会诊是借助互联网、多媒体技术、音视频通信技术等手段实现医师与患者、医师与医师之间远距离的病情诊断和治疗方案制订的一种新型医疗服务模式。

远程会诊技术手段主要包括视频会议系统、远程影像诊断系统、电子病历共享系统等。通过这些技术手段建立远程会诊平台，可以实现医疗机构之间的超高清远程多学科会诊（MDT）、远程影像诊断、远程病理诊断、远程超声诊断、远程手术指导、医学教育培训等远程诊断需求，并支持4K/8K远程超高清会诊及医学影像、超声、心电等信息的高速传输与共享，并支持电子病历在线融合。

（一）危重症患者的多学科会诊

新型冠状病毒感染肺炎重症和危重症患者通常合并多种基础疾病，需要多学科协作诊治。远程会诊平台支持重症医学科、呼吸科、感染科、心内科、影像科等多科专家共同参与，为重症和危重症患者制订个性化方案。例如，新冠疫情期间，国家远程医疗中心组织全国顶尖专家通过远程视频会诊指导ICU的治疗，提高了救治成功率。

（二）资源整合与优化配置

远程医疗与多学科会诊能够整合医疗资源，实现优化配置。通过远程医疗平台，医疗机构可以共享医疗资源，包括专家资源、设备资源、药品资源等。在疫情期间，这种资源整合的优势更加明显，能够有效解决医疗资源不足的问题。对于重症患者而言，通过远程会诊可以实现优质医疗资源共享，从而提高治愈率。对于轻症患者而言，利用远程技术能够减少医师与患者频繁接触，进而减少交叉感染风险。对于疑似患者而言，对疫情的恐慌会产生焦虑情绪和心理问题，而远程沟通和心理援助可以加强医疗关怀，有效疏导患者心理压力。从社会效应讲，远程医疗有利于节约患者来回奔波的时间和社会成本，并节约防护装备等医疗物资，稳定疫情期间医疗秩序。

（三）远程影像诊断提高诊治效率

新型冠状病毒感染肺炎的诊断高度依赖影像学检查，尤其是肺部CT影像。远程影像诊断平台实现了影像数据的实时共享，使基层医院或方舱医院的影像数据能够快速

获得上级医院专家的诊断意见。此外，多学科专家共同参与患者的诊断和治疗，能够提高新型冠状病毒感染肺炎患者诊断的准确性和治疗的有效性，降低新型冠状病毒感染肺炎重症、危重症患者的病死率。

二、远程会诊在新型冠状病毒感染肺炎重症、危重症患者救治中的实践

东莞市人民医院是广东省、东莞市新型冠状病毒感染肺炎的医疗救治定点医院，并承担着救治市内重症患者的任务，是东莞市卫生健康局指定的远程医疗协同及远程会诊的定点中心单位。从2022年11月30日至2023年1月5日，医院门急诊就诊患者约40万人次，新冠患者就诊人数3427人次，新冠住院患者1702例，其中重症人数677例。

2020年年初的新冠疫情期间，东莞市人民医院积极争取院外专家支持，先后邀请钟南山院士、李兰娟院士进行远程会诊，黎毅敏、覃铁和、郭禹标、何清等省内救治专家现场会诊7次，参与全省定点危重症收治医院远程医疗会诊2次。中山大学附属第一医院、第三医院和广州中医药大学第一附属医院5名专家驻点指导危重症治疗。远程会诊在新型冠状病毒感染肺炎患者救治中发挥了重要作用。

2020年2月6日下午，广东省卫生健康委员会新型冠状病毒感染肺炎医疗救治工作组针对危重症救治工作，通过广东省远程医疗平台组织开展了全省定点危重症收治医院远程医疗会诊和交流。钟南山院士亲临指导本次远程会诊会议，东莞市新型冠状病毒感染肺炎医疗救治专家组副组长、重症医学科学科带头人蔡立华主任汇报东莞市危重症患者救治情况，钟南山院士对于东莞市人民医院对危重症患者的救治工作给予了充分肯定。

2020年2月15日上午，正在武汉抗疫一线的国家卫生健康委员会高级别专家组成员李兰娟院士为东莞市人民医院收治的两例新冠感染危重症患者进行远程会诊，东莞市人民医院副院长袁耀钦和医务科、护理部、重症医学科、呼吸与危重症医学科、心血管内科、肾内科、中医科、临床药学科等多个科室的专家参加了此次远程会诊。

李兰娟院士认真听取了东莞市人民医院蔡立华、杨雪等专家对这两例危重症患者病情的汇报，肯定了目前医院为患者制订的诊疗方案，并提出下一步治疗建议。李兰娟院士的指导为医院制订这两例新型冠状病毒感染肺炎危重症患者的下一步治疗方案提供了新思路，对医院为其他危重症患者开展救治工作具有重要的指导意义。

三、互联网医院在新冠疫情中的应用实践

互联网医院是一个依托互联网技术构建的线上医疗服务平台，融合了在线问诊、电子处方、远程会诊、健康管理等功能。疫情前，互联网医院已在第三方医疗体系中逐步推广，但其应用主要致力于慢病管理和日常健康。新冠疫情咨询的暴发加速了互

联网医院的普及，成为应对疫情的关键医疗手段之一。

东莞市人民医院积极响应疫情防控政策，推出了互联网医院服务。自2020年2月25日起，医院上线了“互联网医院”，为高血压、冠心病、糖尿病等慢性病患者提供线上问诊、视频复诊、慢性病续方和送药上门等服务，旨在减少患者外出就医的风险，降低交叉感染的可能性。此外，互联网医院支持医保结算，患者可以通过微信公众号完成线上挂号、缴费及医保支付。

在新冠疫情期间，东莞市人民医院上线互联网医院“新冠发热门诊”，为患者提供了线上问诊、复诊续方、药物配送等服务。患者可以通过互联网医院平台完成在线问诊、开具处方，并由第三方配送药品到家。

疫情带来的心理压力和焦虑情绪导致心理健康问题上升。互联网医院通过远程心理咨询、在线干预和心理健康评估为公众提供心理支持。部分医院配备了“心理援助热线”，为疫情期间焦虑、抑郁患者提供及时的心理干预。

东莞市人民医院互联网医院自2020年上线以来，不断优化操作界面、新增专科服务和便民功能。截至2024年，已有323名医师上线，覆盖20多个临床科室，包括心内科、心脏大血管外科、胸外科、风湿免疫科等。此外，针对老年人及术后患者推出了护理随访、居家指导等服务，实现了从医院到家庭的无缝衔接。

在新冠疫情期间，东莞市人民医院通过互联网医院分流了大量患者，减轻了实体医院的压力；同时，医院还加强了互联网诊疗的质量管理，制订了严格的管理办法。

综上所述，医院对远程医疗服务的探索应用不应仅局限于疫情期间“救急”，还要通过技术的发展、人才的培养、配套措施的完善，久久为功，真正实现医疗资源的优化、医疗服务的升级和医疗效果的提升，为人民群众带来实实在在的便利。

第十三章　医院管理的未来展望与发展趋势

第一节　我国智慧医院的发展现状、面临的挑战与未来趋势

智慧医院是指通过应用先进的信息技术，如人工智能、大数据、5G＋物联网、云计算等，实现医疗服务的智能化、高效化和个性化。智慧医院的建设主要包括智慧医疗、智慧服务和智慧管理三个维度的融合发展，是“健康中国”战略实施的重要支撑和保障，是公立医院高质量发展的重要评价指标，成为我国医疗体系数字化转型的核心方向；同时也是提升医疗服务便捷化和健康管理精细化，满足人民群众日益增长的健康医疗服务需求的重要途径和战略选择。

随着信息技术的飞速发展，尤其是人工智能、大语言模型等新兴技术的不断涌现，我国智慧医院建设在近年来取得了飞速进展，但仍面临着诸多挑战。本章节将从我国智慧医院的发展现状、面临的挑战与未来趋势出发，探讨以人工智能为技术核心的未来智慧医院发展趋势以及未来建设智慧医院的思路和策略。

一、我国智慧医院的发展现状

（一）智慧医院建设的政策支持与顶层设计

近年来，国家卫生健康委员会及相关部门发布多项政策支持智慧医院的快速有序建设。

2019年，国家卫生健康委员会印发《医院智慧服务分级评估标准体系（试行）》（国卫办医函〔2019〕236号），逐步建立适合国情的医疗机构智慧服务的评估体系。

2020年5月，国家卫生健康委员会印发《关于进一步完善预约诊疗制度加强智慧医院建设的通知》（国卫办医函〔2020〕405号），进一步建立完善预约诊疗制度，加强智慧医院建设，加快建立线上线下一体化医疗服务新模式，不断增强人民就医获得感。

2021年3月，国家卫生健康委员会印发《医院智慧管理分级评估标准体系（试行）》，指导各地、各医院加强智慧医院建设的顶层设计，充分利用智慧管理工具提升医院管理精细化、智能化水平。

2021年10月，由国家卫生健康委员会和国家中医药管理局联合印发《公立医院高

质量发展促进行动（2021—2025年）》（国卫医发〔2021〕27号），明确建设“三位一体”智慧医院（智慧医疗、智慧服务、智慧管理），并将其纳入公立医院绩效考核体系，要求到2025年建成一批示范性智慧医院。

2024年7月19日，国家中医药管理局、国家数据局印发《关于促进数字中医药发展的若干意见》（国中医药综发〔2024〕6号），提出用3～5年时间推动大数据、人工智能等新兴数字技术逐步融入中医药传承创新发展全链条各环节，全力打造“数智中医药”和一批具有示范性的智慧中医医院、中医数字医共体和临床教学基地。

2024年12月，国家卫生健康委员会联合三部门印发《卫生健康行业人工智能应用场景参考指引》（国卫办规划函〔2024〕420号），从“人工智能＋医疗服务管理”“人工智能＋基本公共卫生服务”“人工智能＋健康产业发展”和“人工智能＋医学教学科研”四大领域，给出了84个应用场景，希望以此推进卫生健康行业人工智能＋应用创新发展。

此外，自2016年原海南省卫计委率先发布《海南省智慧医院建设实施方案》之后，山西、重庆、山东、广东、四川、安徽等省市陆续发布与智慧医院建设相关的政策。例如，2018年10月，广东省发布《智慧医院建设指南（试行版）》；2021年10月，安徽省实施地方标准《智慧医院建设指南》（DB34/T 4011—2021）。这些地方政策从智慧医院建设的范围到智慧医院建设的目标、内容和安全保障措施等方面做了具体的规范，为智慧医疗在我国的落地和发展提供了有力的支持和指导。

（二）我国智慧医院建设的现状

近年来，我国智慧医院建设取得了显著进展。根据国家卫生健康委员会发布的数据，截至2023年，全国已有超过80%的三级医院开展了智慧医院建设，其中一些医院在智慧医疗、智慧服务和智慧管理方面取得了显著成效。

1. 智慧医疗：智慧医疗建设起航于2010年，原卫生部印发的《电子病历系统功能规范（试行）》（卫医政发〔2010〕114号）明确了电子病历系统建设要求及涵盖范围。智慧医院建设以电子病历为核心，推动临床诊疗信息化及医疗数据的互联互通。医院信息化从财务收费等基础业务向临床诊疗业务转移，形成了涵盖门（急）诊、病房等临床信息系统，以及检查检验、病理、影像等医技科室信息系统的电子病历系统。

根据国家卫生健康委员会统计数据，2021年，全国三级公立医院参加电子病历系统应用水平分级评价的比例达到99.71%，电子病历系统应用水平全国平均级别达3.83级，三级公立医院更加重视以电子病历为核心的医院信息化、智慧化建设。从医院看，78.55%的三级公立医院达到4级及以上水平（占比较2020年提高13.66个百分点），9.75%的三级公立医院达到5级及以上水平。

目前，国内大多数三级和二级医院已经使用电子病历系统，浙江、江苏、上海等地已经实现电子病历共享，北京、重庆等地已建立可共享的电子健康信息档案库，便捷了患者跨省（市）就医，实现了患者连续性就医，提高了医务人员临床诊疗的效率，同时有利于医务人员的学习交流。

2. 智慧管理：从绩效考核驱动看，公立医院绩效考核将“智慧医院建设成效”列为关键指标，重点考核电子病历分级（0～5级）和智慧服务评估结果。根据国家卫生健康委员会统计数据，2021年全国三级公立医院电子病历平均级别为3.83级，二级医院为2.59级，且有6.75%的二级医院尚未建立电子病历系统。总体而言，经济实力强的三级医院在智慧管理方面成效显著，但部分二级医院信息化水平滞后。

从医院智慧运营方面看，通过云计算、大数据、物联网等技术深度融合，公立医院实现了从人工粗放管理向数据驱动的精细化管理转变。例如，上海瑞金医院积极响应医疗数字化转型，通过高精度三维建模打造了“数字孪生医院”。医院管理者通过指挥大屏实现“一屏观全院，一网管全院”的目标，实时掌握医疗质量、设备运维、后勤安保等全维度信息；同时，基于数字孪生的可视化平台，医院管理者可以实现跨院区资源的统一调度与同质化医疗，如实时监测各院区床位使用情况、医疗设备状态等，提升资源利用效率。此外，对能耗、安防、停车、设施等进行智能化管理，如通过AI算法优化能源使用、实现智能消防预警等。

例如，华中科技大学同济医院基于云计算技术打造了一体化模式的医院多院区智慧服务体系。①形成统一医疗资源调度平台，实现患者在多院区内的门诊挂号、住院床位以及检查检验治疗预约的统一管理。②通过成型的管理模式支撑医院的人、财、物、医、护、技的一体化管理，实现主院区进行业务集中处理，分院区仅需要派驻终端业务人员，以提升多院区管理效率，降低信息系统运维的难度和成本。③构建临床共享服务中心，基于线上、线下双通道数据采集技术，覆盖医联体内的下级医疗机构，打破医联体内医院成员间的时间和地域制约，真正达到“患者不动，标本动、信息动”的目标。

3. 智慧服务：我国公立医院智慧服务的成绩主要集中在远程医疗、互联网医院和人工智能等领域。

2024年我国远程医疗服务网络覆盖范围进一步扩大，目前已覆盖所有市县，并向社区和乡村基层延伸覆盖。目前，全国70%的卫生院已和上级医院建立了远程医疗协作关系。例如，郑州大学第一附属医院远程医学中心在全国率先建设“国际—国—省—市—县—乡—村”七级联动的远程医疗服务体系，覆盖河南省内73家三级医院、277家二级医院、687家一级医院；省外联通新疆、山西、四川、甘肃、广东等地多家医院；同时，还与非洲赞比亚部分医院进行跨国远程医疗互联互通。此外，该中心每年可开展远程综合会诊2万余例，远程心电、病理、影像等专科诊断30余万例，远程教育300余次、培训人员50万人次，服务规模在国内位居前列。

截至2022年6月，我国现有互联网医院1700多所，其中广东省已建成251家互联网医院（占全国1/7，截至2023年）。例如，东莞市人民医院互联网医院于2020年1月正式启用以来，不断打通医疗体系中的各个环节和链条，利用信息化手段创新慢病管理、护理服务和健康管理等服务模式。目前，该院互联网医院上线医师已有323名，涵盖妇科、内分泌科、神经内科、心血管内科、骨科、核医学科、感染科、生殖医学科等20余个临床科室。

我国公立医院在人工智能应用方面已取得显著成果，涵盖诊疗流程优化、辅助诊断、医院管理、患者服务等多个领域。目前，人工智能辅助诊断系统（如AI影像识别、基因测序）被广泛应用于疾病筛查与决策支持，部分医院通过分析电子病历数据实现疾病早期干预。AI导诊、智能分诊系统缩短了候诊时间，智能导航、刷身份证核验健康码等创新提升了就医便捷性。

例如，清华大学打造的“AI医院”Agent Hospital部署了42名AI医师，覆盖21个科室、300余种疾病，通过海量数据学习提升诊断效率，缩短医师培养周期；北京天坛医院的iStroke平台将脑卒中影像诊断时间从30分钟缩短至3～5分钟，显著提升了急救效果；AI在肺结节、乳腺结节、糖尿病视网膜病变等影像识别中表现优异。例如，中山大学肺癌研究所的AI系统识别肺结节的敏感度达96.7%，高于放射科医师水平。复旦大学中山医院的肝肿瘤AI系统可高效发现可疑病灶，准确率相当于专科医师。

二、我国智慧医院建设面临的挑战

尽管我国智慧医院建设取得了显著进展，但仍面临诸多挑战。

1. 人工智能、大数据、大模型等新技术、新成果、新理念不断涌现，但顶层设计政策有待加速落地，医院各自为战，重复建设现象严重。

2. 医疗数据孤岛问题明显，各系统数据因数据标准、接口不统一等因素影响，难以在深层次应用方面共享，制约了医疗大数据产品的研发和应用。

此外，信息安全保障不足、资金投入不足等问题也严重影响了智慧医院建设的推进。更需要注意的是，尽管人工智能医疗场景应用成效显著，仍须关注伦理与治理问题，特别是警惕人工智能幻觉引发的诊疗决策误导、加剧医患矛盾等风险。

三、我国智慧医院的未来趋势

（一）智能辅助诊断的广泛应用

未来，人工智能技术将在智慧医院中得到更广泛的应用，尤其是在智能辅助诊断方面。通过深度学习算法，人工智能系统能够对大量的医疗数据进行分析和学习，从而实现对疾病的自动诊断和预测。例如，基于卷积神经网络的影像识别技术可以对医学影像进行快速准确的分析，辅助医师进行疾病诊断，提高诊断效率和准确性；同时，人工智能还可以通过对患者的病历数据、生理数据等进行分析，预测疾病的发生和发展趋势，为医师提供决策支持。

（二）精准医疗的再次升级

人工智能技术可以根据患者的个体特征，如基因信息、病史、生理数据等为患者制订个性化的治疗方案。通过对大量医疗数据的分析和挖掘，人工智能系统能够识别出不同患者之间的差异，从而为每例患者提供最适合的治疗方案。例如，在肿瘤治疗领域，人工智能可以根据患者的基因信息和肿瘤特征预测肿瘤的复发风险和治疗效果，为医师制订个性化的治疗方案提供参考。

（三）智能医疗服务的优化

人工智能技术将为患者提供更加便捷、高效的医疗服务。例如，智能导医机器人可以通过语音交互和图像识别技术为患者提供医院导航、科室介绍、挂号预约等服务，提高患者的就医体验；同时，人工智能还可以通过智能客服系统为患者提供24小时在线咨询服务，解答患者的疑问和困惑。此外，人工智能还可以通过对患者的健康数据进行监测和分析，为患者提供个性化的健康管理方案，帮助患者更好地管理自己的健康。

（四）智慧医院管理的精细化

人工智能技术将为医院管理提供更加科学、高效的决策支持。通过对医院运营数据、患者数据等进行分析和挖掘，人工智能系统能够为医院管理者提供决策建议，帮助医院优化资源配置、提高运营效率。例如，人工智能可以通过对医院的病床使用情况、手术安排情况等进行分析，为医院管理者提供合理的资源配置建议，提高医院的运营效率；同时，人工智能还可以通过对医院的医疗质量、患者满意度等进行监测和评估，为医院管理者提供改进医疗服务的依据。

（五）多模态、轻量化和安全可靠的发展方向

大模型在智慧医院中的应用将走向多模态、轻量化和安全可靠的方向。多模态技术将整合多种数据类型，如文本、图像、语音等，提供更全面的医疗服务。轻量化技术将优化模型结构，降低计算资源需求，提高模型的运行效率。安全可靠的发展方向将通过建立相应的规章制度和评估标准解决成本高昂、信任危机、安全隐患、责任划分和监管等问题，确保智慧医院的健康发展。

四、未来建设智慧医院的思路和策略

（一）加强顶层设计规划和政策的贯彻落实

智慧医院建设需要加强顶层设计规划，制订统一的建设标准和评价体系。政府应

出台相关政策法规，引导和规范智慧医院建设，避免医院各自为战、重复建设；同时，应加强对智慧医院建设的统筹协调，建立跨部门、跨地区的协同工作机制，推动智慧医院建设的健康发展。例如，国家卫生健康委员会可以制订智慧医院建设的统一标准和规范，指导各级医院开展智慧医院建设工作。

（二）鼓励推动技术创新应用

智慧医院建设应积极推动技术创新应用，加强人工智能、大数据、云计算等技术的研发和应用。医院应与高校、科研机构等加强合作，开展产学研联合攻关，突破关键技术瓶颈，推动智慧医院建设的技术创新；同时，应加强对新技术的引进和应用，提高智慧医院的技术水平和服务能力。例如，医院可以与科技企业合作，共同研发和应用人工智能辅助诊断系统，提高诊疗效率和准确性。

（三）加强数据安全保护

智慧医院建设应加强数据安全保护，建立健全数据安全管理制度和技术防护体系。医院应加强对患者个人信息、医疗数据等的保护，防止数据泄露和滥用；同时，应加强对医院信息系统的安全防护，提高信息系统的安全性和稳定性。此外，还应加强对医院工作人员的数据安全培训，提高其数据安全意识和防护能力。例如，医院可以建立数据安全管理制度，明确数据安全责任和流程，确保数据安全工作的规范化和制度化。

（四）培养和引进专业人才

智慧医院建设需要培养和引进一批既懂医疗又懂技术的专业人才。医院应加强对现有医务人员的信息技术培训，提高其信息化素养和应用能力；同时，应积极引进信息技术专业人才，充实医院的信息化建设队伍。此外，还应加强对智慧医院建设人才的培养和储备，为智慧医院建设提供人才保障。例如，医院可以与高校合作，开设相关培训课程，培养既懂医疗又懂技术的复合型人才。

（五）加强与社会资本合作

智慧医院建设需要大量的资金投入，仅依靠政府和医院自身的力量远远不够。因此，应加强与社会资本的合作，吸引更多的社会资本参与智慧医院建设。政府可以通过出台相关政策鼓励社会资本投资智慧医院建设，为智慧医院建设提供资金支持；同时，医院也可以通过与社会资本合作，共同开展智慧医院建设项目，实现互利共赢。例如，医院可以与科技企业合作，共同投资建设智慧医院项目，分享项目收益。

综上所述，智慧医院作为医疗行业发展的必然趋势，将为患者提供更加便捷、高效、优质的医疗服务，为医院管理者提供更加科学、高效的决策支持，为医务人员提供更加智能化、个性化的辅助工具。然而，智慧医院建设仍面临着诸多挑战，需要政府、医院、企业、科研机构等各方共同努力，加强合作，共同推动智慧医院建设的健康发展。未来，随着人工智能、大数据等技术的不断发展，智慧医院将迎来更加广阔的发展前景，为我国医疗事业的发展作出更大的贡献。

第二节 人工智能、大数据与医院管理的数字化转型

在当今数字化时代，医疗行业正面临着前所未有的机遇和挑战。人工智能和大数据技术的快速发展为医院管理带来了新的可能性，推动着医院向智能化、精细化方向发展。医院管理者需要积极拥抱这些新技术，探索如何利用人工智能和大数据实现医院管理的数字化转型，以提高医院的运营效率、医疗质量和服务水平，满足患者日益增长的健康需求。

一、医院管理数字化转型的必然性

国家卫生健康委员会2024年发起的人工智能赋能智慧医院建设案例征集活动明确将大数据分析、自然语言处理等技术列为医院运营管理优化的核心工具。当前，我国医院智能化管理仍处于初级阶段，仅少数医疗机构建立了统一的数据治理体系。

医院管理数字化转型是公立医院高质量发展的大势所趋，其必然性主要体现在以下几个方面。①数字化技术能够显著提升医疗服务质量，通过精准诊断与治疗、个性化医疗服务等手段满足患者对高质量医疗服务的需求。②数字化转型有助于提高医院运营效率，优化资源配置，简化工作流程，降低运营成本。此外，人工智能等技术还能改善患者体验，提供便捷的就医服务和增强医患沟通，提升患者满意度；同时，数字化转型为医院管理决策提供了数据支持，实现数据驱动的决策和实时监控与预警，提高了管理的科学性和精准性。

随着信息技术的快速发展和政策法规的推动，医院管理数字化转型已成为适应医疗行业发展趋势的必然选择。以郑州大学第一附属医院为例，年均780万人次门诊量产生的非结构化数据，日均处理数据量达1.2PB，传统人工处理模式效率极低；而通过Hadoop大数据平台建设，通过对多模态医疗大数据的清洗、融合、共享交互等数据处理，实现专病数据的结构化和标准化，不仅能对院内提供服务，还能对其他医疗机构、社区及区卫平台提供帮助，实现医疗资源的有效下沉。因此，数字化转型是破解医院规模扩张型发展瓶颈的关键路径。

二、人工智能与大数据在医院管理中的应用场景

（一）提升医疗服务质量

1．精准诊断与治疗：人工智能在医疗影像诊断方面取得了显著进展。通过深度学习算法，人工智能系统能够快速准确地分析医学影像，如X线、CT、MRI等，帮助医师发现早期病变，提高诊断准确性和效率。

2．个性化医疗服务：通过收集和分析患者的病历、基因信息、生活习惯等数据，医院可以为患者提供个性化的治疗方案和健康管理建议。

（二）优化医院运营效率

1．资源优化配置：大数据技术能够实时监控医院的资源使用情况，如病床、设备、人员等，帮助医院合理安排资源，避免资源浪费。

2．提高工作效率：数字化技术可以使许多烦琐的医疗流程实现自动化，如挂号、缴费、病历管理等，减少人工操作，提高工作效率。

（三）改善患者体验

1．便捷就医：数字化转型使得患者可以通过互联网平台进行在线预约挂号、查询检查结果、在线咨询医师等，大大减少了患者在医院的等待时间和往返次数。

2．增强医患沟通：数字化平台为医患之间提供了更便捷的沟通渠道，患者可以随时向医师咨询病情和治疗方案，医师也可以及时回复患者的问题，增强医患之间的互动和信任。

三、医院管理数字化转型的典型案例

（一）浙大医学院第一附属医院

浙大医学院第一附属医院在数字化转型方面进行了积极探索，取得了显著成效。医院构建了“一朵云”数据中心，实现全院共享一个云平台，建立共享大数据库，支撑临床、教学和科研全方位发展。该数据中心采用新华三基础设施ICT底座＋云平台的建设模式，庆春和余杭院区两大数据中心共计500台新华三专有云服务器和其他各类服务器，真正实现业务双活，数据1主1备，保障业务7×24持续高效运行。此外，浙大医学院第一附属医院应用了人工智能病理诊断系统，能够在3秒内锁定癌症病灶，病理医师结合该系统进行阅片，阅片效率提升了50%以上，诊断准确率提高了20%以上。

（二）北京协和医院

北京协和医院在数字化转型方面也取得了显著成果。医院研发了基于大模型的DRG结算清单智能生成方案，以编码专家为标杆，兼具创新性、稳定性、易用性、可验证性和准确性，截至目前的入组准确率已高达93.6%。此外，北京协和医院利用人工智能实现了病历质控的三大转变，即从事后被动到事前事中主动、从人工到智能辅助、从抽查到全覆盖检查，形成病历质量持续改进的闭环管理，提升了病历质量和医疗质量管理水平。

（三）四川大学华西医院

四川大学华西医院在数字化转型方面进行了积极探索，取得了显著成效。医院建设了算力集群和存储集群，推动数据全生命周期管理机制落地，探索试行算力存储资源成本核算，建立统一的信息化装备、项目、资产全生命周期管理平台。此外，华西医院通过大数据分析预测患者流量，提前调配医护人员，减少了患者的等待时间。在信息基础设施方面，医院建设了院本部、新川和万国3个数据中心，构建了高性能的计算集群。

四、医院管理数字化转型面临的挑战

（一）数据安全与隐私保护

医院管理涉及大量的患者个人信息和医疗数据，数据安全和隐私保护是数字化转型过程中面临的首要问题。医院需要建立健全的数据安全管理制度，采用先进的加密技术、访问控制技术等确保数据的安全性和隐私性。

（二）医疗、信息技术与管理复合型人才短缺

数字化转型需要具备医疗专业知识、信息技术和管理经验的复合型人才。然而，目前医院内部往往缺乏这样的高层次人才，导致在数字化建设过程中遇到困难。医院需要加强与外部技术合作伙伴的合作，引入专业的技术人才，同时加强对内部人员的培训，提高其信息技术水平。

（三）系统集成与兼容性

医院内部往往存在多个信息系统，这些系统之间的集成和兼容性问题会影响数字化转型的进程。医院需要选择具有良好兼容性的技术方案，确保各个系统之间的数据能够顺利流通和共享；同时，医院还需要建立统一的数据标准和接口规范以及优先使用集成平台，方便系统的扩展和功能的升级。

综上所述，人工智能和大数据技术为医院管理的数字化转型提供了强大的支持。通过提升医疗服务质量、优化医院运营效率、改善患者体验等应用场景，医院可以提

高运营效率、医疗质量和服务水平，满足患者日益增长的健康需求。然而，在数字化转型过程中也面临着数据安全与隐私保护、技术人才短缺、系统集成与兼容性等挑战。医院管理者需要积极应对这些挑战，加强与外部合作，引入复合型人才，建立健全的智慧医院管理制度，推动医院管理的数字化转型，实现医院的高质量发展。

第三节　绿色医院的趋势与挑战

随着全球对环境保护和可持续发展的日益重视，减少碳足迹和资源浪费成为各个行业，包括医疗卫生行业的重要目标。医院作为大型公共设施，其日常运营对能源、水和其他资源消耗巨大，是能耗大户，也是排碳大户。据统计，全球医院能耗量在公立机构中都名列前茅，美国医院的能耗在所有建筑中排名第二，中国医院的建筑能耗是一般公共建筑能耗的1.6～2.0倍，部分综合医院建筑的能耗值甚至达到重点用能建筑标准的4.6倍。

从2010年开始，世界卫生组织也将推广绿色医疗作为重点工作之一，并在我国重点扶持相关项目。近年来，有关政府部门积极鼓励和支持医院进行绿色低碳转型，出台了一系列政策如《绿色建筑评价标准》《绿色医院建设评价标准》等，为医院碳达峰和绿色医院建设提供了明确的评价依据和标准；同时，在公立医院考核评价中，“万元收入能耗占比”已经成为评价三级公立医院管理创新的重要指标，其与等级医院创建、绩效国考均存在内在联系。

一、绿色医院的内涵、建设目标和评价标准

绿色医院是以可持续发展理念为指导，通过优化建筑设计、能源管理、医疗流程和废物处理等环节实现资源高效利用、环境友好与人文关怀的医疗机构，核心内涵包括以下方面。

（一）绿色建筑

通过科学规划与智能化设计降低能耗，例如采用节能建材与可再生能源系统。

（二）绿色医疗

推行无害化诊疗流程，减少医疗废物对环境的危害。

（三）绿色管理

智慧化能源监控、精益管理模式、全员节能意识培养。

绿色医院的目标是实现“零污染”，即在医院的环境、医疗废物处理、能源利用等

方面实现零污染。比如通过大力提倡“崇尚自然、保护环境、促进资源的可持续利用”的生态文明观和文明发展观为就诊人员和医院工作人员营造良好的就诊休养环境和工作、生活环境，实现人与自然的和睦相处、和谐共生。

绿色医院的评价标准相对较少，目前主要有美国能源与环境设计先锋（LEED）、加拿大医疗绿色指南（GGHC）等体系侧重建筑能效与材料环保性、我国的《绿色医院建筑评价标准》（CSUS/GBC 2—2011）等。

二、建设绿色医院的重要意义

（一）绿色建筑降低能耗

医疗机构因为其全天运作的长用能时间、大型耗能医疗设备多等特殊性，整体能耗巨大。根据相关研究，我国医疗机构的单位建筑面积能耗是一般公共建筑的1.6～2.0倍，且呈现能耗递增趋势。通过采用绿色建筑材料和环保设备，可减少资源消耗和环境污染，降低能耗和医疗成本，推动医疗行业的可持续发展。

（二）绿色医疗降低医疗成本，改善患者就医体验

绿色医疗降低了医疗成本，规范了诊疗行为，优化了诊疗方案，减少了不必要的药物使用和医疗资源浪费；同时推广使用天然、无污染的医疗产品和方法，降低了患者的医疗负担。此外，绿色医疗提高了患者满意度，通过提供便捷、高效的医疗服务，如远程医疗、在线问诊等，缩短了患者就诊时间，提高了医疗服务效率，同时提供了舒适、安静的就诊环境，增加了患者的就医体验。

（三）绿色管理提高了医院运营管理效率

绿色管理促进了医疗资源的有效配置。通过优化资源配置提高了设备利用率，避免了资源闲置与浪费；同时建立资源共享机制，降低了医疗成本，提高了医疗服务质量，也是提升医院声誉和竞争力的关键策略。

综上所述，绿色医院建设有利于推动医疗行业的技术创新，引导医疗机构和企业研究与开发新的医疗技术、设备，提高医疗服务的效率和质量，同时推动医疗设备的更新和升级，减少医疗资源的浪费和环境污染。

三、绿色医院建设：实施思路与实践探索

（一）绿色建筑

绿色建设是绿色医院的基础，涉及医院的规划设计、建筑施工和设施设备的选用

等方面。在规划设计阶段，应充分考虑绿色元素，将绿色建筑理念融入整体设计中。

例如，东莞市人民医院的TID项目在设计时融合了“红楼”医院元素，传承东莞市人民医院前身的传统德国教会医院风格，既延续了东莞人对红楼医院的百年情怀，又实现了医疗与交通设施的无缝衔接。

在建筑施工阶段，应采用环保、可再生循环利用的建筑材料打造与自然和谐共生的绿色医疗空间。例如，东莞市人民医院的TID项目采用了绿色施工技术，有效降低了施工过程中的噪声和扬尘污染。项目使用了低噪声混凝土振捣装置，相较于常规装置的噪声量可以降低约30%；同时，在周边装配围挡处安装全线喷淋系统，并使用太阳能扬尘监测装置，确保每日数据达标。此外，项目还使用了太阳能变形监测传感装置、太阳能照明等新能源设备，新能源用能占总体施工用能的10%。

在设施设备的选用方面，应优先选择高效节能的设备，注意资源的循环利用。例如，东莞市人民医院的TID项目注重资源节约循环利用，通过实施绿色施工措施，建筑垃圾回收后再利用率达到65%，节约成本超过370万元人民币。

在水资源循环与污染防控方面，医院应推行雨水收集系统和灰水回用技术，严格执行污水排放标准，如广东省要求医疗废水处理达标率为100%，辐射环境符合《电离辐射防护标准》。

在环境质量管理方面，室内空气质量直接影响患者康复。东莞市人民医院在新院区部分病区引入高效过滤新风系统，大大提高了空气质量，降低了PM2.5浓度。在外部环境方面，设置院区的小花园能够缓解患者心理压力；医院强化医疗垃圾与生活垃圾分区管理可以避免交叉污染。

（二）绿色医疗

绿色医疗是指在医疗过程中采用对环境影响较小的材料、设备和技术，以减少资源消耗、降低污染排放为目标的一种新型医疗模式。以下是一些常见的绿色医疗技术及其应用。

1．互联网医院：通过互联网技术实现远程诊疗、在线复诊、远程会诊等功能，减少患者往返医院的次数，降低交通能耗和环境污染。

2．无纸化办公：通过电子病历系统、电子处方系统等信息化手段实现医疗文书的电子化管理，减少纸张的使用，降低资源消耗。例如，东莞市人民医院通过病案无纸化归档实现了节能减排、绿色低碳的目标。

3．影像无胶片化：通过医学影像存档与传输系统（PACS）实现影像资料的电子化存储和传输，减少传统胶片的使用，降低资源消耗和环境污染。例如，东莞市人民医院通过提供数字影像报告服务，全面推行“云胶片”，患者只需要用手机就可以获取自己的影像学检查报告及图像，减少了胶片的使用，降低了患者的等待时间和交通成本。

（三）绿色管理

绿色管理是绿色医院可持续发展的核心，需要构建制度化、精细化、智能化的管理体系。

1. 组织架构与制度建设：成立专职管理机构，建立完善的能源管理体系，实施节能降耗绩效考核机制，优化绿色设备设施采购管理，明确将绿色医院建设理念和考核细则纳入医院发展的中长期规划中。

2. 智慧化运维与数据驱动：依托物联网技术实现设施全生命周期管理。例如，采用楼宇自控系统（BAS）实时监测暖通空调能耗，并通过AI算法优化运行策略。此外，需要建立能源计量体系，如分级统计水、电、燃气消耗，为决策提供数据支撑。

3. 加强宣传教育：通过举办环保主题讲座、制作宣传栏等方式普及环保知识，提升医护人员和患者的环保意识，激发大家的环保热情；构建绿色医院文化，推动医疗废物减量化和资源化利用；鼓励员工和患者使用绿色出行方式，形成全员参与、共同维护的良好氛围。

四、绿色医院的未来挑战

（一）技术与设施挑战

1. 高成本：绿色技术如高效能建筑结构、可再生能源系统、智能楼宇管理系统等前期投资成本较高，获取绿色建筑或环保管理体系认证可能需要额外的成本和努力。例如，建设绿色医院需要采用高效的隔热材料、节能设备等，这些材料和设备的价格通常较高，增加了医院的建设成本。

2. 维护复杂性：绿色设施的维护可能需要更多的专业知识和技能，增加了管理难度。例如，太阳能光伏系统、地源热泵系统等绿色设施的维护需要专业的技术人员，医院需要投入更多的人力和物力进行维护和管理。

（二）运营管理困难

1. 流程调整：将传统流程转变为更环保的流程需要时间和资源，且可能遇到内部阻力。例如，医院在实施垃圾分类和回收时需要对原有的垃圾处理流程进行调整，这可能会受到员工的习惯和抵触情绪的影响。

2. 废弃物管理：医疗废物的正确分类、储存和处置需要严格遵守法规，防止污染和交叉感染。医院需要建立完善的医疗废物管理体系，确保医疗废物的分类、储存和处置符合相关法规的要求，这增加了医院的管理难度。

3. 资源优化：在保证医疗服务质量的同时最大化资源利用效率，如水、电、医疗用品等。医院需要通过精细化管理和技术创新提高资源的利用效率，减少浪费，这需要医院管理者具备较高的管理水平和技术能力。

（三）医院文化建设和医患行为转变困难

1. 员工教育与培训：提高所有员工的环保意识，使其成为日常工作的组成部分。医院需要定期对员工进行环保知识和绿色医院管理的培训，提升其环保意识和技能，这需要投入一定的时间和资源。

2. 患者和公众接受度：部分患者和公众可能对绿色医院的理念和实践缺乏理解或支持。医院需要通过宣传和教育提高患者和公众对绿色医院的认知和接受度，这需要医院管理者具备较强的沟通和协调能力。

3. 行为改变：鼓励节能减排、垃圾分类等行为的改变可能需要时间，并面临习惯性的挑战。医院需要通过激励机制和文化建设引导员工和患者养成良好的环保行为习惯，这需要医院管理者具备较强的领导力和影响力。

（四）经济效益不确定性

1. 回报周期长：绿色改造或新建项目的经济效益往往需要较长时间才能显现。例如，绿色医院的节能减排措施可能需要数年时间才能收回投资成本，这增加了医院管理者在决策时的不确定性。

2. 资金获取：获得足够的资金支持绿色项目可能困难，尤其是在财政紧张的情况下。医院需要探索多种融资渠道，如政府补助、绿色基金等，以确保绿色项目的顺利实施。

综上所述，绿色医院是现代医院高质量发展的必然趋势之一，但是绿色医院建设也面临着技术与设施挑战、运营管理困难、医院文化建设和医患行为转变困难、经济效益不确定性等挑战。医院管理者需要通过加强员工教育与培训、优化流程、创新技术和管理、探索多种融资渠道等措施，逐步实现环境效益与经济效益的双赢。未来，随着AI、5G技术的深度应用，我国绿色医院建设将迈向“零碳＋智慧医院”新阶段，为全球公共卫生可持续发展提供中国方案。

参考文献

［1］ 艾瑞咨询. 2024年中国智慧医院现状及趋势研究报告. [EB/OL]. (2024-6-20) [2024-11-12]. https://report.iresearch.cn/report/202406/4623.shtml.

［2］ 白培发, 黄宗浩, 王奕. 大模型在智慧医院的应用研究综述 [J]. 计算机应用与软件: 2024, 41 (7): 1-5, 19.

［3］ 柴文昭, 刘晶晶, 王小亭, 等. 重症医学科医院感染控制原则专家共识 (2024) [J]. 协和医学杂志, 2024, 15 (3): 522-531.

［4］ 陈浩, 夏小哲, 周花燕, 等. 公立医院高质量发展影响因素与策略分析 [J]. 中华医院管理杂志, 2022, 38 (8): 555-560.

［5］ 陈新月, 马晶, 吴依诺, 等. 我国公立医院医护人员工作负荷的现状与趋势分析 [J]. 中国研究型医院, 2020, 7 (1): 31-35.

［6］ 东莞市人民医院. 关于印发《东莞市人民医院突发公共事件医疗卫生应急救援工作方案》的通 知 [EB/OL]. (2022-1-14) [2024-11-12]. https://app.dgphospital.com: 9020/website/notice.html?key=%2Fnotice%2Fnotice-view%2F33717#/notice/notice-view/33717.

［7］ 东莞市卫生健康局. 东莞市人民政府办公室关于印发《东莞市突发事件医疗卫生救援应急预案(修 订)》 的 通 知 [EB/OL]. (2023-12-25) [2024-11-12]. https://dghb.dg.gov.cn/gkmlpt/content/4/4128/post_4128129.html#574.

［8］ 东莞市生态环境局, 东莞市卫生健康局. 关于印发《东莞市医疗废物管理规定》的通知 [EB/OL]. (2024-12-25) [2024-11-12]. https://dgepb.dg.gov.cn/zwgk/tzgg/content/post_4318628.html.

［9］ 中国医院协会信息专业委员会. 东莞市卫生健康局: "5G +医疗健康" 创新场景应用 [EB/OL]. (2023-11-16) [2024--11-12]. https://www.chima.org.cn/Html/News/Articles/16557.html.

［10］ 杜永辉, 董四平, 叶丽玮, 等. 中外医院运营管理模式比较分析 [J]. 华西医学, 2024, 39 (1): 80-87.

［11］ 方鹏骞, 孙煜. "十四五" 时期我国现代医院管理制度实施的思考 [J]. 中华医院管理杂志: 中华医学会, 2021, 37 (3): 177-181.

［12］ 广东省医疗保障局. 广东省医疗保障局关于印发新增医疗服务价格项目管理办法的通知: 粤医保规〔2024〕2号 [EB/OL]. (2024-4-11) [2024-11-12]. https://www.gd.gov.cn/zwgk/gongbao/2024/13/content/post_4443011.html.

［13］ 国家疾病预防控制局, 国家卫生健康委员会. 关于印发传染病疫情应急预案管理办法的通知: 国疾控应急发〔2024〕7号 [EB/OL]. (2024-4-23) [2024-11-12]] https://www.ndcpa.gov.cn/jbkzzx/c100081/common/content/content_1785109019230056448.html.

［14］ 国家卫生健康委员会, 国家中医药局, 国家疾控局. 关于印发全国医疗服务项目技术规范 (2023年版) 的通知: 国卫财务发〔2023〕27号 [EB/OL]. (2023-9-20) [2024-11-12]. https://www.nhc.gov.cn/wjw/c100375/202309/c17ffeb112c042728d0e28147c945db1.shtml.

［15］ 国家卫生健康委员会, 生态环境部. 关于印发医疗废物分类目录 (2021年版) 的通知: 国卫医函〔2021〕238号 [A/OL]. (2021-11-25) [2024-11-12]. https://www.nhc.gov.cn/yzygj/c100068/202112/5b

68d103f58e45af8d007141d1819f56.shtml.

［16］ 国家卫生健康委员会. 关于印发国家健康医疗大数据标准、安全和服务管理办法 (试行) 的通知: 国卫规划发〔2018〕23号 [EB/OL]. (2018-7-12) [2024-11-12]. https://www.nhc.gov.cn/guihuaxxs/c100133/201809/c5e3e58313a24fdeb26d3dc07003d56e.shtml.

［17］ 国家卫生健康委员会. 国家卫生健康委办公厅关于印发国家三级公立医院绩效考核操作手册(2024版) 的通知: 国卫办医政函〔2024〕87号 [EB/OL]. (2024-3-15) [2024-11-12]. https://www.nhc.gov.cn/yzygj/c100068/202403/6544f999d39a4e9a955f8248b582c0ae.shtml.

［18］ 国家卫生健康委员会, 国家卫生健康委办公厅. 关于印发患者安全专项行动方案 (2023-2025年) 的通知: 国卫办医政发〔2023〕13号 [EB/OL]. (2023-9-27) [2024-11-12]. https://www.nhc.gov.cn/yzygj/c100068/202310/f9d6752a3b8640d2a62661497b4394f6.shtml.

［19］ 住房和城乡建设部. 住房和城乡建设部关于发布国家标准《绿色医院建筑评价标准》的公告 [EB/OL]. (2011-7) [2024-11-12]. https://www.mohurd.gov.cn/gongkai/zc/wjk/art/2016/art_17339_226447.html.

［20］ 国家卫生健康委员会. 关于印发《突发事件医疗应急工作管理办法 (试行)》的通知: 国卫医急发〔2023〕37号 [A/OL]. (2023-12-8) [2024-11-12]. https://www.nhc.gov.cn/wjw/c100375/202312/c48ee4be05e44465abe1d462f5801113.shtml.

［21］ 国家卫生健康委员会.《医疗质量管理办法》[EB/OL]. (2016-9-25) [2024-11-12]. https://www.nhc.gov.cn/fzs/c100048/201610/c25a55c02c79461589d1a963625871d9.shtml.

［22］ 国家卫生健康委员会. 关于印发电子病历系统应用水平分级评价管理办法 (试行) 及评价标准 (试行) 的通知: 国卫办医函〔2018〕1079号 [EB/OL]. (2018-12-3) [2024-11-12]. https://www.nhc.gov.cn/yzygj/c100068/201812/b01f63185ef74a41afa30adeb5c58ccf.shtml.

［23］ 国家卫生健康委员会. 关于印发公立医院高质量发展评价指标 (试行) 的通知: 国卫办医发〔2022〕9号 [EB/OL]. (2022-6-29) [2024-11-12]. https://www.nhc.gov.cn/wjw/c100376/202207/8c45b514de6244929ccd131f5e21074c.shtml.

［24］ 国家卫生健康委员会. 关于坚持以人民健康为中心推动医疗服务高质量发展的意见: 国卫医发〔2018〕29号 [EB/OL]. (2018-8-7) [2024-11-12]. https://www.nhc.gov.cn/wjw/c100175/201808/79d866ff0b7541b28fd9f8511f13867a.shtml.

［25］ 国家卫生健康委员会. 关于印发公立医院高质量发展促进行动 (2021—2025年) 的通知: 国卫医发〔2021〕27号 [EB/OL]. (2021-9-14) [2024-11-12]. https://www.nhc.gov.cn/yzygj/c100068/202110/69ec84123e8e486b80fc034e11921902.shtml.

［26］ 国家卫生健康委员会. 关于印发医疗质量安全核心制度要点的通知: 国卫医发〔2018〕8号 [EB/OL]. (2018-4-18) [2024-11-12]. https://www.nhc.gov.cn/wjw/c100175/201804/c24f4ba21d02422f81afc59efdd380a8.shtml.

［27］ 国家卫生健康委员会. 关于印发全国公共卫生信息化建设标准与规范 (试行) 的通知: 国卫办规划发〔2020〕21号 [EB/OL]. (2020-12-1) [2024-11-12]. https://www.nhc.gov.cn/wjw/c100175/201804/c24f4ba21d02422f81afc59efdd380a8.shtml.

［28］ 国家卫生健康委员会. 卫生机构 (组织) 分类与代码. [EB/OL]. (2002-2-5) [2024-11-12] https://www.nhc.go.cn/wjw/s9497/202305/0c0e613bcfa6453693d10ec26029ba9d.shtml.

［29］ 国家卫生健康委员会. 国家卫生健康委员会办公厅关于印发卫生健康行业人工智能应用场景参考指引的通知: 国卫办规划函〔2024〕420号 [EB/OL]. (2024-13) [2025-2-1]. https://www.nhc.

gov.cn/guihuaxxs/c100133/202411/3dee425b8dc34f739d63483c4e5c334c.shtml.

[30] 国家卫生健康委员会. 国家卫生健康委办公厅关于进一步加强医疗机构感染预防与控制工作的通知: 国卫办医函〔2019〕480号 [EB/OL]. (2019-5-18) [2024-11-12]. https://www.nhc.gov.cn/yzygj/c100068/201905/dc3b843c4139446e886ffb1c9c690c09.shtml.

[31] 国家卫生健康委员会. 关于下发《医疗机构基本标准 (试行) 》的通知: 卫医发 (1994) 第30号 [EB/OL]. (1994-9-2) [2024-11-12]. https://www.nhc.gov.cn/wjw/c100175/199409/9f68472d198243c59a2525c66c92d251.shtml.

[32] 国家卫生健康委员会. 国家卫生健康委关于印发医疗机构设置规划指导原则 (2021-2025年) 的通知: 国卫医发〔2022〕3号 [EB/OL]. (2022-1-12) [2024-11-12]. https://www.nhc.gov.cn/yzygj/c100068/202201/a31721ff35e249d3b352f52ad6bea863.shtml.

[33] 国家卫生健康委员会. 关于印发医疗卫生机构网络安全管理办法的通知: 国卫规划发〔2022〕29号 [EB/OL]. (2022-8-8) [2024-11-12]. https://www.nhc.gov.cn/wjw/c100175/202208/1d611703ecd6458fb7b6b816d3feff3b.shtmL.

[34] 国家卫生健康委员会. 医院感染预防与控制评价规范 [EB/OL]. (2018-11-1) [2024-11-12]. https://www.nhc.gov.cn/wjw/s9496/201805/702607f40040413093076023603a1caf.shtml.

[35] 国家卫生健康委员会. 以信息化为支撑加强智慧医院建设有关情况 [EB/OL]. (2019-3-21) [2024-11-12]. https://www.nhc.gov.cn/xcs/c100122/201903/17785fb2eb4243e389e3e7103f3a0fca.shtml.

[36] 国家卫生健康委员会等. 关于印发医疗机构废弃物综合治理工作方案的通知: 国卫医发〔2020〕3号 [EB/OL]. (2020-2-24) [2024-11-12]. https://www.nhc.gov.cn/yzygj/c100068/202002/41d0effd8cb64bfa89d2e426e847a07b.sHtml.

[37] 国家卫生健康委员会. 关于颁布《建立健全医院感染管理组织的暂行办法》的通知: (88) 卫医字第39号 [EB/OL]. (1988-11-30) [2024-11-12]. https://www.nhc.gov.cn/wjw/c100175/202105/1bb055e244d14e4e82c7e9924e4eb05b.shtml.

[38] 国家卫生健康委员会, 国家中医药局, 国家疾控局. 关于印发医疗卫生机构网络安全管理办法的通知: 国卫规划发〔2022〕29号 [EB/OL]. (2022-8-8) [2024-11-12]. https://www.nhc.gov.cn/guihuaxxs/c100133/202208/8a23d01133214a779879094dd20cd383.shtml.

[39] 国家卫生健康委员会, 国家中医药局. 关于开展城市医疗联合体建设试点工作的通知: 国卫医函〔2019〕125号 [A/OL]. (2019-5-16) [2024-11-12]. https://www.nhc.gov.cn/yzygj/c100068/201905/81972bb3c6fc4d52950065c9588fc373.shtml.

[40] 国家卫生健康委员会《2023年我国卫生健康事业发展统计公报》[EB/OL]. (2024-8) [2024-11-12]. https://www.nhc.gov.cn/wjw/c100178/202408/1de460738f81464280e9ed3277630e33.shtml.

[41] 国家卫生健康委员会.《医疗机构管理条例实施细则》[EB/OL]. (2022-1-7) [2024-11-12]. https://www.nhc.gov.cn/wjw/c100221/202201/a7bf0d42002146489c3775e159e52d69.shtml.

[42] 国家卫生健康委员会、国家中医药管理局、国家疾控局. 关于印发《公立医院成本核算指导手册》的通知: 国卫办财务函〔2023〕377号 [EB/OL]. (2023-12-5) [2024-11-12]. https://www.nhc.gov.cn/wjw/c100221/202201/a7bf0d42002146489c3775e159e52d69.shtml.

[43] 国家卫生健康委员会. 国家卫生健康委办公厅关于加强信息化支撑新型冠状病毒感染的肺炎疫情防控工作的通知: 国卫办规划函〔2020〕100号 [EB/OL]. (2020-2-3) [2024--11-12]. https://www.nhc.gov.cn/wjw/c100175/202002/e0cf352316814d7b93283e63011d3ba2.shtml.

[44] 国家卫生健康委员会. 关于印发医院感染诊断标准 (试行) 的通知: 卫医发 [2001] 2号 [EB/OL].

(2001-1-3) [2024-11-12]. https://www.nhc.gov.cn/wjw/c100175/200111/59b897bdf6614e39be9ea3830 72a85bd.shtml.

[45] 国家卫生健康委员会. 医院感染管理办法: 卫生部令 (第48号) [EB/OL]. (2006-7-6) [2024-11-12]. https://www.nhc.gov.cn/fzs/c100048/201808/cda3e87da7cf48ec80b289b4dd913ec8.shtml.

[46] 国家中医药管理局. 国家中医药管理局关于印发《中医医院信息与数字化建设规范 (2024版) 》的通知: 国家中医药规财函〔2024〕259号 [EB/OL]. (2024-12-5) [2025-2-11]. https://www.gov.cn/zhengce/zhengceku/202412/content_6993540.htm.

[47] 国务院.《医疗废物管理条例》: 国令第380号 [EB/OL]. (2008-3-28) [2024-11-12]. https://www.gov.cn/zhengce/content/2008-03/28/content_6387.htm.

[48] 国务院办公厅. 国务院办公厅关于建立现代医院管理制度的指导意见: 国办发〔2017〕67号 [EB/OL]. (2008-3-28) [2024-11-12]. https://www.gov.cn/gongbao/content/2017/content_5217735.htm.

[49] 韩斌斌, 张建功. 公立医院战略管理 [M]. 郑州: 郑州大学出版社, 2021.

[50] 金忠, 杨华, 余林松. 医院高质量发展背景下智慧医院建设对策研究 [J]. 医学信息, 2025, 38 (1): 65-68.

[51] 李家斌. 医院感染控制在中国的实践 [J]. 中华传染病杂志: 中华医学会, 2020, 38 (9): 537-540.

[52] 李兰娟, 王威琪, 沈剑锋. 现代智慧医院建设策略与实践 [M]. 北京: 人民卫生出版社, 2022.

[53] 李庆. 医院品牌的奥秘 [M]. 北京: 北京联合出版有限公司, 2020.

[54] 李为民. 现代医院管理 : 理论、方法与实践 [M]. 北京: 人民卫生出版社, 2019.

[55] 李文华, 陈淑华. 紧密型医联体建设模式实践与探索 [J]. 中国医院管理2025, 45 (1): 94-96.

[56] 李奕, 袁柏春, 汪宏波, 等. 公立医院高质量发展的战略背景与路径选择 [J]. 中华医院管理杂志: 中华医学会, 2021, 37 (Z2): 1-4.

[57] 李颖琦. 医院运营管理体系构建与案例研究 [M]. 上海: 立信会计出版社, 2023.

[58] 澎湃新闻. 梁万年: 医院高质量发展, 政府要用好指挥棒 [EB/OL] (2020-12-2) [2024-11-12]. https://m.thepaper.cn/baijiahao_10233524.

[59] 廖志林. 当医者遭遇记者——医院传播战略之危机管理 [M]. 北京: 军事医学出版社, 2016.

[60] 林燕羡, 刘宝. 我国新增医疗服务价格项目管理现状与对策研究 [J]. 中华医院管理杂志, 2021 , 37 (11): 878-882.

[61] 柳林, 陈元波, 汪洋. 华为智慧医院辅助医疗物联网解决方案 [EB/OL]. (2024-11-7) [2024-11-12]. https://support.huawei.com/enterprise/zh/doc/EDOC1100269300.

[62] 路晨晨, 薛宇. 我国现代医院管理制度政策文本量化研究 [J]. 南京医科大学学报 (社会科学版), 2023, 23 (1): 14-20.

[63] 马慧, 王立贵, 朱敏. 大数据时代: 医院传染病监测预警技术与实践 [M]. 北京: 科学出版社, 2024.

[64] 马颖颖, 张开云. 医保政策推进分级诊疗: 作用机理与未来路径——基于东莞市医改实践的考察 [J]. 浙江学刊, 2024 (3): 171-180.

[65] 倪语星, 张祎博, 糜琛蓉. 医院感染防控与管理 (第2版) [M]. 北京: 科学出版社, 2016.

[66] 全国网络安全标准化技术委员会. (2021) 信息安全技术健康医疗数据安全指南 [S/OL]]. https://openstd.samr.gov.cn/bzgk/gb/newGbInfo?hcno=239351905E7B62A7DF537856738247CE.

[67] 全国细菌耐药监测网. 2021年全国细菌耐药监测报告 [J]. 中华检验医学杂志, 2023, 46 (6): 566-581.

[68] 赵子奇. 上海市某医院现代医院管理制度试点成效评估研究——以非计划二次手术管理为切

入点 [D]. 中国人民解放军海军军医大学, 2022 [2025-2-11]. https://xueshu.baidu.com/usercenter/paper/show?paperid=164c0mc00d4w00d0es3d0me08w098210.

[69] 邵岑怡, 张舜行, 台明. 国内外医务人员职业倦怠研究进展 [J]. 中华医院管理杂志, 2019, 35 (6): 487-489.

[70] 深圳市人民政府办公厅. 关于印发深圳市推进高水平医院建设实施方案 (2020—2025年) 的通知: 深府办函〔2019〕284号 [EB/OL]. (2020-1-3) [2024-11-12]. https://www.sz.gov.cn/gkmlpt/content/7/7787/post_7787205.html#20044.

[71] 石晶金, 胥婷, 于广军. 互联网医疗在我国新型冠状病毒肺炎疫情防控中的探索与实践 [J]. 健康发展与政策研究, 2021, 24 (2): 208-212.

[72] 石苗, 杨晨, 徐捷, 等. 基于数字化转型的智慧医院建设实践探索 [J]. 中国医疗管理科学, 2023, 13 (6): 66-71.

[73] 宋雄, 倪君文. 基于高质量发展的公立医院运营管理目标定位及策略 [J]. 中国医院管理: 黑龙江省卫生健康发展研究中心, 2022, 42 (8): 78-80 [2025-2-11]. http: //www.zgyygl.com/ch/reader/view_abstract.aspx?flag=1&file_no=2202204019&journal_id=zgyygl.

[74] 谭华伟, 彭馨怡, 姚辉, 等. 中国紧密型城市医疗集团建设: 典型模式、关键问题与路径优化 [J]. 中国卫生政策研究, 2024, 17 (1): 9-16.

[75] 王炳龙, 程永忠. 医疗质量与安全管理 [M]. 北京: 中国协和医科大学出版社, 2022.

[76] 王炳龙, 余波. 医院战略管理 [M]. 北京: 中国协和医科大学出版社, 2022.

[77] 王行环. 研究型医院信息系统体系建设——浅谈我院信息化建设“十三五”规划 [J]. 中国研究型医院, 2016, 3 (1): 44-48.

[78] 王伟, 吴菁. 突发公共卫生事件医院管理实践 [M]. 北京: 人民卫生出版社, 2021.

[79] 王志伟, 翟理祥. 医院管理学 (新世纪第四版) [M]. 北京: 中国中医药出版社, 2023.

[80] 文尖. 医院运营管理研究 [M]. 北京: 现代出版社, 2024.

[81] 中央财经大学绿色金融国际研究院. 我国医疗机构低碳发展现状及转型路径 [EB/OL]. (2022-8-10) [2024--11-12]. http: //mp.weixin.qq.com/s?__biz=MzI0MjU3Njg5MA==&mid=2247514949&idx=1&sn=0b8ab476a16af71a5d0f56b30a2d3e62&chksm=e978c7d0de0f4ec69a241f65e4fa95a8745e2eeb72dee7471e17cb83dc1e05b676a8707c5368&scene=27.

[82] 心血管健康联盟, 中国胸痛中心执行委员会, 胸痛中心总部. 中国基层胸痛中心认证标准 (第3版) [EB/OL]. (2022-6-22) [2025-2-11]. https://www.xmheart.com › uploadfile.

[83] 熊薇, 赖晓全, 徐敏. 医院感染预防与控制指南 [M]. 北京: 科学出版社, 2013.

[84] 薛俊军, 王珩, 王存慧, 等. 危机管理视角下医院新发重大传染病应对能力体系构建思考 [J]. 南京医科大学学报 (社会科学版), 2021, 21 (2): 105-110.

[85] 光明网. 一切为了人民的健康福祉 [N/OL] (2022-8-10) [2024-11-12]. https://news.gmw.cn/2024-07/14/content_37437987.htm.

[86] 张鹭鹭, 王羽. 医院管理学 (第二版) [M]. 北京: 人民卫生出版社, 2014.

[87] 易利华. 医院战略管理概论 [M]. 北京: 人民卫生出版社, 2014.

[88] 余淳, 罗琳, 杨翠, 等. 高质量发展背景下的大型综合性医院人力资源合理配置 [M]. 成都: 四川大学出版社, 2024.

[89] 袁达, 赵从朴, 朱溥珏, 等. 我国智慧医院建设现状及发展趋势 [J]. 医学信息学杂志, 2024, 45 (7): 33-36.

[90] 澎湃新闻. 战“疫”院长访谈录东莞市人民医院院长蔡立民: 综合救治、攻坚克难, 为最危重患者迎来新生 [EB/OL] (2020-4-29) [2024-11-12]. https://m.thepaper.cn/baijiahao_7200607.

[91] 张国杰, 周炯, 谭旭彤, 等. CHS-DRG分组方案重磅升级, 医疗机构该如何应对？[J]. 协和医学杂志, 2024, 15 (5): 999-1005.

[92] 张静, 王虎峰. 新时代现代医院管理制度的演进路径及政策衔接 [J]. 中国卫生政策研究 2018, 11 (1): 37-41.

[93] 张丽华, 蔡林. 医院运营管理方法、实践、案例 [M]. 武汉: 湖北科学技术出版社, 2021.

[94] 张玲妍, 杨中强, 刘文秀. 医院人力资源管理探索与实践 [M]. 北京: 北京燕山出版社, 2024.

[95] 张庆龙, 王洁, 陈冲. 公立医院运营管理从知到行 [M]. 北京: 中国时代经济出版社, 2022.

[96] 赵立春, 梁健. 新媒体时代医院的危机营销与危机公关 [M]. 南宁: 广西科学技术出版, 2014.

[97] 赵升田. 现代医院运营与绩效管理 [M]. 北京: 清华大学出版社, 2024.

[98] 中共中央、国务院. 粤港澳大湾区发展规划纲要 [EB/OL]. (2019-2-28) [2024-11-12]. https://www.gov.cn/zhengce/2019-02/18/content_5366593.htm#1.

[99] 薛晓林, 陈建平. 中国医院协会医院管理指南 (2016 年版) [M]. 北京: 人民卫生出版社, 2016.

[100] 中华预防医学会. 医务人员医院感染预防与控制 (团体标准.T/CPMA034-2023) [S/OL]. (2024-12-25) [2024-11-12]. 2024-12-9. https://dgepb.dg.gov.cn/zwgk/tzgg/content/post_4318628.html.

[101] 朱虹, 吴柯, 吴群红, 等. 重大突发公共卫生事件中远程医疗服务应用与创新 [J]. 中国公共卫生, 2020 , 36 (12): 1724-1728.

[102] 朱菊艳, 陈牡丹, 王泓翕, 等.“双碳”背景下绿色医院系统管理体系研究 [J]. 中国医院, 2023, 27 (12): 59-63.

[103] 国家医疗保障局. 国家医疗保障局办公室关于印发《按病种付费医疗保障经办管理规程 (2025 版) 》的通知: 医保办发〔2025〕2号 [EB/OL]. (2025-01-27) [2025-2-11]. http: //www.nhsa.gov.cn/art/2025/1/27/art_104_15589.html.

[104] 国家医疗保障局. 关于印发按病组 (DRG) 和病种分值 (DIP) 付费2.0 版分组方案并深入推进相关工作的通知: 医保办发〔2024〕9号 [EB/OL]. (2023-7-23) [2025-2-11]. http: //www.nhsa.gov.cn/art/2024/7/23/art_104_13313.html.

[105] 国务院应对新型冠状病毒肺炎疫情联防联控机制综合组. 关于印发新型冠状病毒肺炎防控方案 (第九版) 的通知 [EB/OL]. (2022-6-27) [2025-2-11]. https://www.gov.cn/xinwen/2022-06/28/content_5698168.htm.

[106] 李经纬, 林昭庚. 中国医学通史 (古代卷) [M]. 北京: 人民卫生出版社, 2000.